肿瘤科用药指导手册

主编 唐小丽 陈晶 朱科第

科学出版社
北京

内容简介

本书共分6章，第1章为总则，介绍肿瘤科常用药物使用的法律规范、药物的剂型、给药途径、药品储存和安全用药的注意事项；第2～5章分别介绍了常见化疗药、靶向药、免疫药、内分泌药的使用知识点，汇集了100余种临床常见抗肿瘤药的适应证、禁忌证、用法、特殊人群用药调整、药物间的相互作用、不良反应6个维度的内容。本书内容全面、层次简洁，具有较好的规范性和实用性，可供肿瘤科医护人员及临床药师在临床工作中随时查询。

图书在版编目(CIP)数据

肿瘤科用药指导手册 / 唐小丽，陈晶，朱科第主编 .-- 北京：科学出版社，2025.4. -- ISBN 978-7-03-081579-8

Ⅰ．R730.53-62

中国国家版本馆 CIP 数据核字第 2025XL1964 号

责任编辑：程晓红 / 责任校对：张 娟
责任印制：师艳茹 / 封面设计：吴朝洪

科 学 出 版 社 出版
北京东黄城根北街 16 号
邮政编码：100717
http://www.sciencep.com

三河市春园印刷有限公司印刷
科学出版社发行 各地新华书店经销

*

2025 年 4 月第 一 版　开本：787×1092　1/16
2025 年 4 月第一次印刷　印张：15 3/4
字数：350 000
定价：89.00 元
（如有印装质量问题，我社负责调换）

编委名单

主　编　唐小丽　陈　晶　朱科第
副主编　邱　悦　谢燕达　龙　宇
编　委（按姓氏汉语拼音排序）
　　　　　白爱华　四川省肿瘤医院
　　　　　白文卉　四川省肿瘤医院
　　　　　曹慧娇　中山大学肿瘤防治中心
　　　　　陈　晶　四川省肿瘤医院
　　　　　陈　颖　中山大学肿瘤防治中心
　　　　　范琳琳　四川省肿瘤医院
　　　　　顾玲俐　复旦大学附属肿瘤医院
　　　　　韩秋爽　天津市药品医疗器械化妆品不良反应监测中心
　　　　　何　静　乐山市人民医院
　　　　　何　林　四川省肿瘤医院
　　　　　何阳森　金堂县第一人民医院
　　　　　胡　幸　四川省肿瘤医院
　　　　　季　洁　四川省肿瘤医院
　　　　　蒋雪海　四川省肿瘤医院
　　　　　李凯悦　四川省肿瘤医院
　　　　　李晓霞　四川省肿瘤医院
　　　　　林友燕　浙江省肿瘤医院
　　　　　刘　迪　成都市第三人民医院
　　　　　刘峥峥　电子科技大学医学院
　　　　　龙　宇　四川省肿瘤医院
　　　　　罗小丰　四川省肿瘤医院
　　　　　马洪丽　四川省肿瘤医院

庞增粉	山东第一医科大学附属肿瘤医院
邱　悦	四川省肿瘤医院
申丽君	西南医科大学附属中医医院
唐啟燕	四川省肿瘤医院
唐小丽	四川省肿瘤医院
王　丹	四川省肿瘤医院
王　燕	复旦大学附属肿瘤医院
王红燕	四川省肿瘤医院
王佳丽	湖南省肿瘤医院
王久惠	四川省肿瘤医院
王美飒	天津市人民医院（南开大学第一附属医院）
王小瑜	四川省肿瘤医院
文成玉	四川省肿瘤医院
翁念念	重庆大学附属肿瘤医院
吴　瑞	四川省肿瘤医院
吴师容	四川省肿瘤医院
吴治敏	陆军军医大学西南医院
肖　静	四川省肿瘤医院
谢燕达	四川省肿瘤医院
颜红艳	四川省肿瘤医院
杨　瑶	四川省肿瘤医院
杨明雪	四川省肿瘤医院
张　余	四川省肿瘤医院
张慧敏	四川省肿瘤医院
张玉霞	四川省肿瘤医院
赵　亚	四川省肿瘤医院
朱科第	四川省肿瘤医院
邹静思	四川省肿瘤医院

前 言

随着肿瘤治疗手段的不断进步，抗肿瘤药物从传统化疗药到靶向治疗、免疫检查点抑制剂、内分泌药物，迭代更新的速度远超医务人员经验更新的速度。临床人员既要确保给药剂量、给药方法准确无误，又需在骨髓抑制、胃肠道反应、心脏毒性等不良反应中精准识别危机并妥善处理。为广大肿瘤科工作者提供一本可以随时查阅的药物工具书，是我们编写《肿瘤科用药指导手册》的初心。

《肿瘤科用药指导手册》的诞生，源于临床一线工作人员的切实需求，这些需求促使我们集结了肿瘤学、药学、护理学等领域的专家团队，精心编写此书。本书涵盖了100余种肿瘤科常用药物的使用方法和注意事项及药物不良反应的管理方法，数十位资深肿瘤科工作者的临床用药经验融入其中。

在此，我们真挚地感谢所有参与本书编写的专家和医务人员，他们的辛勤工作和宝贵工作经验是本书的基础。我们也期待本书能够成为肿瘤科医务人员用药的重要参考资料，为确保肿瘤患者安全用药贡献力量。

最后，感谢每一位读者的关注与阅读。尽管本书经过4次交叉审核，但由于药物知识动态更新带来的滞后性，可能导致本书在某些方面不够精准。我们将真诚地接纳读者提出的宝贵意见和建议，您的每一条反馈都将是我们不断前进和改进的动力。

四川省肿瘤医院
唐小丽　陈　晶　朱科第
2025年2月

目 录

第1章 总则 ·· 1
  第一节 药物使用法律法规 ·· 1
  第二节 药物的剂型 ·· 2
  第三节 药物的给药途径 ·· 4
  第四节 药物的储存 ·· 6
  第五节 安全用药的注意事项 ··· 8

第2章 化学治疗药物 ·· 10
  第一节 阿糖胞苷 ··· 10
  第二节 奥沙利铂 ··· 12
  第三节 吡柔比星 ··· 13
  第四节 表柔比星 ··· 15
  第五节 博莱霉素 ··· 17
  第六节 达卡巴嗪 ··· 19
  第七节 多西他赛 ··· 20
  第八节 放线菌素D ··· 22
  第九节 氟尿嘧啶 ··· 23
  第十节 环磷酰胺 ··· 25
  第十一节 吉西他滨 ·· 27
  第十二节 甲氨蝶呤 ·· 29
  第十三节 卡铂 ·· 32
  第十四节 卡培他滨 ·· 33
  第十五节 门冬酰胺酶 ·· 35
  第十六节 顺铂 ·· 37
  第十七节 司莫司汀 ·· 39
  第十八节 紫杉醇 ··· 40
  第十九节 紫杉醇（白蛋白结合型）··· 42
  第二十节 紫杉醇脂质体 ··· 44
  第二十一节 替加氟 ·· 46
  第二十二节 伊立替康 ·· 47

第二十三节 依托泊苷	49
第二十四节 长春地辛	51
第二十五节 长春瑞滨	52
第二十六节 长春新碱	54
第二十七节 培美曲塞	56
第二十八节 硼替佐米	58
第二十九节 替吉奥	60
第三十节 柔红霉素	61
第三十一节 门冬酰胺酶	63
第三十二节 丝裂霉素	65
第三十三节 托泊替康	67
第三十四节 多柔比星脂质体	68
第三十五节 雷替曲塞	70
第三十六节 洛铂	71
第三十七节 奈达铂	73
第三十八节 替莫唑胺	75

第3章 分子靶向药物 … 77

第一节 奥拉帕利	77
第二节 依维莫司	78
第三节 尼拉帕利	80
第四节 厄洛替尼	81
第五节 吉非替尼	83
第六节 阿法替尼	85
第七节 阿帕替尼	86
第八节 阿昔替尼	88
第九节 埃克替尼	90
第十节 安罗替尼	91
第十一节 贝伐珠单抗	93
第十二节 克唑替尼	95
第十三节 利妥昔单抗	97
第十四节 尼妥珠单抗	99
第十五节 培门冬酶	101
第十六节 培唑帕尼	103
第十七节 曲妥珠单抗（静脉制剂）	104
第十八节 曲妥珠单抗（皮下注射制剂）	106
第十九节 舒尼替尼	107
第二十节 西达本胺	109
第二十一节 西妥昔单抗	110

第二十二节	伊马替尼	112
第二十三节	重组人血管内皮抑制素注射液	114
第二十四节	阿来替尼	115
第二十五节	阿美替尼	117
第二十六节	奥希替尼	118
第二十七节	吡咯替尼	120
第二十八节	达拉非尼	121
第二十九节	达沙替尼	123
第三十节	地舒单抗	124
第三十一节	伊布替尼	126
第三十二节	氟马替尼	127
第三十三节	泽布替尼	129
第三十四节	芦可替尼	130
第三十五节	仑伐替尼	132
第三十六节	帕妥珠单抗	133
第三十七节	曲美替尼	137
第三十八节	索拉非尼	140
第三十九节	瑞戈非尼	141
第四十节	塞瑞替尼	143
第四十一节	维莫非尼	144

第4章 免疫治疗药物 147

第一节	沙利度胺	147
第二节	来那度胺	148
第三节	信迪利单抗	149
第四节	卡瑞利珠单抗	151
第五节	特瑞普利单抗	153
第六节	替雷利珠单抗	155
第七节	纳武利尤单抗	157
第八节	帕博利珠单抗	158
第九节	度伐利尤单抗	160
第十节	阿替利珠单抗	162
第十一节	伊匹木单抗	164
第十二节	舒格利单抗	166
第十三节	斯鲁利单抗	168
第十四节	派安普利单抗	169
第十五节	阿得贝利单抗	171
第十六节	恩沃利单抗	172
第十七节	普特利单抗	174

第十八节　卡度尼利单抗 …… 175
第十九节　赛帕利单抗 …… 177

第5章　内分泌药物 …… 179

第一节　阿那曲唑 …… 179
第二节　比卡鲁胺 …… 180
第三节　戈舍瑞林 …… 182
第四节　来曲唑 …… 184
第五节　亮丙瑞林 …… 186
第六节　他莫昔芬 …… 187
第七节　托瑞米芬 …… 189
第八节　依西美坦 …… 191
第九节　阿比特龙 …… 192
第十节　奥曲肽 …… 194
第十一节　恩扎卢胺 …… 196
第十二节　氟维司群 …… 197

第6章　不良反应管理 …… 200

第一节　胃肠道反应 …… 200
第二节　心血管毒性 …… 207
第三节　泌尿系统毒性 …… 216
第四节　神经毒性 …… 219
第五节　肺毒性 …… 223
第六节　皮肤毒性 …… 228
第七节　肝毒性 …… 232
第八节　血液毒性 …… 236

第 1 章

总　则

第一节　药物使用法律法规

肿瘤是严重威胁我国人民健康的重大疾病。近年来，政府高度重视保障肿瘤患者健康权益，通过国家谈判、纳入医保、进口抗肿瘤药税费优惠等多项举措，不断提高抗肿瘤药物可及性。为进一步提高抗肿瘤药物临床合理应用水平，国家完善了相关法律法规、规章制度，组织修订并发布了一系列肿瘤诊疗指南、技术操作规范和临床路径等，进一步规范肿瘤诊疗行为，保障医疗质量和医疗安全，促进抗肿瘤药物合理使用。

一、药物使用相关法律法规

近年来，抗肿瘤新药不断涌现，越来越多抗肿瘤药物上市，并被纳入国家基本医疗保险和工伤保险（医保）药品目录。国家卫生健康委高度重视肿瘤诊疗和药品管理工作，完善了相关法律法规、规章制度，进一步加大了管理工作力度。一是要加强抗肿瘤药物全过程管理，要求医疗机构严格执行《中华人民共和国药品管理法》及其实施条例、《处方管理办法》《医疗机构药事管理规定》《医疗机构处方审核规范》等相关规定及技术规范。二是要严格规范诊疗行为，要求医疗机构严格控制抗肿瘤药物和辅助用药的品种数量，对同一通用名称药物品种，其品规数量要做出限定。优先选用《国家基本药物目录》《国家基本医疗保险、工伤保险和生育保险药品目录》和新农合药品目录收录及国家谈判药品，明确抗肿瘤药物和辅助用药的分类使用原则、使用比例，定期开展抗肿瘤药物和辅助用药监测与评价，不断降低辅助用药的使用比例。三是要求医疗机构建立抗肿瘤药物临床应用监测网络体系，加强信息化质控和评估，降低抗肿瘤药物用药错误风险；加强抗肿瘤药物监测报告和分析，积极应对药品不良反应；加强抗肿瘤药物用药安全监管，提高合理用药、安全用药水平。

二、肿瘤用药相关指导原则

为加强医疗机构抗肿瘤药物临床应用管理，提高抗肿瘤药物临床应用水平，国家卫生健康委制定印发了《关于加强肿瘤规范化诊疗管理工作的通知》《抗肿瘤药物临床应用管理办法（试行）》《抗肿瘤药物临床合理应用管理指标（2021年版）》《新型抗肿瘤药物临床应用指导原则（2023年版）》等多项规范，重点强调抗肿瘤药物合理使用要求，对相关疾病临床指征及靶向药物的使用提出具体指导，推动进一步规范肿瘤临床诊疗行为，提升医疗服务规范化水平。

上述指导原则对医疗机构内抗肿瘤药物的遴选、采购、储存、处方、调配、临床应用和药物评价等全过程管理做了相应规范，主要体现在以下几个方面：一是实行药物分级管理。考虑到抗肿瘤药物种类较多，新药上市速度不断加快，且肿瘤治疗分布在多个临床科室等现状，将抗肿瘤药物分为限制使用级和普通使用级，由医疗机构制订抗肿瘤药物分级管理目录，考核并授予医师相应的处方权，医师按照被授予的处方权开具相应级别的抗肿瘤药物。二是强调药物的循证使用。为避免抗肿瘤药物的无指征使用，规定应当根据组织或细胞学病理诊断结果，或特殊分子病理诊断结果、基因靶点检测结果等，确认患者适用后方可开具抗肿瘤药物，并遵循诊疗规范、临床诊疗指南、临床路径和药品说明书等，合理使用抗肿瘤药物，对药品说明书中未明确但具有循证医学证据的药品用法进行严格管理。三是重视药物治疗方案的规范制订。要求首次药物治疗方案，由肿瘤诊疗能力强的医疗机构或经省级卫生健康行政部门按照相应标准和程序遴选的其他医疗机构制订并实施，鼓励由三级医疗机构制订并实施首次药物治疗方案，以避免由于能力不足导致的用药治疗不规范、不正确等问题。四是明确监管措施。要求各级卫生健康行政部门将抗肿瘤药物临床应用情况纳入对医疗机构的考核评价，要求医疗机构将其纳入医师定期考核、临床科室和医务人员业务考核，并对限制和取消医师处方权的情形作出规定。

此外，《关于进一步加强用药安全管理提升合理用药水平的通知》中也要求加强抗肿瘤药物的使用管理，通过血药浓度监测、基因检测等，识别用药风险，制订个体化用药方案，优化药物品种选择，精准确定用药剂量。同时，要求医疗机构定期开展用药监测与评价，包括定期收集、整理本机构及临床各科室抗肿瘤药物和辅助用药使用情况，评估药物使用合理性。二级以上医院还要组织制订抗肿瘤药物和辅助用药临床应用专项评价方案，明确评价指标，每6个月开展一次专项评价，以加强抗肿瘤药物和辅助用药临床应用监测与评价。《关于印发肿瘤诊疗质量提升行动计划的通知》中也对按照有关制度规范使用抗肿瘤药物做了相关要求，包括要加强处方审核、点评，强调拓展性用药的条件和流程，严格外购药品使用管理等，强化肿瘤用药管理，提高用药规范化水平。

综上，由于抗肿瘤药物药理作用的独特性及肿瘤患者病情的特殊性，药物管理及应用不当会给患者带来严重伤害。因此，抗肿瘤药物的临床应用应当严格遵循相关的指导原则，以保障药品质量和保护患者安全。

第二节　药物的剂型

在抗肿瘤治疗中，药物的剂型设计对治疗效果及患者的安全性有重要影响。抗肿瘤药物的剂型不仅决定了药物的释放方式和吸收特性，还直接影响药物的治疗效果和副作用。了解药物不同剂型的特点及其在临床中的应用，能够帮助药学工作者优化药物使用，提高治疗有效性，并最大限度地减少不良反应，从而提升患者的生活质量。

一、抗肿瘤药物剂型的多样性及其临床应用

抗肿瘤药物的剂型涵盖了静脉注射剂、皮下注射剂、口服制剂、局部给药等多种形式。每种剂型的设计都基于药物的药代动力学特性及治疗需求，影响药物在体内的分布、代谢和排泄。

静脉注射剂是抗肿瘤药物的常用剂型，能够迅速将药物引入血液循环，保证药物在体内的稳定浓度。溶媒不仅影响药物的疗效，还可能对患者的安全性产生重大影响。药学工作者在配制静脉注射剂时必须严格遵守配伍禁忌，选择适当的溶媒，以确保药物的稳定性和治疗效果。例如，奥沙利铂作为一种常用的铂类化疗药物，具有严格的溶媒要求，不可与生理盐水配伍，而应使用5%葡萄糖溶液进行稀释和输注。如果误用生理盐水，会导致药物失活，影响治疗效果。

皮下注射剂是另一种常用的给药方式，适合需要长期治疗但希望减少输液相关不适的患者。皮下制剂如曲妥珠单抗的皮下复方制剂，通过改良的药物递送技术，使药物能够在较短时间内缓慢释放入血，保持稳定的药物浓度，同时减少治疗时间和患者的不适。但给药部位不当或注射速度过快，仍可能导致局部疼痛、注射部位反应或药物吸收不完全。

口服制剂的优势在于其便捷性和患者的依从性高，患者可以居家治疗。然而，口服药物的吸收可能会受到多种因素的影响，如胃肠道环境、进食时间及其他药物的干扰。以氟尿嘧啶类药物为例，这类药物的吸收与进食时间密切相关。若患者在空腹或进食后服药不当，可能会影响药物的吸收。此外，患者居家治疗使用口服制剂时，若未能按时按量服药，或在未咨询医师的情况下调整药物剂量，可能会导致药物浓度波动，影响治疗效果。

在抗肿瘤药物治疗中，用药错误常与剂型选择不当或使用不当有关。例如，抗代谢类药物甲氨蝶呤在静脉、口服和局部使用中具有不同的剂量和作用机制。若在口服甲氨蝶呤时剂量计算错误，可能导致药物在体内过量累积，引发肝脏毒性或骨髓抑制。因此，临床对于不同剂型和给药途径的药物剂量必须进行严格管理。

二、主药和辅料与抗肿瘤用药安全性

在抗肿瘤药物的剂型设计和制备过程中，辅料和助溶剂的使用对药物的稳定性、溶解性及其治疗效果至关重要。辅料在提高药物性能的同时，也可能带来一定的安全隐患，特别是过敏反应。因此，了解辅料的潜在风险，并采取相应的预处理措施，是确保患者治疗安全的重要环节。

以培美曲塞为例，在使用过程中可能引发过敏反应。为了减少培美曲塞相关的不良

反应，如皮疹和过敏，常规的预处理方案为化疗前口服皮质激素和叶酸。

辅料也可能影响用药安全性。紫杉醇是一种广泛用于治疗多种实体瘤的化疗药物。然而，由于紫杉醇本身难溶于水，其注射液中通常会加入氢化蓖麻油作为助溶剂。氢化蓖麻油虽然有效解决了药物的溶解问题，但也被认为是导致紫杉醇注射液过敏反应的主要原因，轻者可能出现皮疹等症状，严重者甚至会导致过敏性休克。因此，使用紫杉醇注射液前必须进行严格的预处理。

另一种常见的抗肿瘤药物多西他赛也存在类似的问题。多西他赛主要用于治疗乳腺癌、肺癌及前列腺癌等恶性肿瘤，其制剂中加入了吐温80作为助溶剂。然而，吐温80会引发过敏反应，部分患者甚至可能出现严重的过敏性休克。因此，使用多西他赛时，预处理同样至关重要。正确的预处理不仅能有效预防过敏反应，还能减少多西他赛引起的液体潴留。

综上，抗肿瘤药物中所使用的辅料和助溶剂虽然有助于改善药物的溶解性和稳定性，但也可能影响患者用药安全性。医药护工作者在药物选择和使用过程中，必须充分考虑这些辅料带来的潜在风险，制订合理的预处理方案，并在用药过程中密切监控患者的反应，确保治疗的安全性和有效性。通过合理的预处理和监控，能够大大降低药物引发的不良反应，为患者提供更加安全、有效的治疗。

第三节　药物的给药途径

药物的给药途径是治疗的重要组成部分。不同的药物给药途径不仅影响药物的吸收、分布及代谢，还对患者的生活质量和治疗效果产生深远的影响。随着肿瘤治疗的不断发展，针对不同类型肿瘤和患者个体差异，给药途径也在不断优化和多样化。

抗肿瘤药物的给药途径是决定药物疗效、药代动力学特性及毒副作用的关键环节。随着癌症治疗模式的不断革新，如何将药物高效、精准地输送至肿瘤部位，成为肿瘤治疗的重要研究方向。传统的抗肿瘤药物给药途径，如口服、静脉给药、肌内注射、鞘内注射等，虽然仍是临床常用的手段，但在特定癌种和复杂病理条件下，其疗效和安全性受到局限。新型药物给药途径的开发和应用，尤其是在局部治疗、靶向输送及长效制剂等方面的突破，正逐渐改变肿瘤治疗的格局。

抗肿瘤药物给药途径的选择取决于多种因素，包括药物的理化性质、靶标特异性、肿瘤类型和分布，以及患者的整体健康状况。不同的给药途径会直接影响药物的药物动力学（pharmacokinetics，PK）和药效学（pharmacodynamics，PD）特征。传统的静脉给药途径能够迅速将药物输送到全身循环，如化疗药物，但其全身毒性较大，尤其是对快速增殖的非肿瘤细胞（如骨髓、胃肠道上皮细胞）影响显著。相比之下，局部给药途径如膀胱灌注，通过直接作用于肿瘤部位，可实现更高的局部药物浓度，显著减少系统性副作用。

近年来，随着靶向治疗和免疫疗法的崛起，口服药物的开发取得了长足进步。口服给药因其便捷性和较高的患者依从性，成为许多靶向治疗药物的首选途径。然而，口服药物存在生物利用度低、个体差异大等问题，胃肠道吸收和首关效应常导致药效不稳定，限制了某些药物的应用范围。因此，如何通过药物制剂设计提高口服药物的生物利用度，成为口服给药途径优化的核心挑战之一。纳米技术为口服药物提供了新的解决方案，通过纳米载体的包裹和靶向修饰，能够提高药物在胃肠道中的吸收和稳定性，增强抗肿瘤效果。

局部给药途径（如皮下注射、腹腔内注射）在某些肿瘤类型（如卵巢癌、胃癌）的治疗中具有独特的优势。局部给药途径能够将药物集中在肿瘤部位，减少全身暴露，从而降低毒副作用。尤其是在腹膜转移的癌症中，腹腔内化疗（intraperitoneal chemotherapy，IP）通过在腹腔中直接注入化疗药物，显著提高了局部肿瘤杀伤率。然而，局部给药途径也面临技术上的挑战。操作复杂性、药物分布的均匀性和局部并发症的发生率，都是局部给药途径的限制因素。为此，未来的发展方向将聚焦于药物递送系统的改进，例如应用微球或纳米颗粒载药系统，以改善药物在局部组织中的分布和持续释放。

动脉内注射（intra-arterial infusion，IA）作为一种局部强化给药方式，已广泛应用于肝癌等实体瘤的治疗中。通过将化疗药物直接注入肿瘤供血动脉，动脉内注射可在肿瘤局部实现高浓度的药物暴露，从而减少全身毒性。动脉内注射常与介入技术结合，如经导管动脉化疗栓塞术，通过血管栓塞减少肿瘤血供，进一步增强化疗效果。然而，动脉内注射的技术门槛较高，需要专业设备和操作，通常局限于特定类型的实体瘤治疗。

免疫治疗药物的兴起，尤其是程序性死亡受体1（programmed death 1，PD-1）/细胞程序性死亡-配体1（programmed cell death ligand 1，PD-L1）抑制剂和嵌合抗原受体T细胞免疫疗法（chimeric antigen receptor T-cell immunotherapy，CAR-T疗法）的成功，使得皮下或肌内注射成为免疫治疗药物的重要给药途径之一。皮下和肌内注射能够缓慢释放药物，提供持久的免疫调控效应，且患者可自行操作，减少了住院时间和医疗成本。这种给药途径特别适合需要长期维持的治疗方案，如免疫检查点抑制剂。未来，随着长效制剂和智能注射装置的发展，皮下注射在免疫治疗中的应用前景将更加广阔。

展望未来，抗肿瘤药物的给药途径将朝着个体化、精准化方向发展。纳米技术、微球技术以及智能递送系统等前沿技术的不断涌现，使得药物能够更精准地靶向肿瘤部位，并根据患者的具体生理状态进行个性化调整。影像引导的实时药物输送监控技术也将提升局部治疗的精准度，降低治疗风险。

综上，抗肿瘤药物给药途径的研究不仅是药物递送的优化问题，更是实现精准医疗的重要一环。通过不断改进和创新，药物的靶向性、疗效和安全性将得到大幅提升，从而为癌症患者带来更为有效的治疗手段和更高的生活质量。不同的抗肿瘤药物给药途径在实际临床中各具优势和局限，医师会根据患者的病情、肿瘤的类型和药物的特性，选择最适合的给药方式。未来，随着技术的进步，给药途径将更加个性化，进一步提高肿瘤治疗的效果。

第四节 药物的储存

药物的储存是确保药物质量和疗效的重要环节，由于抗肿瘤药物大多具有特殊的化学性质和敏感性，其各环节储存及效期管理需要严格把控。

一、储存条件

温度、湿度、光照等是影响药物稳定性的主要外界因素，对药物降解途径均存在一定影响。因此，不同药品对其储存条件均有严格要求。药物的储存要求往往详细标注在药品说明书中的"贮藏"部分。这些信息包括储存温度、光照条件、湿度要求以及是否需要避光、避湿、避热等。所有药品必须严格遵循其说明书中储存条件要求存放，并定期检查储存条件是否符合标准，确保药品质量和疗效，为患者提供安全有效的治疗保障。

（一）适宜的温度条件

不同种类的抗肿瘤药物对温度的要求各不相同，应避免将药物存放在过高或过低的温度环境中，以防药物变质或失效。

1.常见温度适宜范围

（1）阴凉处：不超过20℃。

（2）凉暗处：避光并不超过20℃。

（3）冷处：通常指2～10℃，但部分特殊药物，如单抗类注射剂和对温度敏感的化疗药物，通常需要在2～8℃的冷藏条件下以维持其活性。此类药物应放置在冷藏室，而非冷冻室，避免药物结冰影响药效。

（4）常温：指室温10～30℃。大多数口服抗肿瘤药物在常温下保存即可。

除另有规定外，药品贮藏项下未规定温度的一般系指常温。

2.温度稳定性　冷藏储存时，应确保冰箱内部温度稳定，药物尽量放置于冰箱中层，因该区域温度相对稳定。避免将药物放置于靠近冰箱门或冷冻室等温度波动较大的位置。

（二）避湿与避光

药物在储存过程中，通常都需要避光、避湿。

1.湿度控制　为避免药物受潮，通常需要保持储存环境干燥，湿度一般控制在35%～75%。避免将药物存放于湿度较大的区域，防止药物受潮。

2.避光措施　常见药品储存避光要求分为遮光和避光。

（1）遮光：是指用不透光的容器包装，例如棕色容器或适宜黑色材料包裹的无色透明、半透明容器。

（2）避光：是指避免日光直射。

抗肿瘤药物应按说明书中储存要求存放，除特殊要求遮光药品外，一般均需避免阳光直射，以防药物发生光解反应导致失效或产生有毒物质。

（三）密封保存

药品储存的密封条件一般有：

1. 密闭　指将容器密闭，以防止尘土及异物进入。
2. 密封　指将容器密封以防止风化、吸潮、挥发或异物进入。
3. 熔封或严封　指将容器熔封或用适宜的材料严封，以防止空气与水分的侵入并防止污染。

抗肿瘤药物储存中通常需要确保药物容器的密封性良好，防止风化、吸潮、挥发或异物进入。对于已开封的药物，尽可能采用药物原包装保存，应及时拧紧瓶盖或采取其他密封措施。如需分装，应保留原药品的铝箔外壳，并在小药盒上注明有效期和药品信息。

二、储存位置与分类

将不同种类的抗肿瘤药物分开储存，避免交叉污染和混淆。应将口服药物与注射药物、生物制品与化学药物等分开存放。

避免将药物存放在潮湿、阴暗或易受撞击的位置。

三、定期检查与有效期管理

应定期检查药品储存条件是否符合要求。并严格进行效期管理，按照"近期先出"的原则摆放药品，对近效期药物进行预警，避免使用过期药物。

四、静脉用抗肿瘤药物配制环节储存

具有集中配制条件的医疗机构可将静脉用抗肿瘤药物在静脉用药配制中心或生物安全柜内配制。静脉用抗肿瘤药物理论上应遵循现用现配原则，以避免效价降低和不良反应增加，但有时因多种原因导致已配制的药物无法及时使用，应按照说明书要求进行储存，例如，单抗类抗肿瘤药物配制后在2～8℃条件下可储存一定时间。

综上，药品质量是保证患者用药安全和有效的前提，抗肿瘤药物应严格按照说明书要求储存，储存过程中应注意温度、湿度、避光与密封等关键环节，并加强储存管理，从而确保抗肿瘤药物的质量和疗效。

第五节　安全用药的注意事项

抗肿瘤药物的作用机制决定了该类药物具有治疗窗窄、特异性差、不良反应较多等特点，一旦使用不当，将造成严重不良后果，甚至导致患者死亡。为保证患者用药安全，抗肿瘤药物使用的各个环节都应提高警惕，确保安全、合理、有效地使用抗肿瘤药物。

一、安全用药的注意事项

世界卫生组织1985年在内罗毕召开的合理用药专家会议上，将合理用药定义为："合理用药要求患者接受的药物适合他们的临床需要、药物的剂量符合他们个体需要、疗程足够、药价对患者及其社区最为低廉"。1987年，世界卫生组织再次提出合理用药的标准，包括：①处方药应为适宜的药物；②在适宜的时间，以公众能支付的价格保证药物供应；③正确地调剂处方；④以准确的剂量、正确的用法和疗程服用药物；⑤确保药物质量安全有效。一般公认的合理用药应包含安全、有效、经济与适当这四个基本要素。

基于不同的抗肿瘤药物具有不同的药理学特点和治疗途径，为确保抗肿瘤药物的用药安全、有效，在选择药物时应根据患者病情、药物特性和个体差异进行合理使用，保障药物的溶剂品种选择、剂量确定，给药过程、给药时间、输注速度等规范合理，如在《抗肿瘤药物临床应用管理办法（试行）》中就明确提出"国家卫生健康委员会发布的诊疗规范、临床诊疗指南、临床路径或药品说明书规定需进行基因靶点检测的靶向药物，使用前需经基因靶点检测，确认患者适用后方可开具"。在针对特殊用药人群制订用药方案时，还应充分考虑患者的性别和年龄因素，加强用药安全监护。如在临床治疗过程中，对接受新型靶向抗肿瘤药物治疗的患者实施药学监护措施，可提高患者治疗的安全性，减少不良反应出现的概率，对于患者生活质量的提高有非常积极的作用。

临床常见的抗肿瘤药物不合理用药包括用法用量不当、重复用药、用药顺序错误、溶媒不适宜、适应证不符等。针对此类问题，临床药师可结合相关诊疗指南及患者治疗信息，依靠专科知识，协助医师合理制订化疗方案，并结合体表面积计算用药剂量，从而提高临床用药的科学性和合理性。

二、抗肿瘤药物的特殊性

由于抗肿瘤药物具有致癌、致畸、生殖毒性、致器官毒性的特点，其不仅会杀灭肿瘤细胞，同时也会损害人体正常组织器官，加剧患者生理和心理方面的痛楚，引发骨髓抑制、肝肾功能障碍、胃肠道反应等不良反应，甚至会导致患者死亡。正确、合理地使用抗肿瘤药物是降低不良反应事件发生风险、改善预后的关键环节。临床药师具备丰富的药学知识，可为医护人员、患者提供用药咨询、指导、宣教等专业药学服务。根据各类抗肿瘤药物发生不良反应的特点，临床药师制订相应的监护方案和应对措施，规范临床用药合理性，正确预防、及时处理发生的不良反应，最大限度保障患者用药安全。

药师应开展抗肿瘤药物处方和用药医嘱的审核工作，按照处方管理办法及相关规范的要求，对处方进行合理性、规范性、适宜性审核。对于部分明确靶点的小分子靶向药物和大分子单克隆抗体类药物，在使用前需要做靶点检测，须遵循进行靶点检测后方可使用的原则。药师应为肿瘤患者提供药学服务，特别是做好特殊人群的药学监护，对接受抗肿瘤药物治疗的患者进行合理用药指导，内容包括药物使用方法、注意事项、典型不良反应防治等。药师应为医护人员提供抗肿瘤药物合理使用相关知识和用药建议。部分抗肿瘤药物治疗窗窄、药代动力学差异大，具有治疗药物监测指征，建议医疗机构开展有循证医学证据的抗肿瘤药物治疗药物监测工作，对抗肿瘤药物的血药浓度进行测定并对结果进行专业解读，为临床提供有价值的合理用药信息，以发挥药师的专业价值，提高抗肿瘤药物治疗的安全性和有效性。

三、加强抗肿瘤药物的不良反应监测工作

20世纪60年代，欧洲、日本、加拿大等发生了因孕妇服用沙利度胺治疗妊娠呕吐而导致海豹肢畸形儿发生率增高的事件。该事件启示我们，由于药品上市前临床研究的局限性，即使按照法规要求进行了上市前安全性评价，仍然存在着临床用药风险。因此，上市后药品不良反应监测工作至关重要，应加强药品上市后安全性信息的收集，开展上市后安全性监测和研究，发现风险及时采取有效的控制措施。

在抗肿瘤药物用药前，需要了解抗肿瘤药物的不良反应和禁忌证。对于一些潜在风险较大的药物，需要密切监测其不良反应。医务人员一旦发现可疑不良反应，一般应对不良反应给予适当治疗，必要时停用可疑药物，并按规定及时向本院负责药品不良反应报告工作的部门报告，认真填写药品不良反应报告表。目前，大部分监测单位收集的抗肿瘤药物不良反应报告主要以消化系统的不良反应为主，且当前肿瘤药物治疗领域的超说明书用药现象普遍存在。因此，要加强抗肿瘤药物不良反应的监测工作，鼓励一线医务人员多发现、多收集应用抗肿瘤药物后出现不良反应的案例，深入挖掘一些尚未被认识的不良反应，完善抗肿瘤药物不良反应预测指标，以降低用药风险，提高用药安全性。同时，对于发生不良反应的患者，要观察其不良反应的特点，总结发生原因，明确相关危险因素，并在此基础上全面评估患者病情、体质后调整药物类型或剂量，在满足肿瘤治疗需求的前提下，消除或减轻不良反应，直至整个治疗方案完成。

综上，要健全抗肿瘤药物治疗与安全管理机制，明确抗肿瘤药物的临床应用应当遵循安全、有效、经济的原则。药物应用应充分考虑药物临床治疗价值和可及性，以循证医学证据为基础，以诊疗规范、临床诊疗指南、临床路径和药品说明书等为依据，通过临床药师监护、用药教育等干预措施，充分提高抗肿瘤药物临床应用的合理性，达到治疗肿瘤、提高患者生存率、改善患者生存质量的目的，保障患者用药安全。

第 2 章

化学治疗药物

第一节 阿糖胞苷

一、适应证

1.主要适用于成人和儿童急性非淋巴细胞白血病的诱导缓解和维持治疗。它对其他类型的白血病也有治疗作用,如急性淋巴细胞白血病和慢性髓细胞性白血病(急变期)。可单独或与其他抗肿瘤药联合应用,联合用药疗效更佳。若无维持治疗,阿糖胞苷诱导的缓解将很短暂。

2.含阿糖胞苷的联合治疗方案对儿童非霍奇金淋巴瘤有效。

3.伴或不伴其他肿瘤化疗药,$2\sim 3g/m^2$高剂量的阿糖胞苷在1~3小时内静脉滴注,每12小时给药一次,共2~6天,对高危白血病、难治性和复发性急性白血病有效。阿糖胞苷单独或与其他药物(如甲氨蝶呤、氢化可的松琥珀酸钠)联合鞘内应用,可预防或治疗脑膜白血病。

二、禁忌证

1.对阿糖胞苷活性成分或辅料过敏者。

2.已存在其他药物诱导的骨髓抑制的患者,除非认为该疗法是患者的最佳治疗选择。

3.退行性和中毒性脑病,特别是在使用甲氨蝶呤或放疗后。

4.由于癌症外的原因导致非常低的血细胞计数的患者。

三、用法

1.口服无活性,可以静脉滴注、静脉注射、皮下注射或鞘内注射。与缓慢的静脉滴注相比,快速静脉注射时患者能耐受更高的剂量。

2.为能在毒性耐受范围内最大程度地杀伤肿瘤细胞,应每日动态调整剂量。

3.若需与其他具细胞毒性药物联合使用，合用后需对阿糖胞苷的剂量做相应调整。

四、特殊人群

1.肾功能不全　大剂量用药后由于药物蓄积，发生中枢神经系统毒性的可能性更大，肾功能不全患者慎用并可减少药物剂量。定期进行肾功能检查。

2.肝功能不全　大剂量用药后由于药物蓄积，发生中枢神经系统毒性的可能性更大，肝功能不全患者慎用并可减少药物剂量。定期进行肝功能检查。

3.老年患者　尚不明确。

4.妊娠期妇女　建议在治疗期间、治疗后的3～6个月采取高效避孕措施。

5.哺乳期妇女　目前尚不清楚药物是否从人乳汁中分泌。建议在治疗期间及停药后至少1周内停止哺乳。

6.儿童　应用同成人。

五、相互作用

研究证据显示，阿糖胞苷抑制氟胞嘧啶的吸收，静脉注射阿糖胞苷与鞘内注射甲氨蝶呤会增加严重神经系统不良反应的风险。

六、不良反应

1.全身性反应　如发热，可能为药物反应，也可能是感染征兆，需结合其他症状评估。

2.血液及淋巴系统反应　常见血小板减少、白细胞减少、贫血，需定期监测血常规，警惕出血及感染风险。

3.胃肠道反应　常见口腔黏膜炎、口腔溃疡、肛门炎症、肛门溃疡等，极少数患者可发生坏死性结肠炎（罕见但严重）。应加强口腔护理，减少刺激性饮食，注意肛周卫生，监测消化道症状。

4.肝胆系统反应　可引起肝功能异常，如转氨酶升高、胆红素升高，需定期监测肝功能。

5.神经系统反应　如小脑功能障碍（如共济失调、构音障碍）、嗜睡。

6.肌肉骨骼与结缔组织反应　可发生阿糖胞苷综合征，其特征为发热、肌痛、骨痛，偶伴胸痛、斑丘疹、结膜炎。

7.皮肤及皮下组织反应　常见脱发（可逆）、皮疹、皮肤溃疡。应注意保持皮肤清洁，预防继发感染。

8.眼部反应　表现为眼痛、畏光、视物模糊，如果出现此类反应，需尽快接受眼科评估和治疗。

第二节 奥沙利铂

一、适应证

1.与氟尿嘧啶和亚叶酸（甲酰四氢叶酸）联合应用于：
（1）转移性结直肠癌的一线治疗。
（2）原发肿瘤完全切除后的Ⅲ期（Duke's C期）结肠癌的辅助治疗。
（3）不适合手术切除或局部治疗的局部晚期和转移的肝细胞癌的治疗。
2.与卡培他滨联合用于Ⅱ期或Ⅲ期胃腺癌患者根治切除术后的辅助化疗。

二、禁忌证

1.已知对奥沙利铂活性成分或任何辅料，或其他铂类化合物过敏者。
2.哺乳期妇女。

三、用法

1.静脉滴注，使用时不需要水化，必须在氟尿嘧啶前滴注。
2.将药物溶于5%葡萄糖溶液250～500ml中，通过外周或中心静脉持续静脉滴注2～6小时。不得用盐溶液配制或稀释。
3.如果漏于血管外，必须立即终止给药。

四、特殊人群

1.肾功能不全　轻度及中度肾功能受损的患者，推荐剂量为$85mg/m^2$；严重肾脏功能受损患者，推荐的起始剂量应降低至$65mg/m^2$。
2.肝功能不全　不需要特殊的剂量调整。
3.老年患者　不需要特殊的剂量调整。
4.妊娠期妇女　不主张使用。
5.哺乳期妇女　用药期间应当避免哺乳。
6.儿童　尚不明确。

五、相互作用

1. 由于本药主要经肾脏消除，合用有潜在肾脏毒性的药物会降低其清除率。
2. 合用其他已知可能导致QT间期延长的药物时应格外谨慎，并密切监测QT间期。
3. 与其他已知会导致横纹肌溶解症的药物合用应谨慎。

六、不良反应

1. 全身性反应　包括超敏反应、疲劳、非特异性疼痛等。其中超敏反应属于严重不良反应，表现为皮疹、瘙痒、支气管痉挛、低血压，甚至休克，一旦发生，应立即停药，并给予抢救措施。
2. 神经系统反应　主要为周围神经病变，如感觉异常、麻木、刺痛（手足多见），也有发生可逆性后部脑病综合征的报道（罕见但严重，主要表现为头痛、感觉障碍、意识模糊和癫痫发作）。针对周围神经病变，治疗期间应避免冷刺激，可遵医嘱使用神经营养药物（如维生素B_{12}），严重时需调整剂量。可逆性后部脑病综合征发生后，应停药、控制血压，必要时行抗癫痫治疗。
3. 胃肠道反应　常见症状有恶心、呕吐、腹泻、口腔炎、腹痛、便秘等。针对呕吐可预防性使用止吐药（如5-HT_3受体拮抗剂），腹泻发生时可用洛哌丁胺止泻，注意口腔卫生和进食少刺激性、富含维生素的食物可一定程度上预防口腔炎。
4. 肝肾功能异常　主要表现为转氨酶升高、胆红素升高，需定期监测肝功能，必要时保肝治疗。
5. 心血管系统反应　本药可引起心脏毒性（QT间期延长、心律失常），用药前评估心电图，避免联用其他致QT间期延长的药物。
6. 血液及淋巴系统反应　包括贫血、血小板减少、中性粒细胞减少，需定期监测血常规，必要时给予相应处理。
7. 皮肤及皮下组织反应　脱发、注射部位反应（如麻木、刺痛）。

第三节　吡柔比星

一、适应证

治疗乳腺癌、恶性淋巴瘤、急性白血病、膀胱癌、肾盂输尿管癌、卵巢癌、子宫内膜癌、宫颈癌、头颈部癌、胃癌。

二、禁忌证

1. 对吡柔比星活性成分或辅料过敏者。
2. 因化疗或放疗而造成明显骨髓抑制的患者禁用。
3. 心功能异常者禁用。
4. 已用过大剂量蒽环类药物（如多柔比星或柔红霉素）的患者禁用。
5. 妊娠期、哺乳期及育龄期妇女禁用。

三、用法

1. 给药途径可为静脉注射、动脉注射、膀胱灌注。

（1）静脉给药：一般按体表面积一次 $25 \sim 40mg/m^2$。乳腺癌，联合用药推荐每次 $40 \sim 50mg/m^2$。每疗程的第1天给药，根据患者血常规可间隔21天重复使用。急性白血病，成人剂量为按体表面积一次 $25mg/m^2$。

（2）动脉给药：如头颈部癌，每次 $7 \sim 20mg/m^2$，每日1次，共用 $5 \sim 7$ 天，亦可每次 $14 \sim 25mg/m^2$，每周1次。

（3）膀胱内给药：用于预防浅表性膀胱癌术后复发。每次 $15 \sim 30mg/m^2$，稀释为 $500 \sim 1000\mu g/ml$ 浓度，注入膀胱腔内保留0.5小时，每周1次，连续 $4 \sim 8$ 次；然后每月1次，共1年。

2. 由于可产生骨髓抑制和心脏毒性，应密切监测血常规、心脏功能、肝肾功能及继发感染等情况。原则上每周期均要进行心电图检查，对合并感染、水痘等症状的患者应慎用。

3. 常用5%葡萄糖注射液或注射用水溶解药物，以免因pH的原因影响效价或导致浑浊。溶解后的药液应及时用完，室温下放置不得超过6小时。

4. 静脉注射前应确保输液管通畅，严格避免药液外渗。一旦发生渗漏，可能产生血管痛、静脉炎、注射部位硬结坏死等症状，建议迅速回吸药液，局部用利多卡因封闭，必要时合用硫酸镁湿敷和激素治疗。

四、特殊人群

1. 肾功能不全　慎用。
2. 肝功能不全　慎用。对有肝转移和肝功能受损的患者，给药时应考虑减小剂量。
3. 老年患者　慎用或酌情减量。老年患者肝功能等生理功能常下降，用药时注意剂量并监测患者病情。
4. 妊娠期妇女　禁用。
5. 哺乳期妇女　禁用。
6. 儿童　吡柔比星可用于儿童急性白血病的治疗。应着重注意不良反应的发生，慎重给药。对低出生体重儿、新生儿、婴儿、幼儿或儿童的安全性尚未确立（使用经验有限）。

五、相互作用

与其他有潜在心脏毒性药物或细胞毒性药物合用时，可能出现心脏毒性或骨髓抑制作用的叠加，应密切注意心脏功能和血液学的监测。

六、不良反应

1.血液及淋巴系统反应　骨髓抑制是本药物的剂量限制性毒性，主要为粒细胞减少，平均最低值出现在第14天，第21天恢复，而贫血及血小板减少少见。

2.心血管系统反应　可发生急性或慢性心脏毒性。急性心脏毒性表现为可逆性心电图变化，如心律失常或非特异性ST-T异常。慢性心脏毒性呈剂量累积性，但发生率低于多柔比星。

3.胃肠道反应　恶心、呕吐、食欲下降、口腔黏膜炎，有时出现腹泻。

4.其他反应　肝肾功能异常、皮肤色素沉着等，偶有皮疹。膀胱内注入可出现尿频、排尿痛等膀胱刺激症状，偶有血尿，但极少数患者可发生膀胱萎缩。

第四节　表柔比星

一、适应证

1.恶性淋巴瘤、乳腺癌、肺癌、软组织肉瘤、食管癌、胃癌、肝癌、胰腺癌、黑色素瘤、结肠直肠癌、卵巢癌、多发性骨髓瘤、白血病。

2.膀胱内给药有助于浅表性膀胱癌、原位癌的治疗和预防其经尿道切除术后的复发。

二、禁忌证

1.对表柔比星活性成分或任何辅料，或其他蒽环类或蒽二酮药物过敏的患者。

2.静脉给药禁忌

（1）持续的骨髓抑制。

（2）严重肝损伤。

（3）心肌病、严重心律不齐。

（4）最近发作过心肌梗死。

（5）已用过最大累积剂量表柔比星和（或）其他蒽环类药物（如多柔比星或柔红霉素）或蒽二酮药物。

3.膀胱内给药禁忌

（1）尿路感染、膀胱炎症。

（2）血尿。

三、用法

1.用注射用生理盐水或注射用水稀释，溶解时间不超过60秒，使其终浓度不超过2mg/ml。

2.静脉给药时，药物溢出静脉会造成局部疼痛、组织严重损伤（如起疱、严重的蜂窝织炎）和坏死，建议使用中心静脉输注。一旦在注射时发现外渗体征或症状，应立刻停止注射。

3.不可肌内注射和鞘内注射。

4.膀胱内给药：应用导管灌注，并应在膀胱内保持1小时左右。在灌注期间，患者应时常变换体位，以保证膀胱黏膜能最大面积地接触药物。为了避免药物被尿液不适当地稀释，应告知患者灌注前12小时不要饮用任何液体。治疗结束时，应指导患者排空尿液。

四、特殊人群

1.肾功能不全　血清肌酐＞5mg/dl的患者需要调整剂量。

2.肝功能不全　伴有胆红素或谷草转氨酶增加的患者可能出现药物清除减慢，全身毒性增加，必要时需减量用药。伴有严重肝功能损害的患者不能使用表柔比星。

3.老年患者　伴心功能不全者宜慎用或减量。

4.妊娠期妇女　不主张使用。

5.哺乳期妇女　禁用。

6.儿童　无特殊要求。

五、相互作用

1.可与其他抗肿瘤药物合用，但表柔比星用量应减少。

2.表柔比星不可与肝素混合注射。

3.治疗中任何能引起肝功能改变的药物都可能会影响表柔比星的代谢、药动、疗效和（或）毒性。

4.当紫杉醇或多西他赛类药物和表柔比星联合用药时，应先使用表柔比星。

5.使用表柔比星时应停用西咪替丁。

6.表柔比星与其他有潜在心脏毒性药物联合化疗时，或同时应用其他作用于心脏的药物（如钙通道阻滞剂）时，需要在整个治疗期间严密监测心脏功能。

六、不良反应

1.全身性反应　主要为非特异性全身症状，如乏力、发热。

2.血液及淋巴系统反应　骨髓抑制是本药物的剂量限制性毒性，主要为中性粒细胞减少（最低值在用药后10～14天），血小板减少和贫血较轻。

3.心血管系统反应　可表现为左室射血分数无症状下降、充血性心力衰竭等。常发生于早期乳腺癌患者的长期生存过程中。

4.胃肠道反应　恶心、呕吐较常见，口腔炎、腹泻较少见。

5.皮肤及皮下组织反应　使用本药后常会发生脱发，一般用药后2～3周出现，停药可恢复。本药对输注的血管具有强刺激性，引起静脉炎，药物外渗时可引起组织坏死，故建议从中心静脉置管输入。

6.肝胆系统反应　本药可能引起转氨酶短暂升高，通常是可逆的。

7.其他反应　使用本药后，尿液会变红，此为药物代谢产物，无临床意义，无须紧张。

第五节　博莱霉素

一、适应证

皮肤癌、头颈部癌（上颌窦癌、咽部癌、喉癌、口腔癌如舌癌、唇癌等）、肺癌（特别是原发和转移性鳞癌）、食管癌、恶性淋巴瘤、宫颈癌、神经胶质瘤、甲状腺癌。

二、禁忌证

1.严重肺部疾病、严重弥漫性肺纤维化的患者。
2.对博莱霉素任何成分或类似药物（如培洛霉素等）过敏者。
3.严重心脏疾病、肾功能障碍者。
4.胸部及其周围接受放射治疗的患者。

三、用法

药物副作用个体差异显著，即使投用较少剂量，也可能出现副作用。应从小剂量开始使用。以肿瘤消失为治疗目标，总剂量为300mg（效价）或以下。

1.给药途径

（1）肌肉或皮下注射：肌内注射应避开神经，不宜在同一部位反复注射。

（2）动脉注射：直接弹丸式动脉内注射或连续灌注。

（3）静脉注射：缓慢静脉注入。出现严重发热反应时，一次静脉给药剂量应减少。静脉注射可能引起血管疼痛，应注意注射速度和浓度，尽可能缓慢给药。

2.注射频率　通常2次/周，可根据病情调节，从每天1次到每周1次不等。

四、特殊人群

1.肝、肾功能不全　应慎用，必要时减少用药量并加大用药间隔。

2.老年患者　60岁以上老年患者引起间质性肺炎、肺纤维化的风险增加，用药应慎重。建议总剂量不超过300mg（效价）。

3.妊娠期妇女　尽可能避免使用本药。

4.哺乳期妇女　必须用药者应中止哺乳。

5.儿童　尚不明确，应慎用。注意该药对性腺的影响。

五、相互作用

1.联合其他抗肿瘤药物或胸部放疗时，有诱发间质性肺炎、肺纤维化的可能。

2.头颈部放疗可诱发黏膜炎症，可加重口内炎、口角炎、喉头黏膜炎。

六、不良反应

1.全身性反应　约30%患者会出现发热，可伴寒战，用药后数小时内出现，通常可自行缓解。使用本药极少数患者可能发生过敏反应，表现为皮疹、瘙痒、低血压等，严重时需停药。

2.呼吸系统反应　肺毒性是本药的剂量限制性毒性，早期表现为干咳、呼吸困难（隐匿性进展），后期表现为不可逆的肺纤维化。老年、联合放疗、累积剂量高（＞400mg）是高危险因素，此类患者使用本药需要格外慎重。

3.皮肤及皮下组织反应　可引起手足及注射部位色素沉着、手足及关节伸侧脱屑，高剂量用药时常引起口腔溃疡。

4.血液及淋巴系统反应　本药引起骨髓抑制的程度通常较轻，主要表现为血小板下降。

5.肝脏系统反应　本药可引起一过性肝酶升高、肝炎（罕见）。

第六节 达卡巴嗪

一、适应证

用于治疗黑色素瘤，也用于软组织瘤和恶性淋巴瘤等。

二、禁忌证

1. 水痘或带状疱疹患者禁用。
2. 对达卡巴嗪活性成分或辅料过敏者。
3. 妊娠期妇女禁用。

三、用法

1. 需临时配制，溶解后立即注射并尽量避光。
2. 静脉滴注：2.5～6mg/kg或200～400mg/m^2，用生理盐水10～15ml溶解后用5%葡萄糖溶液250～500ml稀释后滴注。静脉滴注速度不宜太快。30分钟以上滴完，每日1次。连用5～10天为1个疗程，一般间歇3～6周重复给药。单次大剂量：650～1450mg/m^2，每4～6周1次。
3. 静脉推注：一次200mg/m^2，每日1次，连用5天，每3～4周重复给药。
4. 动脉灌注：位于四肢的恶性黑色素瘤，可用同样剂量动脉注射。

四、特殊人群

1. 肝、肾功能不全　肝、肾功能损伤患者慎用。用药期间应定期检查肝脏、肾脏功能。
2. 老年患者　尚不明确。
3. 妊娠期妇女　禁用。
4. 哺乳期妇女　用药期间应停止哺乳。
5. 儿童　尚不明确。

五、相互作用

与其他对骨髓有抑制的药物或放射联合应用时，应减少达卡巴嗪用药剂量。

六、不良反应

1.全身性反应　10%～30%的患者可发生流感样综合征，表现为全身不适、低热、肌肉酸痛、乏力，一般于用药后7天内出现，症状可持续1～3周。此外，使用本药发生过敏反应的案例较罕见，但需警惕，个别患者可能出现皮疹、支气管痉挛甚至过敏性休克，一旦出现应立即停药并处理。

2.血液及淋巴系统反应　属于剂量限制性毒性，骨髓抑制在用药后2～3周最为显著，必要时给予相应处理。多数患者4～5周后血常规可自行恢复，需定期复查血常规。

3.神经系统反应　面部麻木、刺痛感与神经毒性相关，通常可逆。头痛偶见，对症处理即可。

4.皮肤及皮下组织反应　可出现面部潮红、光敏反应，用药期间需防晒。本药对血管有强刺激性，易发生静脉炎，药物外渗可致组织坏死，建议选择中心静脉通路输注。

5.消化系统反应　常见食欲减退、恶心呕吐用药后2～8小时达峰，24小时内缓解，可用 5-HT_3 受体拮抗剂预防，偶发腹泻。

6.其他反应　肝功能异常，AST/ALT轻度升高，通常无症状。

第七节　多西他赛

一、适应证

1.乳腺癌

（1）适用于局部晚期或转移性乳腺癌的治疗。

（2）联合曲妥珠单抗用于 *HER2* 基因过度表达的转移性乳腺癌患者的治疗。

（3）联合阿霉素及环磷酰胺用于淋巴结阳性的乳腺癌患者的术后辅助化疗。

2.非小细胞肺癌　适用于局部晚期或转移性非小细胞肺癌的治疗，即使是在以顺铂为主的化疗失败后。

3.前列腺癌　联合泼尼松或泼尼松龙用于治疗激素难治性转移性前列腺癌。

4.胃癌　联合顺铂和氟尿嘧啶用于治疗既往未接受过化疗的晚期胃腺癌，包括胃食管结合部腺癌。

二、禁忌证

1.对多西他赛活性成分或辅料过敏者。

2.不应用于基线中性粒细胞计数＜1500/mm^3 的患者。

三、用法

1. 只能用于静脉滴注。
2. 一般推荐剂量为每3周75mg/m²，输注1小时。
3. 治疗乳腺癌及非小细胞肺癌时，除非有禁忌证，在多西他赛治疗前需预防用药，包括口服皮质激素，如地塞米松每天16mg，在多西他赛注射前1天开始服用，持续3天。治疗前列腺癌时，患者在接受多西他赛治疗前12小时、3小时和1小时，口服地塞米松8mg。治疗胃癌时，推荐剂量为多西他赛60mg/m²，输注1小时。

四、特殊人群

1. 肾功能不全　尚不明确。
2. 肝功能不全　肝功能化验值（LFTs）升高的患者，用药推荐剂量为75mg/m²，并且在基线和每个周期前要检测肝功能。肝功能有严重损害的患者不应使用。
3. 老年患者　根据群体药代动力学数据结果，对老年人用药没有特殊要求。
4. 妊娠期妇女　禁用。
5. 哺乳期妇女　在用药治疗期间应停止母乳喂养。
6. 儿童　慎用。

五、相互作用

尚无正式临床资料评估多西他赛与其他药物的相互作用。合并用药时，临床需注意监测。

六、不良反应

1. 全身性反应　外周水肿始于下肢，可进展至全身，体重增加≥3kg，严重时出现胸腔积液、腹水，规范使用糖皮质激素可显著降低发生率。过敏反应发生率为20%～30%，多发生于首次输注初期，表现为面色潮红、瘙痒性皮疹、胸闷、背痛、寒战或低热，严重时可能出现支气管痉挛、低血压甚至过敏性休克，用药前需常规使用地塞米松，并备好肾上腺素、抗组胺药等急救措施。
2. 血液及淋巴系统反应　以中性粒细胞减少为主，属于剂量限制性毒性，最低点见于用药后5～7天，需监测血常规，贫血和血小板减少偶发。
3. 神经系统反应　手足麻木、刺痛、烧灼感，症状严重时建议调整剂量，可使用B族维生素或神经镇痛药。
4. 皮肤及皮下组织反应　用药后1周内高发手足综合征，可涂保湿剂、避免日晒，严重时暂停用药。静脉炎或药物渗出，需注意输注部位疼痛、红肿，严重者可致组织坏死。建议选择中心静脉通路，避免药物外渗。

5.心血管系统反应　表现为一过性心律失常、窦性心动过速、心房颤动。

6.消化系统反应　恶心、呕吐发生率较低，可出现口腔溃疡、腹泻，联合5-FU使用时风险增加。

7.其他反应　乏力常见，与全身炎症反应相关。肝功能异常，AST/ALT轻度升高，通常无症状。

第八节　放线菌素D

一、适应证

1.对霍奇金病及神经母细胞瘤疗效突出，尤其是控制发热。

2.对无转移的绒癌，初治时单用本药，治愈率达90%～100%，与单用甲氨蝶呤的效果相似。

3.对睾丸癌亦有效，一般均与其他药物联合应用。

4.与放疗联合治疗儿童肾母细胞瘤（Wilms瘤）可提高生存率，对尤文肉瘤和横纹肌肉瘤亦有效。

二、禁忌证

有患水痘病史者禁用。

三、用法

一般成人每日300～400μg（6～8μg/kg），溶于0.9%氯化钠注射液20～40ml中，每日一次静脉滴注，10天为1个疗程，间歇期两周，一个疗程总量4～6mg。也可做腔内注射，在联合化疗中，剂量及时间尚不统一。

四、特殊人群

1.肾功能不全　慎用。有尿酸盐性肾结石病史者慎用。

2.肝功能不全　慎用。

3.老年患者　酌情减量。

4.妊娠期妇女　有致突变、致畸和免疫抑制作用，妊娠期妇女禁用。

5.哺乳期妇女　慎用。

6. 儿童　每日 0.45mg/m^2，连用 5 天，3～6 周为 1 个疗程。1 岁以下幼儿慎用。

五、相互作用

维生素 K 可降低其效价，故慎用维生素 K 类药物；有放射增敏作用，但有可能在放疗部位出现新的炎症，而产生"放疗再现"的皮肤改变，应予以注意。

六、不良反应

1. 血液及淋巴系统反应　属于剂量限制性毒性，血小板减少最显著，10～21 天达最低值，中性粒细胞减少也较为常见，需要定期监测血常规。
2. 消化系统反应　恶心、呕吐常于用药后数小时出现，可持续 24～48 小时。可给予止吐药如 5-HT$_3$ 拮抗剂预防呕吐。腹泻、口腔溃疡可能影响进食。转氨酶升高、黄疸罕见，但需监测肝功能。
3. 皮肤及皮下组织反应　红斑、脱屑、色素沉着一般可逆。静脉炎通常是药物外渗导致，严格中心静脉输注，避免外渗。
4. 泌尿系统反应　血肌酐升高、蛋白尿患者需水化治疗（1500～2000ml/d），以降低肾毒性风险。
5. 其他反应　免疫抑制增加感染风险，与骨髓抑制协同作用。

第九节　氟尿嘧啶

一、适应证

1. 主要用于治疗消化道肿瘤，较大剂量氟尿嘧啶可用于治疗绒毛膜上皮癌。
2. 常用于治疗乳腺癌、卵巢癌、肺癌、宫颈癌、膀胱癌及皮肤癌等。

二、禁忌证

1. 对氟尿嘧啶活性成分或辅料过敏者。
2. 妊娠期妇女及哺乳期妇女禁用。
3. 伴发水痘或带状疱疹时禁用。
4. 禁用于衰弱患者。

三、用法

1. 单药静脉注射：剂量为10～20mg/（kg·d），连用5～10天，每疗程5～7g（甚至10g）。
2. 静脉滴注：300～500mg/（m²·d），连用3～5天，每次静脉滴注时间不得少于6～8小时，可用输液泵连续给药维持24小时。
3. 用于原发性或转移性肝癌，多采用动脉插管注药。
4. 腹腔内注射：500～600mg/m²，每周1次，2～4次为1个疗程。
5. 本药物不能用于鞘内注射。

四、特殊人群

1. 肝肾功能不全　剂量酌情减少。
2. 老年患者　慎用。
3. 妊娠期妇女　妊娠3个月内禁用。
4. 哺乳期妇女　禁用。
5. 儿童　在医师指导下使用。

五、相互作用

1. 与甲氨蝶呤合用时，应先给予甲氨蝶呤，4～6小时后，再给予氟尿嘧啶。
2. 输注氟尿嘧啶时，先给予亚叶酸钙60～300mg静脉滴注，可增加本药物疗效。
3. 别嘌醇可以降低氟尿嘧啶所引起的骨髓抑制。

六、不良反应

1. 全身性反应　过敏反应罕见但严重，表现为皮疹、支气管痉挛、低血压等，需立即停药并处理。
2. 消化系统反应　恶心、呕吐多为轻度，可用5-HT$_3$拮抗剂控制。腹泻是本药剂量限制性毒性，联合伊立替康时3～4级腹泻可达47%，表现为排水样或血样便。若合并粒细胞减少（如骨髓抑制期），可致严重感染甚至休克，一旦发生应积极返院治疗。口腔黏膜炎发生率为72.8%（其中30%为3～4级），化疗时采用低温口腔冷疗，减少黏膜血流暴露，可降低其发生率。
3. 皮肤及皮下组织反应　手足综合征（HFS）、脱发、静脉色素沉着、外渗性坏死（疼痛、红肿、溃疡），建议选择中心静脉输注。
4. 心血管系统反应　心绞痛、心肌缺血罕见但严重，与冠状动脉痉挛相关。长期动脉灌注并发症如动脉栓塞、血栓形成、局部感染或脓肿。

5.神经系统反应　急性小脑共济失调、周围神经病变。
6.其他反应　继发恶性肿瘤、辐射召回反应。

第十节　环磷酰胺

一、适应证

1.白血病：急性或慢性淋巴细胞性和髓细胞性白血病。
2.恶性淋巴瘤：霍奇金淋巴瘤、非霍奇金淋巴瘤、浆细胞瘤。
3.转移性和非转移性的恶性实体瘤：卵巢癌、乳腺癌、小细胞肺癌、神经母细胞瘤、Ewing肉瘤。
4.对儿童横纹肌肉瘤及骨肉瘤有一定疗效。

二、禁忌证

1.对环磷酰胺活性成分或辅料过敏者。
2.严重的骨髓功能损害［特别是已使用细胞毒性药物治疗和（或）放射治疗的患者］。
3.膀胱炎症（膀胱炎）、尿路梗阻、急性感染等。
4.妊娠期和哺乳期妇女。
5.年龄在50～60岁，骨髓转移的恶性肿瘤（上皮）细胞，HLA（human leukocyte antigen，人类白细胞抗原）系统未做同一性测定之前，对慢性髓细胞性白血病患者的有意向捐赠者进行环磷酰胺预处理需谨慎评估。

三、用法

1.环磷酰胺用于静脉给药，药物可用于单次快速静脉推注或短时间静脉滴注。应保证治疗前、治疗过程中及治疗后患者足量液体摄入和膀胱定期排空。
2.治疗疗程及停药间隔应根据患者的基本情况、血细胞计数的恢复情况、适应证、所选择的联合化疗方案、实验室参数等决定。

四、特殊人群

1.肾功能不全　肾排泄率下降会导致环磷酰胺及其代谢物在血浆中的水平升高，应慎用，并酌情减量。

2. 肝功能不全　严重肝功能损伤会降低环磷酰胺的活化，这可能影响环磷酰胺治疗的有效性。

3. 老年患者　慎用。

4. 妊娠期妇女　禁用。

5. 哺乳期妇女　禁用。

6. 儿童　参考儿童用量。

7. 有生育力要求的男性　在治疗前应被告知进行精子保存；治疗期间至治疗结束后至少6个月内，必须采取避孕措施。

五、相互作用

1. 降低环磷酰胺活化作用从而降低环磷酰胺治疗有效性的物质包括阿瑞匹坦、安非他酮、白消安、氯霉素、环丙沙星、氟康唑、伊曲康唑、普拉格雷、磺胺类药物、噻替哌等。

2. 昂丹司琼与高剂量环磷酰胺间的药代动力学相互作用会降低环磷酰胺在人体中的吸收利用程度。

3. 在与以下药物合用的情况下，可能会发生细胞毒性代谢产物浓度升高，导致副作用发生频率和严重程度增加：别嘌醇、水合氯醛、西咪替丁、双硫仑、甘油醛、蛋白酶抑制剂。

4. 环磷酰胺与以下药物合用，可能导致血液毒性和（或）免疫抑制增加：ACE抑制剂、那他珠单抗、紫杉醇、噻嗪类利尿剂、齐多夫定。

5. 环磷酰胺与以下药物合用，可能导致肺毒性增加：胺碘酮、粒细胞集落刺激因子、粒细胞巨噬细胞集落刺激因子。

6. 环磷酰胺与以下药物合用，可能导致肾毒性增加：两性霉素B、吲哚美辛。

7. 环磷酰胺与以下药物合用，可能导致心脏毒性增加：蒽环类药物、阿糖胞苷、喷司他丁、曲妥珠单抗。

8. 应格外慎重合用吲哚美辛，偶有个别报告两药联用后出现急性水中毒。

9. 由于葡萄柚内含有能与环磷酰胺相互作用的化合物而降低其效用，患者应避免进食葡萄柚或含有葡萄柚的饮料。

六、不良反应

1. 全身性反应　部分患者可能出现流感样综合征，表现为发热、乏力、肌肉酸痛等全身不适症状，通常与药物代谢或免疫反应相关。过敏反应虽罕见，但可能表现为皮疹、支气管痉挛甚至过敏性休克，须立即停药并紧急处理。

2. 血液及淋巴系统反应　由于环磷酰胺具有显著的免疫抑制作用，患者易发生感染，包括肺炎、脓毒症、脓毒症休克等，严重时可危及生命。骨髓抑制为主要毒性，表现为中性粒细胞减少（最低点通常在用药后7～14天）、贫血和血小板减少，需定期监测血常规。

3. 神经系统反应　周围神经病变：如手足麻木、刺痛感，高剂量时可能引发多发性神经病。头晕、头痛、癫痫（罕见，多见于高剂量或鞘内注射）。

4. 消化系统反应　恶心、呕吐较常见，可联合止吐药预防。口腔炎、黏膜炎风险较高，需加强口腔护理。

5. 肝肾系统反应　肝功能异常，AST/ALT轻度升高，通常无症状。出血性膀胱炎是典型不良反应，与药物代谢产物刺激膀胱黏膜相关。长期或高剂量使用可能导致肾功能损伤，大剂量使用时可能导致出血性膀胱炎（与代谢产物丙烯醛相关），需配合美司钠（Mesna）及充分水化预防。

6. 心血管系统反应　包括心律失常，如窦性心动过速、心房颤动。心肌病罕见但严重，需监测心功能。

7. 皮肤及皮下组织反应　脱发常见且可逆，停药后逐渐恢复。偶见皮疹、色素沉着，严重时需停药。

8. 其他反应　长期使用可能增加继发性恶性肿瘤。

第十一节　吉西他滨

一、适应证

1. 局部晚期或已转移的非小细胞肺癌。
2. 局部晚期或已转移的胰腺癌。
3. 吉西他滨与紫杉醇联合，可用于治疗经辅助/新辅助化疗后复发、不能切除的、局部复发或转移性乳腺癌。
4. 联合信迪利单抗和铂类化疗适用于不可手术切除的局部晚期或转移性鳞状非小细胞肺癌。

二、禁忌证

1. 对吉西他滨活性成分或辅料过敏者。
2. 吉西他滨与放射治疗同时联合应用（由于辐射敏化和发生严重肺及食管纤维样变性的危险）。
3. 在严重肾功能不全的患者中联合应用吉西他滨与顺铂。
4. 哺乳期妇女。

三、用法

（一）非小细胞肺癌

1.单药治疗　吉西他滨的推荐剂量为1000mg/m^2，静脉滴注30分钟，每周给药1次，治疗3周后休息1周，重复上述的4周治疗周期。根据患者对吉西他滨的耐受性，可考虑在每个治疗周期或一个治疗周期内降低剂量。

2.联合治疗　吉西他滨与顺铂联合治疗有两种治疗方案：3周疗法和4周疗法。

（1）3周疗法：吉西他滨的推荐剂量为1250mg/m^2，静脉滴注30分钟。每21天治疗周期的第1天和第8天给药。根据患者对吉西他滨的耐受性，可考虑在每个治疗周期或一个治疗周期内降低剂量。

（2）4周疗法：吉西他滨的推荐剂量为1000mg/m^2，静脉滴注30分钟。每28天治疗周期的第1天、第8天和第15天给药。根据患者对吉西他滨的耐受性，可考虑在每个治疗周期或一个治疗周期内降低剂量。

（二）胰腺癌

吉西他滨推荐剂量为1000mg/m^2，静脉滴注30分钟。每周1次，连续7周，随后休息1周。随后的治疗周期改为4周疗法：每周1次给药，连续治疗3周，随后休息1周。根据患者对吉西他滨的耐受性可考虑在每个治疗周期或一个治疗周期内降低剂量。

（三）乳腺癌

吉西他滨与紫杉醇联合给药。在每21天治疗周期的第1天给予紫杉醇175mg/m^2，静脉滴注约3小时，随后在第1天和第8天给予吉西他滨1250mg/m^2，静脉滴注30分钟。根据患者对吉西他滨的耐受性，可考虑在每个治疗周期或一个治疗周期内降低剂量。在接受吉西他滨＋紫杉醇联合化疗之前，患者的粒细胞绝对计数应至少为1500×10^6/L。

四、特殊人群

1.肝肾功能不全　慎用。

2.老年患者　没有证据显示有必要对老年患者进行特别的剂量调整。

3.妊娠期妇女　尚未有足够的数据确立吉西他滨在妊娠妇女中的安全性。根据动物实验结果和吉西他滨的作用机制，妊娠期妇女应避免应用吉西他滨。

4.哺乳期妇女　尚不明确吉西他滨是否可以从乳汁分泌，其对哺乳期幼儿的不良反应不能排除。在接受吉西他滨治疗期间必须停止哺乳。

5.儿童　由于没有充分的数据支持儿童用药的有效性及安全性，因此不推荐将吉西他滨用于18岁以下的儿童。

五、相互作用

该药物未进行特别的相互作用研究。

六、不良反应

1. 全身性反应　20%～30%的患者可能出现流感样综合征，表现为发热、乏力、头痛、肌肉酸痛等症状，通常在用药后数小时内发生，持续1～3天，可自行缓解或需对症治疗。部分患者出现过敏性皮疹伴瘙痒，极少数可能发生支气管痉挛或过敏性休克，需立即停药并处理。

2. 消化系统反应　恶心伴或不伴呕吐，通常为轻度至中度，可用止吐药控制。

3. 肝肾系统反应　肝脏转氨酶（AST/ALT）和碱性磷酸酶轻度、一过性升高，通常不需要停药。蛋白尿和血尿多为轻度且无临床症状，极少导致肾功能损害。

4. 呼吸系统反应　10%～40%的患者在用药后数小时内出现呼吸困难，肺癌患者发生率最高，可能与药物引起的支气管痉挛或间质性肺病相关，需密切监测。

5. 血液及淋巴系统疾病　白细胞减少、血小板减少、贫血的最低点通常在用药后第2周。

6. 皮肤反应　皮疹可伴瘙痒，严重时需停药或行抗过敏治疗。脱发。

7. 其他反应　少数患者发生外周水肿，可能与体液潴留相关。

第十二节　甲氨蝶呤

一、适应证

1. 乳腺癌、妊娠性绒毛膜癌、恶性葡萄胎或葡萄胎等。
2. 急性白血病（特别是急性淋巴细胞白血病）、Burkitts淋巴瘤、晚期淋巴肉瘤和晚期蕈样肉芽肿。
3. 治疗脑膜转移癌（鞘内注射）。
4. 成骨肉瘤、急性白血病、支气管肺癌或头颈部表皮癌。

二、禁忌证

1. 对甲氨蝶呤活性成分或辅料过敏者。
2. 妊娠期妇女、哺乳期妇女。

3.有严重肝功能损害、酒精中毒或酒精性肝病的患者。

4.有明显的或实验室检查证实的免疫缺陷综合征患者。

5.已存在血液系统损伤的患者,如骨髓发育不全、白细胞减少、血小板减少或贫血。

6.有严重急性或慢性感染的患者。

7.有消化性溃疡病或溃疡性结肠炎的银屑病患者。

8.在甲氨蝶呤治疗过程中不可接种活疫苗。

9.正在使用维A酸的患者。

10.接受中枢神经系统放疗的患者。

三、用法

1.可以静脉、肌内、动脉、鞘内注射。

2.用于急性白血病 肌肉或静脉注射,每次10～30mg,每周1～2次;儿童20～30mg/($m^2 \cdot d$),1次/周,或视骨髓情况而定。

3.用于妊娠滋养细胞肿瘤

(1)甲氨蝶呤(MTX)+亚叶酸钙方案:MTX 1mg/kg+0.9%NaCl 4ml,肌内注射,隔天一次,第1、3、5、7天;MTX化疗间期使用亚叶酸钙解毒,亚叶酸钙使用量为1/10 MTX量+0.9%NaCl 4ml,肌内注射,隔天一次。亚叶酸钙在MTX给药后24小时后开始使用,即第2、4、6、8天,用药8天,1次/2周。

(2)MTX单药:MTX 0.4mg/kg+0.9%NaCl 4ml,肌内注射,每天1次,连续5天,1次/2周。

4.用于脑膜白血病:鞘内注射MTX每次一般6mg/m^2,成人常用剂量为5～12mg,每日1次,5天为1个疗程。用于预防脑膜白血病时10～15mg/d,每天1次,1次/(6～8)周。

四、特殊人群

1.肝肾功能不全 慎用。

2.老年患者 慎用,需要给予相对低的剂量。

3.妊娠期妇女 禁用。

4.哺乳期妇女 禁用。

5.儿童 1.25～5mg/d,视骨髓情况而定。

五、相互作用

1.乙醇和其他对肝脏有损害的药物,如与MTX同用,可能会增加肝脏的毒性。

2.由于使用MTX后可引起血液中尿酸的水平增高,在痛风或高尿酸血症患者应相应增加别嘌醇等药物剂量。

3.MTX可增加抗血凝作用，与其他抗凝药同用时宜谨慎。

4.与保泰松和磺胺类药物同用，MTX血清浓度增高，毒性反应增加。

5.口服卡那霉素可增加口服MTX的吸收，而口服新霉素可减少其吸收。

6.与弱有机酸和水杨酸盐等同用，可抑制MTX的肾排泄而导致血清药物浓度增高，因此应酌情减少用量。

7.氨苯蝶啶、乙胺嘧啶等药物均有抗叶酸作用，如与MTX同用可增加其毒副作用。需避免服用降低药效的含叶酸成分的保健品、食品和非甾体抗炎药。

8.与氟尿嘧啶同用，或先用氟尿嘧啶后用MTX，均可产生拮抗作用，但如先用MTX，4～6小时后再用氟尿嘧啶则可产生协同作用。同样，MTX如与左旋门冬酰胺酶合用也可导致减效，如用后者10天后或于MTX用药后24小时内给予左旋门冬酰胺酶，则可增效而减少对胃肠道和骨髓的毒副作用。另外，MTX使用前24小时或10分钟后使用阿糖胞苷，可增加MTX的抗癌活性。除此之外，MTX与放疗或其他骨髓抑制药同用时宜谨慎。

六、不良反应

1.全身性反应　过敏反应常见，表现为皮肤发红、瘙痒或皮疹，严重者可出现剥脱性皮炎，需立即停药并行抗过敏治疗。部分患者可出现一过性流感样症状。

2.消化系统反应　口腔及胃肠道黏膜炎表现为口腔炎、口唇溃疡、咽喉炎，严重者可影响进食。恶心、呕吐、腹痛、腹泻较常见，偶见假膜性或出血性肠炎，需警惕消化道出血风险。多数患者会出现食欲缺乏，长期用药可能导致营养不良。

3.肝肾系统反应　肝功能损害表现为黄疸、谷丙转氨酶（ALT）、碱性磷酸酶（ALP）、γ-谷氨酰转肽酶（GGT）升高，长期应用可导致肝硬化，需定期监测肝功能并进行保肝治疗。大剂量甲氨蝶呤易沉积于肾小管，尤其在酸性尿（pH＜5.7）时，可导致急性肾损伤。高尿酸血症肾病表现为血尿、蛋白尿、尿少、氮质血症，甚至尿毒症，需充分水化及碱化尿液（如使用碳酸氢钠）。

4.呼吸系统反应　长期用药可引起间质性肺炎、肺纤维化，导致咳嗽、气短，严重者进展为肺炎或肺纤维化，需及时停药并评估肺功能。

5.血液及淋巴系统反应　主要表现为白细胞和血小板减少，大剂量或长期小剂量用药时更明显，可导致感染或出血风险增加。

6.神经系统反应　头痛、眩晕、视物模糊，通常为一过性。意识障碍、嗜睡、抽搐罕见但严重，需警惕神经毒性，必要时停药并给予对症支持治疗。

第十三节 卡 铂

一、适应证

1. 小细胞肺癌。
2. 卵巢癌。
3. 睾丸肿瘤。
4. 头颈部癌。
5. 恶性淋巴瘤。
6. 其他肿瘤如宫颈癌、膀胱癌及非小细胞肺癌等。

二、禁忌证

1. 有明显骨髓抑制及肾功能不全者。
2. 对卡铂活性成分或任何辅料，其他铂制剂及甘露醇过敏者。
3. 孕妇及有严重并发症者。
4. 原应用过顺铂者应慎用。
5. 严重肝肾功能损害者禁用。

三、用法

1. 卡铂可单用，也可与其他抗肿瘤药物联合使用。
2. 将卡铂加入5%葡萄糖注射液250～500ml中静脉滴注。推荐剂量为0.3～0.4g/m^2，可一次给药，亦可分5次5天给药，每4周重复给药1次。

四、特殊人群

1. 肾功能不全　全身肌酐清除率低于60ml/min的患者，卡铂的肾清除下降，应适当降低卡铂用量；肾功能减退患者慎用。
2. 肝功能不全　慎用。
3. 老年患者　根据患者体能、全身的肌酸酐清除率及肾对卡铂的清除率，慎重调整卡铂的用量，并且随时监控。
4. 妊娠期妇女　其使用的安全性还未确定，慎用。
5. 哺乳期妇女　应停止哺乳。

6.儿童　其使用的安全性和有效性仍未确定，应慎用。
7.其他　有水痘、带状疱疹、感染的患者应避免使用卡铂。

五、相互作用

1.卡铂会改变肾功能，应避免与氨基糖苷类及其他肾毒性药物同时使用，以免加重肾毒性。
2.与各种骨髓抑制剂或放射治疗合用时，卡铂应作剂量调整。
3.与其他抗肿瘤药物合并用药时，应注意其毒性可能增加。
4.用顺铂治疗过的患者，再用卡铂治疗，神经毒性和耳毒性的发生率和强度都可能增加。

六、不良反应

1.全身性反应　约2%的患者在给药后几分钟内出现皮疹，严重者可发生过敏性休克，需立即停药并处理。偶见不伴感染的发热、寒战，通常为一过性。
2.血液及淋巴系统反应　为本药的剂量限制性毒性，具体表现为血小板减少（最常见）、中性粒细胞减少、贫血，通常在用药后14～21天出现。
3.消化系统反应　约65%的患者出现呕吐，15%出现恶心，可用强效止吐药预防。味觉减退偶见，停药后可恢复。
4.肝肾系统反应　肝功能异常表现为轻至中度转氨酶升高（AST/ALT），通常无症状。肾毒性与顺铂相比较轻，无明确剂量依赖性，但肾功能不全者需调整剂量。溶血-尿毒症综合征极罕见但严重，需立即停药。
5.神经系统反应　感觉异常、腱反射减弱。高频听力丧失常见但多无症状，还可能出现耳鸣、听力下降。
6.其他反应　包括脱发、过敏相关皮疹、间质性肺炎、心律失常。

第十四节　卡培他滨

一、适应证

1.结肠癌辅助化疗。
2.转移性结直肠癌的一线治疗。
3.对紫杉醇及含蒽环类药物化疗方案耐药或是不能再使用蒽环类药物治疗的转移性乳腺癌患者。

4.用于不能手术的晚期或者转移性胃癌的一线治疗、Ⅱ期及Ⅲ期胃腺癌根治切除术后的辅助化疗。

二、禁忌证

1.对卡培他滨活性成分或辅料过敏者。
2.对氟尿嘧啶过敏或有严重、非预期反应的患者。
3.已知二氢嘧啶脱氢酶缺陷的患者。
4.严重肾功能不全的患者（肌酐清除率＜30ml/min）。

三、用法

1.餐后30分钟内用水整片吞服，每日固定时间服用。
2.如果忘记服药超过6小时，则不需要补服；如果不超过6小时，应立即补服。
3.不得压碎或切割。如需切割或压碎，应由接受过细胞毒性药物培训的专业人员操作。
4.患者吞咽困难时，需要配制卡培他滨药液。建议戴上一次性手套及口罩后，从锡箔纸中取出药物，用200ml温水溶解，轻轻搅拌15分钟可溶解，可加适量调味剂调味。药液配制前后注意清洁双手和配药器具。
5.如果不慎手接触药品粉末，应使用肥皂或洗手液后用流动水冲洗15分钟；如果眼睛接触粉末，应使用生理盐水冲洗至少15分钟。

四、特殊人群

1.肾功能不全　肌酐清除率为30～50ml/min时，卡培他滨起始剂量减为标准剂量的75%。
2.肝功能不全　对于轻中度肝损伤患者，不需要调整剂量。
3.老年患者　60岁及以上接受卡培他滨和多西他赛联合治疗的患者，建议将卡培他滨的起始剂量设为标准剂量的75%。
4.妊娠期妇女　由于卡培他滨可危害胎儿，因此只有当获益明确大于潜在风险时才可在妊娠期使用。
5.哺乳期妇女　由于哺乳期妇女用药对婴儿有明显危害，在卡培他滨治疗期间以及末次给药后2周内应停止哺乳。
6.儿童　尚未明确该药在＜18岁的患者中的安全性与药效，建议慎用。

五、相互作用

1.与香豆素类衍生物抗凝剂（如华法林）同服时，应密切监测凝血功能，及时调整华法林剂量。

2.服用卡培他滨片期间不应接种疫苗；如需接种疫苗，至少间隔6个月。

3.卡培他滨片不应与索立夫定或其类似物（如嗅夫定）同时给药。在结束索立夫定或其类似物（如嗅夫定）到开始服用卡培他滨片之间，至少间隔4周。

六、不良反应

1.全身性反应　乏力较常见，通常为轻度至中度，与药物代谢相关。过敏反应偶见皮疹、瘙痒，严重者可出现过敏性休克，须立即停药并紧急处理。

2.消化系统反应　腹泻发生率较高，3级及以上腹泻＞10%，用药初期即可能出现，需警惕脱水风险。恶心、呕吐发生率为30%～50%，多为1～2级。还可能出现口腔炎、食欲缺乏。

3.皮肤及皮下组织反应　3级及以上手足综合征发生率＞15%，表现为掌跖部位红斑、肿胀、脱屑、水疱，严重者可影响日常生活。约25%的患者出现皮炎、皮疹。

4.肝肾系统反应　转氨酶升高（AST/ALT）、胆红素升高。肾毒性表现为肌酐升高。

5.血液系统反应　中性粒细胞减少、血小板减少、贫血，每周期复查血常规。

6.心血管系统反应　心肌缺血、梗死，QT间期延长，需警惕胸痛症状。

7.神经系统反应　感觉异常、麻木、头痛。

8.其他反应　耳鸣、听力下降、结膜炎、视物模糊等。

第十五节　门冬酰胺酶

一、适应证

1.急性淋巴细胞白血病。

2.急性粒细胞性白血病。

3.急性单核细胞性白血病。

4.慢性淋巴细胞白血病。

5.霍奇金病及非霍奇金淋巴瘤。

6.黑色素瘤等。

二、禁忌证

1.对门冬酰胺酶活性成分或任何辅料有过敏史或皮试阳性者。

2.有胰腺炎病史或现患胰腺炎者。

3.现患水痘、广泛带状疱疹等严重感染者。

三、用法

根据不同病种、不同治疗方案，门冬酰胺酶的用量有较大差异。以急性淋巴细胞白血病的诱导缓解方案为例，500U～1000U/m^2，每日1次，连续用药10～20日为1个疗程。

四、特殊人群

1.肝肾功能不全　慎用。
2.老年患者　慎用。
3.妊娠期妇女　妊娠3个月内的孕妇应避免使用。
4.哺乳期妇女　停止哺乳。
5.儿童　慎用。
6.其他　对于患糖尿病、痛风、有肾尿酸盐结石史、感染以及以往曾用细胞毒或放射治疗的患者应慎用。

五、相互作用

1.泼尼松或促皮质素或长春新碱与门冬酰胺酶同用时，会增强门冬酰胺酶的致高血糖作用，并可能增加门冬酰胺酶引起的神经病变及红细胞生成紊乱的危险性。
2.与别嘌醇或秋水仙碱、磺吡酮等抗痛风药合用时，要调节抗痛风药的剂量以控制高尿酸血症及痛风。
3.糖尿病患者使用门冬酰胺酶治疗时，须注意调节口服降糖药或胰岛素的剂量。
4.门冬酰胺酶与硫唑嘌呤、苯丁酸氮芥、环磷酰胺、环孢素、巯嘌呤、单克隆抗体CD3或放射疗法合用时，可提高疗效，因而应考虑减少化疗药物、免疫抑制剂或放射疗法的剂量。
5.门冬酰胺酶与甲氨蝶呤同用时，可通过抑制细胞复制的作用而阻断甲氨蝶呤的抗肿瘤作用。

六、不良反应

1.全身性反应　过敏反应发生率为10%～30%，表现为皮疹、皮肤瘙痒、面部潮红、喉头水肿、支气管痉挛、过敏性休克，需立即停药并抢救。发热反应多发生在给药后4～12小时，需与感染性发热相鉴别。
2.消化系统反应　胰腺炎发生率为5%～10%，表现为突发上腹部剧痛伴呕吐，血淀粉酶＞3倍正常值上限，严重者可发展为出血坏死性胰腺炎。

3. 肝肾系统反应　主要表现为转氨酶升高、血肌酐轻度升高。

4. 血液系统反应　凝血功能障碍、深静脉血栓形成、动脉血栓（卒中、心肌梗死）。

5. 神经系统反应　表现为嗜睡、精神错乱、定向障碍，严重者可出现昏迷。脑血管事件（罕见）表现为突发头痛、偏瘫、癫痫发作。

6. 其他反应　高血糖、高尿酸血症、低脂血症。脱发多为轻度，可逆性。

第十六节　顺　　铂

一、适应证

1. 小细胞与非小细胞肺癌。
2. 睾丸癌。
3. 卵巢癌、宫颈癌、子宫内膜癌。
4. 前列腺癌、膀胱癌。
5. 黑色素瘤。
6. 肉瘤。
7. 头颈部肿瘤。
8. 各种鳞状上皮癌。
9. 恶性淋巴瘤。

二、禁忌证

1. 对顺铂活性成分或任何辅料过敏，其他含铂制剂过敏者。
2. 妊娠、哺乳期妇女、骨髓功能减退、严重肾功能损害者。
3. 失水过多、水痘、带状疱疹、痛风、高尿酸血症者。
4. 近期感染及因顺铂而引起的周围神经病等患者禁用。

三、用法

1. 顺铂仅能由静脉、动脉或腔内给药，通常采用静脉滴注方式给药。给药前2～16小时和给药后至少6小时之内，必须进行充分的水化治疗。

2. 注射用顺铂需用生理盐水或5%葡萄糖溶液稀释后静脉滴注。剂量视化疗效果和个体反应而定。

3. 注射用顺铂可与其他抗肿瘤药联合使用，也可单一使用。联合用药时，用量需随疗程做适当调整。

四、特殊人群

1.肝肾功能不全　慎用。
2.老年患者　慎用，如肾功能正常，可给予全量的70%～90%。
3.妊娠期妇女　顺铂可导致胎儿损害，应避免使用。有生育可能的妇女应避免妊娠。
4.哺乳期妇女　由于顺铂可通过人乳汁，故建议母亲使用顺铂时应中止哺乳。
5.儿童　使用情况不详。

五、相互作用

1.顺铂诱发的肾功能损害可导致博莱霉素（甚至小剂量）的毒性反应增强。
2.与各种骨髓抑制剂或放射治疗同用，可增加毒性作用，用量应减少。
3.与秋水仙碱、丙磺舒或磺吡酮合用时，必须调整其剂量，以控制高尿酸血症与痛风。
4.抗组胺药、吩噻嗪类药或噻吩类药与顺铂合用，可能掩盖耳毒性的症状。
5.青霉胺或其他螯合剂会减弱顺铂的活性，故不应同时应用。
6.与异环磷酰胺合用，会加重蛋白尿，同时有可能增加耳毒性。
7.应避免合用具有肾毒性或耳毒性的药物（如头孢菌素、两性霉素等）。
8.禁用呋塞米等利尿剂。
9.患者接受顺铂化疗后至少3个月，才可接受病毒疫苗接种。

六、不良反应

1.全身性反应　过敏反应发生率为5%～20%，表现为皮肤潮红、瘙痒、皮疹、支气管痉挛、低血压、过敏性休克，需立即停药并抢救。变态性发热反应多发生在给药后24小时内。
2.肝肾脏系统反应　转氨酶轻度升高，多为可逆性。肾毒性属于剂量限制性毒性，表现为血清肌酐升高、微量血尿，严重者可致肾小管坏死（无尿、尿毒症）。重点在于肾毒性预防，具体措施有充分水化（至少3000ml/d）、强制利尿（甘露醇或呋塞米）、避免合用其他肾毒性药物。
3.消化系统反应　恶心、呕吐常发生在给药后1～6小时，可给予5-HT$_3$受体拮抗剂（如昂丹司琼）、NK-1受体拮抗剂（阿瑞匹坦）、地塞米松联合用药。
4.血液及淋巴系统反应　白细胞减少、血小板减少、贫血、凝血功能异常。
5.神经系统反应　感觉异常（手套-袜套样分布）、运动失调（振动觉减退），癫痫发作、脑病，高频听力丧失、耳鸣多为可逆性。
6.心血管系统反应　心律失常、心肌缺血（罕见）、血管病变。

第十七节　司莫司汀

一、适应证

1. 治疗脑原发肿瘤及转移瘤。
2. 与其他药物合用可治疗恶性淋巴瘤、胃癌、大肠癌和黑色素瘤。

二、禁忌证

1. 对司莫司汀活性成分或辅料过敏者。
2. 妊娠期妇女和哺乳期妇女应禁用。

三、用法

1. 成人单剂量口服 $100\sim200\text{mg/m}^2$，顿服，血常规正常则每 $6\sim8$ 周1次。
2. 睡前与止吐剂、催眠药同服。
3. 用药期间应密切注意血象、血尿素氮、尿酸、肌酐清除率、血胆红素、转氨酶的变化以及肺功能情况。
4. 可抑制身体免疫功能，用药结束后3个月内不宜接种活疫苗。
5. 预防感染，注意口腔卫生。

四、特殊人群

1. 肝肾功能不全　慎用。
2. 老年患者　慎用。
3. 妊娠期妇女　禁用。
4. 哺乳期妇女　禁用。
5. 儿童　口服剂量为 $100\sim200\text{mg/m}^2$，顿服，每 $6\sim8$ 周重复。

五、相互作用

使用本药物进行化疗时应避免同时联合使用其他对骨髓抑制较强的药物。

六、不良反应

1. 全身性反应　常见症状为乏力。偶见过敏反应，表现为全身皮疹。
2. 血液系统反应　为剂量限制性毒性，表现为白细胞减少、血小板减少、贫血，每周复查血常规，出现3级骨髓抑制时需延迟下一周期用药时间。
3. 消化系统反应　恶心、呕吐多在给药后2～6小时出现，伴有食欲缺乏。
4. 肝肾系统反应　转氨酶轻度升高（AST/ALT），血肌酐轻度升高，长期用药者需警惕。给药前评估肝肾功能，避免合用其他肝肾毒性药物。
5. 生殖系统反应　男性可能出现精子缺乏，女性可能出现闭经。育龄患者在用药前需进行生育力保存的讨论。
6. 其他反应　罕见肺毒性，但严重，表现为间质性肺炎。长期随访需关注继发恶性肿瘤风险。

第十八节　紫　杉　醇

一、适应证

1. 进展期卵巢癌的一线和后继治疗。
2. 淋巴结阳性的乳腺癌患者在含阿霉素标准方案联合化疗后的辅助治疗。
3. 转移性乳腺癌联合化疗失败或者辅助化疗后6个月内复发的乳腺癌患者。
4. 非小细胞肺癌患者的一线治疗。
5. 艾滋病（acquired immunodeficiency syndrome，AIDS）相关性卡波西肉瘤的二线治疗。

二、禁忌证

1. 对紫杉醇活性成分或任何辅料，或其他的以聚氧乙基代蓖麻油配制的药物有过敏反应病史者。
2. 中性粒细胞计数＜1500/mm^3的实体瘤患者。
3. 中性粒细胞计数＜1000/mm^3的AIDS相关性卡波西肉瘤患者。
4. 妊娠期妇女及哺乳期妇女禁用。

三、用法

1.预防用药：为了防止发生严重的过敏反应，患者应事先进行预防用药，通常在使用之前12小时及6小时给予地塞米松20mg口服，使用前30～60分钟静脉注射苯海拉明50mg（或其同类药）以及西咪替丁300mg或雷尼替丁50mg。

2.每3周使用1次，静脉注射时间大于3小时。

3.静脉滴注时，应将紫杉醇稀释于0.9%氯化钠注射液、5%葡萄糖注射液或5%葡萄糖氯化钠注射液中，加至最后浓度为0.3～1.2mg/ml。本药溶液的理化性质在环境温度（约25℃）及室内照明条件下可保持稳定达27小时之久，应使用玻璃容器、聚丙烯容器或聚烯烃类容器，输注管道不能含有PVC。

4.用药前，先使用没有配伍禁忌的稀释液彻底冲洗输液器，溶液滴注时要经过连接一个过滤器（0.22μm孔道）的静脉滴注管道。

5.骨髓抑制是剂量限制性毒性反应。在治疗期间，应经常检查血细胞计数，当中性粒细胞升至1500/mm^3，血小板计数>100 000/mm^{3}之后，才能开始下一个治疗过程。

6.治疗期间发生严重传导异常者<1%，有些患者需安装心脏起搏器。在滴注药物期间，如患者发生明显的传导异常，应给予合适的治疗，并在随后继续治疗时对心脏予以连续监视。

7.在配制本药物时应戴好手套，如果皮肤接触到药液，应立即用肥皂和水彻底清洗皮肤，一旦接触黏膜，立即用水彻底冲洗。

四、特殊人群

1.肝功能不全　肝功能不全可能影响药物代谢，增加不良反应风险。轻度肝功能不全患者使用时考虑减少剂量，中、重度肝功能不全患者不推荐使用。

2.肾功能不全　患者使用需谨慎。轻度至中度肾功能不全患者通常不需要调整剂量，但重度肾功能不全患者应慎用，必要时调整剂量。

3.老年患者　重度骨髓抑制、重度神经病变等不良反应在老年患者中更常见。

4.妊娠期妇女　禁用。

5.哺乳期妇女　建议在接受治疗时应中断哺乳。

6.儿童　应慎用。

五、相互作用

1.先给予顺铂之后再使用紫杉醇比使用相反的顺序，骨髓抑制更为严重。根据药代动力学资料证明，当先用顺铂之后再给予紫杉醇时，紫杉醇的清除率约降低33%。

2.细胞色素P450同工酶CYP2C8和CYP3A4的已知底物或抑制剂，在与紫杉醇同时使用时，应该慎重考虑。

3.当紫杉醇与阿霉素联合使用时,可能会提高阿霉素(和它的活性代谢物阿霉素酮)的血药浓度。并且发现用药顺序有影响,其特征是在阿霉素前给药,发生的中性粒细胞减少和口腔炎更严重。

六、不良反应

1.全身性反应　常见过敏反应表现为面部潮红、皮疹、瘙痒,多发生于用药后10分钟内,严重者可出现支气管痉挛、呼吸困难、低血压或高血压、胸痛、心动过速。用药前需常规预处理(地塞米松+抗组胺药+H_2受体拮抗剂),首次用药密切监测至少30分钟。备好肾上腺素、支气管扩张剂。

2.血液及淋巴系统反应　为剂量限制性毒性,表现为中性粒细胞减少、血小板减少、贫血,最低点常发生在用药后7~10天。每周复查血常规。

3.神经系统反应　手足麻木、刺痛(呈"手套-袜套"样分布),症状可持续数月,部分不可逆。少见自主神经病变、肠麻痹、直立性低血压。

4.心血管系统反应　常见心律失常、心肌缺血罕见但严重。

5.消化系统反应　恶心、呕吐、腹泻。

6.其他反应及注意事项　脱发、黏膜炎,通常可逆。必须使用非PVC输液器,输注时间需要控制,通常为3小时。

7.肝脏系统反应　多为轻度转氨酶升高。

第十九节　紫杉醇(白蛋白结合型)

一、适应证

1.联合化疗失败的转移性乳腺癌。
2.辅助化疗6个月内复发的乳腺癌。

二、禁忌证

1.治疗前外周血中性粒细胞<1500/mm^3的患者。
2.对紫杉醇类或人血清白蛋白过敏的患者。
3.总胆红素>5×ULN或谷草转氨酶>10×ULN的患者。

三、用法

1. 使用剂量260mg/m^2，每3周给药1次。
2. 每瓶用0.9%氯化钠注射液20ml分散溶解，时间不应少于1分钟。注入后让药瓶静置至少5分钟，再缓慢轻轻摇动至少2分钟，保证瓶内药物完全分散溶解。
3. 本药给药前不需要进行抗过敏药预处理，输注中不必使用特殊的不含2-乙基己基邻苯二甲酸酯的输液装置。
4. 使用前仔细检查溶液中有无肉眼可见的颗粒物及颜色改变。
5. 输注时间控制在30分钟内，以减少与滴注相关的局部反应。输注过程中密切观察输注部位，防止出现局部外渗。
6. 注射用紫杉醇（白蛋白结合型）的药效特性与其他配方紫杉醇制剂不同，请勿将本药与其他配方紫杉醇制剂互相替换或混合使用。
7. 治疗期间如患者的外周血中性粒细胞＜1500/mm^3，应暂停给药。出现重度中性粒细胞减少（＜500/mm^{3}持续1周或1周以上）后续治疗剂量应减少。
8. 出现1级或2级周围神经毒性无须调整剂量，出现3级感觉神经毒性应暂停给药，待毒性反应减轻至2级及以下再继续治疗，后续需减轻剂量。
9. 发生严重的超敏反应较罕见，如使用本药物治疗后发生重度超敏反应，则不再使用。

四、特殊人群

1. 肾功能不全　肾功能不全对药物代谢和排泄的影响有限，轻度至中度肾功能不全患者使用时需密切监测肾功能和药物毒性，重度肾功能不全缺乏足够数据，需谨慎使用。
2. 肝功能不全　对轻度肝功能异常患者不需要进行剂量调整，对于中度至重度肝功能异常的转移性乳腺癌患者，推荐降低剂量至200mg/m^2，后续至少2个月治疗耐受后，可再增加至正常剂量。
3. 老年患者　使用本药物的老年患者，发生毒性反应的频率无增加。
4. 妊娠期妇女　避免妊娠。
5. 哺乳期妇女　哺乳期妇女选择停止哺乳或者停止用药。
6. 儿童　尚不清楚儿童使用本药物的安全性和疗效。

五、相互作用

紫杉醇是由细胞色素CYP2C8和CYP3A4代谢。由于未进行本药的药物相互作用研究，当本药与已知的细胞色素CYP2C8和CYP3A4抑制剂（如酮康唑和其他咪唑类抗真菌药物、红霉素、氟西汀、吉非贝齐、氯吡格雷、西咪替丁、利托那韦、沙奎那韦、茚地那韦和奈非那韦）或诱导剂（如利福平、卡马西平、苯妥英钠、依法韦仑、奈韦拉平）联合使用时应提高警惕。

六、不良反应

1.全身性反应　过敏反应发生率较普通紫杉醇显著降低，但仍需警惕。表现为皮肤潮红、瘙痒、罕见支气管痉挛、低血压，需立即停药并抢救。输液反应表现为发热、寒战，不需要常规预处理（与普通紫杉醇不同）。

2.血液及淋巴系统反应　属于剂量限制性毒性。主要表现为中性粒细胞减少、血小板减少、贫血，常发生在用药后7～10天。需每周复查血常规。

3.神经系统反应　较普通紫杉醇更显著，表现为手足麻木、刺痛、肌力减退（罕见）、便秘、肠麻痹。3级神经病变暂停用药。

4.消化系统反应　恶心、呕吐、腹泻、肠梗阻、肠穿孔（需紧急手术）、腹痛、血便、胰腺炎。

5.肝脏系统反应　转氨酶升高（以AST/ALT 1～2级为主）、碱性磷酸酶升高、极罕见肝性脑病，见于晚期肝病患者。

6.心血管系统反应　心律失常、心力衰竭、血压波动（高血压或低血压）。

7.呼吸系统反应　肺炎、肺栓塞、肺纤维化（罕见，但可能不可逆）。

8.其他反应及注意事项　用药后2～3天多出现肌肉关节疼痛，持续3～5天。给药不需要特殊输液器（区别于普通紫杉醇），输注时间为30～40分钟。

第二十节　紫杉醇脂质体

一、适应证

1.卵巢癌一线化疗。
2.卵巢转移性癌的治疗。
3.曾用过含阿霉素标准化疗的乳腺癌患者的后续治疗或者复发患者的治疗。
4.与顺铂联合用于不能手术或放疗的非小细胞肺癌患者的一线治疗。

二、禁忌证

1.对紫杉醇类药物过敏的患者。
2.中性粒细胞＜1500/mm^{3}的患者。

三、用法

1. 为预防可能发生的过敏反应,需进行预处理用药:使用前30分钟静脉注射地塞米松5～10mg,肌内注射苯海拉明50mg,静脉注射西咪替丁300mg。
2. 常用剂量135～175mg/m^2,紫杉醇脂质体只能用5%葡萄糖注射液溶解和稀释,不可用生理盐水或其他溶液溶解、稀释,以免发生脂质体聚集。
3. 采用符合国家标准的一次性输液器静脉滴注3小时。

四、特殊人群

1. 肾功能不全　肾功能不全患者使用需谨慎,轻度至中度肾功能不全患者不需要调整剂量,治疗期间应密切监测肾功能。但重度肾功能不全患者应慎用。
2. 肝功能不全　肝功能不全患者慎用。
3. 老年患者　目前尚缺乏相关研究证明其安全性及疗效。
4. 妊娠期妇女　对妊娠期妇女未进行系统研究。如用于妊娠妇女或应用药物期间患者妊娠,应立即告知患者药物具有的潜在危险。
5. 哺乳期妇女　建议中止哺乳。
6. 儿童　目前尚未有用于儿童的临床经验,需要慎重使用。

五、相互作用

1. 药代动力学资料显示,在顺铂后使用本药物,其清除率约降低30%,因此使用顺序应在顺铂之前。
2. 同时使用酮康唑会影响本药物的代谢。

六、不良反应

1. 全身性反应　过敏反应发生率低于普通紫杉醇,但需警惕。表现为面色潮红、皮疹、瘙痒、呼吸困难、低血压、过敏性休克,需立即停药并抢救。一般不需要常规预处理(与普通紫杉醇不同),但首次给药时仍需严密观察30分钟,备好肾上腺素、抗组胺药等急救物品。
2. 血液及淋巴系统反应　属于剂量限制性毒性,表现为中性粒细胞减少、血小板减少、贫血。最低点通常发生在用药后8～10天。
3. 神经系统反应　主要表现为手足麻木、刺痛感("手套-袜套"样分布),症状多为轻度至中度,严重者需减量或停药。肌肉关节疼痛,多发生于用药后2～3天,持续3～5天。出现2级神经病变需考虑减量,可使用B族维生素、加巴喷丁等缓解症状。
4. 心血管系统反应　心动过缓、低血压、心律失常。

5. 消化系统反应　恶心、呕吐、腹泻、黏膜炎等。
6. 肝脏系统反应　转氨酶AST/ALT升高,碱性磷酸酶升高,多为轻度。
7. 输注注意事项　使用普通输液器输注,输注速度一般控制在3小时内。

第二十一节　替　加　氟

一、适应证

1. 消化道肿瘤,如胃癌、直肠癌、胰腺癌、肝癌。
2. 乳腺癌。
3. 支气管肺癌。
4. 膀胱癌、前列腺癌、肾癌。

二、禁忌证

孕妇及哺乳期妇女禁用。

三、用法

（一）注射剂

通过静脉滴注给药　成人剂量800～1000mg/d或按体重一次15～20mg/kg,溶于5%葡萄糖注射液或0.9%氯化钠注射液500ml中,每日1次,总量20～40g为1个疗程。

（二）片剂/胶囊剂

通过口服给药　剂量800～1200mg/d,分3～4次服用,总量30～50g为1个疗程。小儿剂量一次按体重4～6mg/kg,每日4次服用。

（三）栓剂

通过直肠给药　一次0.5g（1粒）,每日1～2次。使用前先洗净手及肛门,从塑壳包装上撕下栓剂1枚,从下端将前、后塑片分开,小心拉开,使二塑片分离,取塑料指套一只,套在食指上,取出栓粒,圆锥头向肛门,并用带套示指轻轻将栓粒推入肛门,须使栓剂尾端距肛门口约2cm。

四、特殊人群

1. 肝肾功能不全　根据程度减量或停药。
2. 老年患者　未进行该项试验且无可靠参考文献。
3. 妊娠期妇女　禁用。
4. 哺乳期妇女　禁用。
5. 儿童　未进行该项试验且无可靠参考文献。

五、相互作用

药物呈碱性且含碳酸盐，避免与含钙、镁离子及酸性较强的药物合用。

六、不良反应

1. 全身性反应　常见皮肤瘙痒、皮疹，偶见过敏反应。
2. 血液及淋巴系统反应　白细胞减少、血小板减少，最低点出现在用药后1～2周。用药后需每周复查血常规。
3. 神经系统反应　头痛、眩晕，共济失调（步态不稳），精神状态改变（嗜睡、意识模糊）。出现共济失调或精神症状时需减量。
4. 消化系统反应　恶心、呕吐、腹泻。
5. 其他反应及注意事项　转氨酶（AST/ALT）、血肌酐轻度升高。色素沉着可见面部或躯干皮肤颜色加深。外周静脉输注可发生静脉炎，建议中心静脉给药。

第二十二节　伊立替康

一、适应证

（一）晚期大肠癌

1. 与氟尿嘧啶和亚叶酸联合治疗既往未接受化疗的晚期大肠癌患者。
2. 作为单一用药，治疗经含氟尿嘧啶化疗方案治疗失败的患者。

（二）小细胞肺癌

联合卡铂/顺铂一线治疗广泛期小细胞肺癌。

二、禁忌证

1. 慢性炎性肠病和（或）肠梗阻。
2. 胆红素超过正常值上限3倍。
3. 严重骨髓抑制。
4. WHO体力状态评分＞2分。
5. 对伊立替康或辅料过敏。
6. 准备妊娠的妇女、妊娠和哺乳期的妇女。

三、用法

（一）联合用药

伊立替康与氟尿嘧啶和亚叶酸钙联用两周用药方案，具体为伊立替康180mg/m^{2}静脉滴注30～90分钟。第1天，亚叶酸钙400mg/m^{2}在伊立替康输注后立即给予，之后再立即给予氟尿嘧啶。

（二）单药

静脉滴注，时间大于90分钟。

（三）注意事项

伊立替康必须用5%葡萄糖注射液或0.9%氯化钠注射液稀释至终浓度0.12～2.8mg/ml。如果未立即使用，输注液在2～8℃条件下贮藏时间不应超过24小时，或在室温条件下（25℃）贮藏时间不超过6小时。

四、特殊人群

1. 肾功能不全　目前没有对肾功能损害患者进行临床研究。要特别注意监测肾功能损害患者，不推荐透析患者使用本药物。
2. 肝功能不全　胆红素超过正常值上限的3倍的患者禁用。
3. 老年患者　建议在≥65岁的患者中使用较低的初始剂量。
4. 妊娠期妇女　考虑到潜在遗传毒性，建议具有生育能力的女性患者在伊立替康治疗期间及末次给药后6个月内始终采取高效避孕措施。如果男性患者的女性伴侣具有生育能力，建议该男性患者在伊立替康治疗期间及末次给药后3个月内始终采取有效避孕措施。
5. 哺乳期妇女　中断母乳喂养。
6. 儿童　儿童使用伊立替康的安全性或有效性尚不确定。

五、相互作用

1. 酮康唑　接受酮康唑治疗会引起伊立替康的清除率显著下降，导致其活性代谢产物SN-38暴露增加。在开始伊立替康治疗前至少1周应停止使用酮康唑。

2. 抗惊厥剂　合并使用CYP3A诱导的抗惊厥剂（如卡马西平、苯巴比妥或苯妥英钠）会引起SN-38暴露减少。对于需要抗惊厥剂治疗的患者，应该考虑在初次使用伊立替康治疗之前至少1周开始或换用非酶诱导的抗惊厥剂。

3. St.John's Wort（贯叶连翘）　在同时接受贯叶连翘治疗的患者，活性代谢产物SN-38的暴露减少。在初次使用盐酸伊立替康前至少1周停用贯叶连翘，该药也不能与伊立替康同时使用。

4. 活疫苗使用　伊立替康的患者应当避免接种活疫苗。可以接种死疫苗或灭活疫苗，但是可能会减弱疫苗的疗效。

六、不良反应

本药最显著的不良反应为腹泻、恶心、呕吐、中性粒细胞减少症和脱发。

1. 胃肠道反应　腹泻分为早发性和迟发性两类。早发性腹泻指在用药时或结束后短时间内发生，与胆碱能作用相关，表现为腹痛、流涎、出汗、潮红、心动过缓等，可用阿托品预防或缓解。迟发性腹泻通常出现在用药24小时后，中位时间为第5天，可能导致脱水、电解质紊乱或感染。一旦出现稀便或排便频率增加，需立即开始洛哌丁胺治疗（首剂4mg，后每2小时2mg，直至腹泻停止后12小时，连续使用不超过48小时），但不推荐预防性给药。恶心、呕吐，通常为轻至中度，可用5-HT$_3$受体拮抗剂预防或缓解。

2. 血液及淋巴系统反应　中性粒细胞减少为剂量限制性毒性，严重者可能并发感染，用药后需定期监测血常规，及时干预。

3. 皮肤及皮下组织反应　脱发发生率较高，但为可逆性，停药后可逐渐恢复。注射部位可能出现静脉炎或局部刺激，需避免药物外渗。

第二十三节　依托泊苷

一、适应证

1. 主要用于治疗小细胞肺癌、恶性淋巴瘤、恶性生殖细胞瘤、白血病。

2. 对神经母细胞瘤、横纹肌肉瘤、卵巢癌、非小细胞肺癌、胃癌和食管癌等有一定疗效。

二、禁忌证

1. 对依托泊苷过敏。
2. 骨髓抑制白细胞、血小板明显低下。
3. 心、肝肾功能有严重障碍。
4. 妊娠期妇女。

三、用法

（一）静脉滴注

1. 不宜静脉注射，亦不得胸腔、腹腔或鞘内注射。
2. 实体瘤：60～100mg/（m²·d），连用3～5天，每隔3～4周重复用药。白血病：60～100mg/（m²·d），连用5天，根据血象情况，间隔一定时间重复给药。小儿常用量：静脉滴注按体表面积100～150mg/（m²·d），连用3～4天。
3. 用氯化钠注射液稀释药物，浓度不超过0.25mg/ml，静脉滴注时间不少于30分钟。

（二）口服

宜餐前服用。一般成人175～200mg/d，连续服用5天，停药3周，或50～75mg/d，连续服用21天，停药1周为1个疗程。每个疗程约1000mg，可连续2～3个疗程。药量及疗程根据病情和症状的严重性适当增减。

四、特殊人群

1. 肝肾功能不全　肾功能有严重障碍者禁用。
2. 老年患者　慎用依托泊苷胶囊。依托泊苷注射液未进行该项试验且无可靠参考文献。
3. 妊娠期妇女　禁用。
4. 哺乳期妇女　慎用。
5. 儿童　小儿常用量，静脉滴注每日按体表面积100～150mg/m²，连用3～4日。

五、相互作用

1. 依托泊苷有明显骨髓抑制作用，与其他抗肿瘤药物联合应用时应注意。
2. 可抑制机体免疫防御机制，使疫苗接种不能激发人体抗体产生。
3. 化疗结束后3个月以内，不宜接种病毒疫苗。
4. 依托泊苷与血浆蛋白结合率高，因此，与其他血浆蛋白结合的药物合用可能影响其排泄。

六、不良反应

1.全身性反应　本药滴注过快，可出现低血压、心悸等反应。
2.血液及淋巴系统反应　主要是白细胞减少、血小板减少，多发生在用药后7～14日，20日左右可恢复。
3.消化系统反应　食欲缺乏、恶心、呕吐、口腔炎、腹痛、腹泻等。
4.皮肤及皮下组织反应　脱发，停药后头发可逐渐再生。

第二十四节　长春地辛

一、适应证

1.非小细胞肺癌、小细胞肺癌、恶性淋巴瘤、乳腺癌、食管癌及恶性黑色素瘤等恶性肿瘤。
2.对其他药物耐药的急性淋巴细胞白血病的儿童患者。
3.慢性粒细胞白血病急变期。
4.对治疗无反应的恶性淋巴瘤。

二、禁忌证

1.骨髓功能低下者。
2.严重感染的患者禁用或慎用。
3.对长春地辛或其他长春花生物碱过敏者。
4.妊娠期妇女禁用。

三、用法

1.静脉注射或静脉滴注　生理盐水溶解后缓慢静脉注射；亦可溶于5%葡萄糖注射液500～1000ml中缓慢静脉滴注（6～12小时）。
2.单药使用　每次3mg/m^2，每周1次，联合化疗时剂量酌减。通常连续用药4～6次完成疗程。

四、特殊人群

1. 肝肾功能　不全慎用。
2. 老年患者　未进行该项试验且无可靠参考文献。
3. 妊娠期妇女　不宜使用。
4. 哺乳期妇女　未进行该项试验且无可靠参考文献。
5. 儿童　未进行该项试验且无可靠参考文献。

五、相互作用

1. 联合化疗，若有其他降低白细胞药物时应减量。
2. 与脊髓放射治疗等合用，可加重神经系统毒性。
3. 伊曲康唑可抑制细胞色素P450介导的代谢及P糖蛋白泵，从而增强本药所致的神经毒性，如麻痹性肠梗阻。

六、不良反应

1. 血液及淋巴系统反应　最常见的为白细胞降低，其次为血小板降低，对血红蛋白有一定影响。
2. 胃肠道反应　轻度食欲缺乏，恶心和呕吐。
3. 神经系统反应　可逆性的末梢神经炎，较长春新碱轻，可有腹胀、便秘。
4. 皮肤及皮下组织反应　有局部组织刺激反应，可引起静脉炎、脱发，应避免漏出血管外和溅入眼内。

第二十五节　长春瑞滨

一、适应证

1. 不可手术切除的Ⅲ期非小细胞肺癌，以及不适合铂类药物治疗、功能状态（performance status，PS）评分0～2分的Ⅳ期非小细胞肺癌的一线治疗。
2. 一线治疗后复发或进展、PS评分0～2分的小细胞肺癌的二线治疗。
3. 对蒽环类和紫杉类药物化疗方案耐药或不耐受的晚期和转移性乳腺癌患者。
4. 复发或难治的经典型霍奇金淋巴瘤以及缓解时间＞12个月但不符合移植条件的弥漫大B细胞淋巴瘤二线治疗。

5.对铂类药物化疗方案耐药或复发的卵巢癌患者。

二、禁忌证

1.对长春瑞滨或其他长春花生物碱类及其任何成分过敏的患者。
2.中性粒细胞计数＜1500/mm^3，或目前或最近（2周内）发生严重感染者。
3.血小板计数＜100 000/mm^3。
4.正在使用黄热病疫苗的患者。
5.妊娠期及哺乳期的患者。

三、用法

1.长春瑞滨胶囊需口服使用，并随餐用水整粒吞服；禁止咀嚼或吮吸胶囊，若不慎咀嚼或吮吸本胶囊，应立即用清水或首选生理盐水漱口。
2.长春瑞滨注射液只能静脉使用，药物必须在0.9%氯化钠注射液或5%葡萄糖注射液中稀释，并于短时间内静脉输注，输注结束后需用至少250ml生理盐水冲洗静脉；若发生或怀疑药液渗漏到周围组织，立即停药并用0.9%氯化钠注射液冲洗静脉，采用热敷促进药物扩散，余药从另一静脉输注。若发生药液外渗，立即静脉注射糖皮质激素。
3.严格避免与眼睛的任何接触，一旦发生接触，立即用大量0.9%氯化钠注射液冲洗眼睛；一旦接触皮肤或黏膜，用清水和温和的肥皂处理后再用清水彻底清洗。
4.若服药后数小时内发生呕吐，请勿重复使用正在使用的剂量。支持性治疗，如5-HT$_3$受体拮抗剂（如昂丹司琼、格拉司琼等），可减少呕吐发生。
5.如果照射区域包括肝脏，不得与放疗同时应用。

四、特殊人群

1.肾功能不全　经肾脏排泄较少，肾功能不全患者减少剂量无充分药代动力学依据。
2.肝功能不全　作为预防措施，建议重度肝功能损伤患者剂量减少至20mg/m^{2}并密切监测血液学参数。
3.老年患者　慎重。
4.妊娠期妇女　有潜在的致胚胎和胎儿畸形的风险，建议妊娠期间不能使用，除非对个体的预期用药益处大于可能的风险。
5.哺乳期女性　停止哺乳或停止给药。
6.儿童　不建议儿童使用。
7.有生育能力的女性及男性患者　建议用药期间和用药结束后3个月内采取避孕措施。男性患者治疗前应寻求保存精子的建议。
8.遗传性果糖不耐受的患者　含有山梨醇成分，患有罕见遗传性果糖不耐受者不可服用。

五、相互作用

1. 与细胞色素 P4503A4 酶（cytochrome P4503A4 enzyme，CYP3A4）抑制剂（如红霉素、克拉霉素等）、CYP3A4 诱导剂（如卡马西平、利福平等）以及 P 糖蛋白抑制剂（如维拉帕米、环孢素等）同时使用时，应密切监测血常规和肝功能，并根据需要调整剂量。
2. 与顺铂或紫杉醇联合使用时，应先给予长春瑞滨或根据联合化疗方案进行剂量调整，并密切监测血常规和神经系统反应。
3. 服用或注射长春瑞滨期间不能接种疫苗；如确需接种，应至少间隔 6 个月。
4. 与华法林等抗凝药物同用时，应监测凝血功能，及时调整华法林剂量。
5. 与维生素 K 拮抗剂同用时，口服抗凝剂和抗癌化疗可能会发生相互作用，需要增加国际标准化比值（international normalized ratio，INR）的监测次数。
6. 长春瑞滨注射液与拉帕替尼联合用药时，3/4 级的中性粒细胞减少症的发生率升高，二者联合用药时必须格外慎重，并注意剂量搭配和加强监测。

六、不良反应

1. 全身性反应　疲劳、发热、关节痛，特别是会出现下颌疼痛、肌痛、胸部疼痛和肿瘤部位疼痛，通常为短暂性，可对症处理。
2. 血液及淋巴系统反应　骨髓抑制为剂量限制性毒性，主要为中性粒细胞减少，其次是贫血，血小板减少也有发现。
3. 胃肠道反应　主要为恶心、呕吐、腹泻和食欲缺乏。
4. 肝胆系统反应　转氨酶有短暂升高的迹象，通常无临床症状。
5. 皮肤及皮下组织反应　脱发发生率较高。药物外渗可致静脉炎、局部疼痛或坏死，需避免外渗，推荐中心静脉导管输注。
6. 其他反应　罕见间质性肺炎，如出现呼吸困难需立即评估。

第二十六节　长　春　新　碱

一、适应证

1. 急性白血病、霍奇金病、恶性淋巴瘤。
2. 乳腺癌、支气管肺癌、软组织肉瘤、神经母细胞瘤等。

二、禁忌证

1. 对长春新碱或其他长春花生物碱类任何成分过敏者。
2. 脱髓鞘型进行性神经肌肉萎缩综合征患者。

三、用法

1. 长春新碱仅用于静脉注射，其他给药途径会致命。
2. 漏于皮下可导致组织坏死、蜂窝织炎。一旦漏出或可疑外漏，应立即停止输注，不要拔针，由原部位抽取3～5ml血液以稀释并除去一部分药液，局部滴入生理盐水以进一步稀释药液，或用8.4%碳酸氢钠拮抗后拔针，亦可用1%普鲁卡因进行局部封闭；随后进行温湿敷或冷敷，若发生皮肤破溃，则按溃疡处理。
3. 治疗期间防止药液溅入眼内，一旦发生应立即用大量生理盐水冲洗，并应用地塞米松眼膏保护。
4. 输注时应避免日光直接照射。

四、特殊人群

1. 肝肾功能不全　肝肾功能不全患者不推荐使用，长春新碱的排泄主要依赖于肝脏和肾脏，因此患者在接受治疗过程中需要定期监测肝肾功能，以避免药物累积，导致不良反应的加重。
2. 老年患者　尚无用于65岁以上患者的临床研究资料。
3. 妊娠期女性　建议妊娠期间避免使用，除非对个体的预期用药益处大于可能的风险。
4. 哺乳期女性　停止哺乳或停止给药。
5. 儿童　慎用。

五、相互作用

1. 与吡咯系列抗真菌药（如伊曲康唑等）合用时，若出现肌肉神经系统副作用，应进行减量、暂停或停药等适当处理。
2. 与苯妥英钠或含硫酸长春新碱的抗肿瘤药物合用时，应根据血液监测结果进行剂量调整。
3. 与含铂的抗恶性肿瘤药合用，可能增强第8对脑神经障碍的风险。
4. 与L-天冬酰胺酶合用时，应在L-天冬酰胺酶给药前12～24小时前使用长春新碱。
5. 与甲氨蝶呤合用时，应先注射长春新碱，再用甲氨蝶呤。

6.与异烟肼、脊髓放射治疗合用可加重神经系统毒性。

六、不良反应

1.神经系统反应 为剂量限制性毒性，表现为手指（足趾）麻木、刺痛感、腱反射减弱或消失、肌无力。与累积量有关，出现异常需减量或停药。

2.消化系统反应 腹痛、便秘、麻痹性肠梗阻偶见。

3.其他反应 偶见血压升高或降低，通常为一过性。骨髓抑制极轻微（区别于其他长春碱类药物），偶见白细胞或血小板减少。罕见抗利尿激素分泌异常综合征（SIADH），但需警惕低钠血症表现（如嗜睡、抽搐）。

第二十七节 培美曲塞

一、适应证

1.表皮生长因子受体基因突变阴性和间变性淋巴瘤激酶阴性、不可手术切除的局部晚期或转移性非鳞状NSCLC的一线治疗。

2.一线化疗后未出现进展的局部晚期或转移性非鳞状NSCLC的维持治疗。

3.用于治疗无法手术的恶性胸膜间皮瘤患者。

二、禁忌证

1.对培美曲塞或该制剂中任何其他成分过敏的患者。

2.禁忌同时接种黄热病疫苗。

三、用法

1.培美曲塞只能用于静脉输注；不是起疱剂，对培美曲塞外渗无特别解毒剂，可按照当地对非起疱剂外渗处理的常规方法进行。

2.若培美曲塞溶液与皮肤、黏膜接触，应立即使用肥皂和水彻底清洗。

3.由于培美曲塞会产生恶心、食欲缺乏、厌食、呕吐等胃肠道反应，建议在饭后服用。

4.为减轻毒性，接受培美曲塞治疗的患者每日口服叶酸制剂或含叶酸的复合维生素（350～1000μg）。在首次培美曲塞给药前7天中，至少有5天每日必须口服一次叶酸，并在整个治疗过程中直至培美曲塞末次给药后21天继续口服叶酸。在培美曲塞首次给药前1周中，患者还必须接受一次维生素B_{12}（1000μg）肌内注射，此后每3个周期注射一次。在以后的维生素B_{12}注射时，可以与培美曲塞安排在同一天。

5. 地塞米松（或同类药物）预服给药可以降低接受培美曲塞治疗的皮肤反应的发生率和严重程度。在培美曲塞给药前1天、给药当天和给药后1天进行地塞米松4mg/d两次口服给药。

四、特殊人群

1. 肾功能不全　肌酐清除率＜45ml/min的患者使用培美曲塞治疗的数据不足，因此不推荐这类患者使用培美曲塞。对于轻至中度肾功能不全患者（肌酐清除率为45～79ml/min），在培美曲塞给药前2天内、给药当天和给药后2天，应当避免服用非甾体抗炎药（如布洛芬和阿司匹林）。

2. 肝功能不全　对肝损害的患者未进行特别的研究。

3. 老年患者　无需调整剂量。

4. 妊娠期妇女　禁用。

5. 哺乳期妇女　在培美曲塞治疗期间和末次给药后一周内停止哺乳。

6. 儿童　尚未确定在儿童中的安全性和有效性。

7. 有生育能力的女性及男性患者　建议用药期间和用药结束后6个月内采取避孕措施。建议男性患者治疗前保存精子。

五、相互作用

1. 在肾功能正常的患者中（肌酐清除率≥80ml/min），与非甾体抗炎药合用时，高剂量的非甾体抗炎药（如布洛芬＞1.6g/d）和较高剂量的阿司匹林（≥1.3g/d）可能降低培美曲塞的清除率，增加培美曲塞不良事件的发生率，因而给药应当谨慎。

2. 与肾毒性药物（如氨基糖苷、髓袢利尿剂、铂类化合物、环孢素等）和由肾小管排泄的其他药物（如丙磺舒、青霉素等）联用时，可能会导致培美曲塞清除延迟，因而给药应当谨慎。如有必要，应密切监测肌酐清除率。

3. 口服抗凝血药与培美曲塞合用可能存在相互作用，会影响凝血指标的检查，两者合用时需增加INR的监测频率。

六、不良反应

1. 全身性反应　常见乏力，偶见发热，过敏反应较为罕见。
2. 血液及淋巴系统反应　常见中性粒细胞减少、贫血、血小板减少。
3. 消化系统反应　常见恶心、呕吐、食欲缺乏、口腔炎、咽炎、便秘。
4. 皮肤及皮下组织反应　偶见皮疹，多为轻度，脱发发生率较低。
5. 肝肾系统反应　偶见转氨酶升高，通常无症状。联用顺铂时需警惕肾毒性，保持充足水化及监测肌酐。

第二十八节 硼替佐米

一、适应证

1.用于不适合大剂量化疗和骨髓移植,以及复发的多发性骨髓瘤患者。
2.用于不适合接受造血干细胞移植,以及复发或难治性套细胞淋巴瘤患者。

二、禁忌证

1.对硼替佐米、硼或者甘露醇过敏的患者。
2.禁用鞘内注射。

三、用法

1.采取静脉或皮下给药。静脉给药时,应通过外周或中心静脉内导管进行3～5秒静脉推注,之后使用0.9%氯化钠注射液进行冲洗。皮下给药时,应将重溶液注射到大腿(右侧或左侧)或腹部(右侧或左侧),多次皮下注射时应轮换使用不同注射部位。若皮下注射后发生局部注射部位反应,可采用较低浓度(1mg/ml)的溶液进行皮下给药,或者转为静脉注射。
2.由于透析会降低药物的浓度,故应该在透析结束后再给予硼替佐米。

四、特殊人群

1.**肾功能不全** 药代动力学不受患者肾功能损伤程度的影响,故肾功能损伤的患者不需要调整的剂量。
2.**肝功能不全** 轻度肝功能损伤患者不需要调整起始剂量并应按推荐剂量治疗。中重度肝功能损伤患者使用的起始剂量应降为$0.7mg/m^2$,根据患者第一个周期的耐受性,随后的治疗剂量增加至$1.0mg/m^2$或进一步降为$0.5mg/m^2$。
3.**老年患者** 在接受硼替佐米治疗的患者中,≥65岁与年轻患者在安全性和疗效上没有总体差异;但不排除一些多发性骨髓瘤和套细胞淋巴瘤的老年患者对硼替佐米的敏感性更高。
4.**妊娠期女性** 有潜在的致胚胎和胎儿畸形的风险,建议妊娠期间不能使用,除非对个体的预期用药益处大于可能的风险。

5.哺乳期女性　尚不明确该药物是否在人乳汁中分泌,应当权衡药物对母亲的重要性和对胎儿的损害,决定是否停止哺乳或是停止给药。

6.儿童　尚未确定硼替佐米在儿童患者中的安全性和疗效。

7.有生育能力的女性及男性患者　在使用硼替佐米治疗期间,建议患者使用有效的避孕措施。

8.驾驶员及操作机械者　硼替佐米会引起疲劳、头晕、晕厥或视物模糊,故出现上述症状的患者,不建议驾驶及操作机械。

9.周围神经病变患者　在用药期间应加强监测,症状或体征加重者应调整剂量,甚至停用。

五、相互作用

1.与强效CYP3A4抑制剂(如酮康唑等)合用可增加本药的暴露量,从而可能增加本药毒性的发生风险。因此如需合用,应监测本药毒性的体征。

2.与口服降糖药合用时可能出现低血糖症或高血糖症,应密切监测血糖水平,并调整口服降糖药的剂量。

3.与强效CYP3A4诱导药(如利福平、卡马西平、苯妥英钠等)合用时,可减少本药的暴露量,从而可能减弱本药疗效,应避免合用。

4.与可能引起周围神经病变的药物(如胺碘酮、异烟肼、呋喃妥因或他汀类药等)合用时,应谨慎。与可能引起血压降低的药物合用时,也需谨慎。

六、不良反应

1.全身性反应　常见乏力,偶见发热。部分患者可出现下肢轻度水肿,可通过热敷、限制钠盐及水分摄入缓解,严重时需评估心肾功能。

2.胃肠道反应　常见腹泻、恶心、呕吐、食欲缺乏等。

3.神经系统反应　表现为手足麻木、刺痛、灼烧感或感觉异常,通常为剂量依赖性(常见且需重视)。避免接触冷水,注意肢体保暖,补充B族维生素(如B_1、B_{12}),严重时需调整剂量或暂停用药。

4.血液及淋巴系统反应　常见血小板减少,其次为贫血(多为轻至中度),偶见中性粒细胞减少。

第二十九节 替 吉 奥

一、适应证

不能切除的局部晚期或转移性胃癌。

二、禁忌证

1.对替吉奥胶囊的组成成分有严重过敏史的患者。
2.重度骨髓抑制、重度肾功能异常、重度肝功能异常的患者。
3.正在接受氟胞嘧啶治疗的患者。
4.正在接受索利夫定及其结构类似物（溴夫定）治疗的患者。
5.正在接受其他氟尿嘧啶类抗肿瘤药治疗（包括联合治疗）的患者。
6.妊娠或有可能妊娠的妇女。

三、用法

1.早晚餐后30分钟用温水整颗吞服，每日2次，连续28天，休息14天，为一个治疗周期。
2.不得压碎或切割。如需切割或压碎，应由接受过细胞毒性药物培训的专业人员操作。
3.如果不慎接触药品粉末，使用肥皂/洗手液后流动水冲洗15分钟；眼睛接触粉末，使用生理盐水冲洗至少15分钟。

四、特殊人群

1.肝肾功能不全　慎用。
2.老年患者　慎用。
3.妊娠期妇女　禁用。
4.哺乳期妇女　停止哺乳。
5.儿童　须考虑其对性腺的影响。
6.间质性肺炎患者　能加重间质性肺炎，重者可致死。给药前，要进行检查以确定是否患有间质性肺炎。给药期间应密切观察患者呼吸、咳嗽和有无发热等症状，同时进行胸部X线检查。

7.其他　有感染性疾病、糖耐量异常、心脏病或心脏病病史、消化道溃疡或出血的患者慎用。

五、相互作用

1.服用替吉奥胶囊期间不能使用其他氟尿嘧啶类抗肿瘤药、含氟尿嘧啶类药物［如亚叶酸盐/替加氟-尿嘧啶（UFT）联合化疗］、抗真菌药氟胞嘧啶等。如需要服用其他的氟尿嘧啶类抗肿瘤药或氟胞嘧啶抗真菌药，至少间隔7天。

2.服用替吉奥胶囊期间不能使用索利夫定或溴夫定等抗病毒药，在停用索利夫定及其结构类似物到服用替吉奥胶囊之间，至少间隔56天。

3.与华法林钾合用时，须注意凝血功能的变化。

4.与苯妥英类药物合用时，需密切观察患者的一般状况，特别是苯妥英中毒症状（恶心、呕吐、眼球震颤和运动异常）。

六、不良反应

1.全身性反应　显著疲劳感，可影响日常活动，偶见发热。

2.血液及淋巴系统反应　骨髓抑制为剂量限制性毒性，表现为中性粒细胞减少、血小板减少和贫血。

3.消化系统反应　常见恶心、呕吐、腹泻、口腔炎和食欲缺乏。

4.皮肤及皮下组织反应　可发生手足综合征，表现为手掌、足底红斑、肿胀、脱屑或皲裂，严重时疼痛影响行走。应避免摩擦和高温接触，使用尿素软膏保湿，严重时减量或暂停用药。

5.肝肾系统反应　转氨酶（AST/ALT）或胆红素升高，通常无症状，需定期监测肝功能，严重时停药。偶见血肌酐升高，需监测肾功能。

6.其他反应　心脏毒性罕见但严重，可能出现心肌缺血或心律失常，需监测心电图。偶见头晕、头痛，严重者可出现周围神经病变。罕见间质性肺炎，如出现干咳、呼吸困难需立即停药并评估。极罕见横纹肌溶解症，表现为肌痛、肌无力伴CK升高，需紧急处理。

第三十节　柔红霉素

一、适应证

1.急性粒细胞白血病和急性淋巴细胞白血病。

2.神经母细胞瘤、横纹肌肉瘤。

二、禁忌证

1.心脏病患者及有心脏病史的患者。
2.对蒽环类药物活性成分或辅料有严重过敏史的患者。
3.孕妇和哺乳期妇女。
4.严重的肝脏或肾脏功能损伤的患者。
5.既往使用过最大累积剂量盐酸柔红霉素或其他蒽环类药物。
6.存在持续的骨髓抑制或严重感染的患者。

三、用法

1.只能通过静脉注射或滴注给药,口服无效。同时须避免肌内注射或鞘内注射。使用前,每支加10ml注射用生理盐水溶解。静脉滴注时,用0.9%氯化钠注射液250ml溶解后滴注,1小时内滴完。

2.每日1次,共3～5次,连续或隔日给药。停药1周后重复,总给药量不超过25mg/kg。

3.预处理:为预防心脏毒性,须使用右雷佐生:柔红霉素=20:1,滴注前30分钟使用;预防肿瘤溶解综合征导致的高尿酸血症,应预防性使用别嘌醇。

4.滴注时需要使用心电监护,监测心电图变化。

5.静脉注射时应注意注射部位和方法,尽可能缓慢注射,以防止引起血管疼痛、静脉炎和血栓形成。

6.防止药液漏出血管外,以免引起组织损伤和坏死。

四、特殊人群

1.肾功能不全　肾小球滤过率10～20mL/min或血清肌酐3.4～7.9mg/dL时,剂量调整为标准剂量的50%。

2.肝功能不全　胆红素1.2～3mg/dl时,剂量调整为标准剂量的75%;胆红素＞3mg/dl时,剂量调整为标准剂量的50%。

3.老年患者　＞65岁的患者单药剂量为45mg/m^2,联合用药剂量为30mg/m^2。

4.妊娠期妇女　动物实验(小鼠)中有致畸报告,妊娠期妇女或可能妊娠的妇女禁用。

5.哺乳期妇女　避免给哺乳期妇女用药,必须用药时应终止哺乳(尚未确定哺乳时用药的安全性)。

6.儿童　需特别注意不良反应的发生,如必须给药,应考虑对性腺的影响。

五、相互作用

1. 与酸性或碱性药物配伍易失效。
2. 与影响肝功能的药物合用,可损害肝脏的代谢功能和柔红霉素的胆汁排泄。
3. 与磺胺类、利尿剂等合用,可导致高尿酸血症。
4. 与作用于心脏的药物(如钙通道阻滞剂)合用,需监测心脏功能。

六、不良反应

1. 血液及淋巴系统反应　骨髓抑制为剂量限制性毒性,表现为贫血、白细胞减少、血小板减少,如出现口腔溃疡(多在骨髓毒性之前出现)应立即停药。
2. 心血管系统反应　可引起心电图异常、心动过速、心律失常;严重者可出现心力衰竭。总给药量超过25mg/kg时可致严重心肌损伤,静脉注射太快时也可出现心律失常。
3. 消化系统反应　溃疡性口腔炎,食欲缺乏、恶心、呕吐、腹痛等。
4. 肝肾系统反应　可引起肝功能异常,AST/ALT升高,罕见黄疸。常见高尿酸血症,可能诱发痛风或肾功能损害,需预防性使用别嘌醇并充分水化。
5. 局部反应　漏出血管外可导致局部组织坏死。
6. 其他反应　脱发,倦怠、头痛、眩晕等精神症状,畏寒、呼吸困难、发热、皮疹等过敏症状。

第三十一节　门冬酰胺酶

一、适应证

1. 急性淋巴细胞白血病(简称急淋)、急性粒细胞性白血病、急性单核细胞性白血病、慢性淋巴细胞白血病。
2. 霍奇金病及非霍奇金淋巴瘤。
3. 黑色素瘤

二、禁忌证

1. 对门冬酰胺酶有过敏史或皮试阳性的患者。
2. 有胰腺炎病史或现患胰腺炎者。

3.现患水痘、广泛带状疱疹等严重感染者。

三、用法

1.通过静脉滴注、静脉注射、肌内注射、鞘内注射给药，配制好的药液需在8小时内使用。

2.静脉注射前用灭菌注射用水或氯化钠注射液加以稀释，每10 000单位小瓶稀释液量为5ml，静脉注射的时间不得短于30分钟，输注前后应使用氯化钠或葡萄糖注射液冲管。

3.肌内注射时，10 000单位的小瓶内加入2ml氯化钠注射液加以稀释，每一肌内注射部位每一次的肌内注射量不应超过2ml。

4.用药期间必须住院，每次注射前须备有抗过敏反应的药物（包括肾上腺素、抗组胺药物、静脉用的类固醇药物如地塞米松等）及抢救器械。

5.首次使用或已用过但已停药1周或1周以上的患者，再次使用前须做皮试。具体方法：采用灭菌注射用水或0.9%氯化钠注射液稀释药液，制成20U/ml的皮试药液。用0.1ml皮试液（约为2.0U）做皮试，至少观察1小时，如有红斑或风团即为皮试阳性反应。患者必须皮试阴性才能接受门冬酰胺酶治疗。

6.使用药物时要大量补充液体，碱化尿液，口服别嘌醇，以预防白血病或淋巴瘤患者发生高尿酸血症和尿酸性肾病。

7.如果不慎手接触药品，使用肥皂/洗手液后流动水冲洗15分钟；眼睛接触药品，使用生理盐水冲洗至少15分钟。

四、特殊人群

1.肾衰竭　可引起高尿酸血症，严重者可致尿酸性肾病、肾衰竭，有痛风或肾尿酸盐结石史患者慎用。

2.肝功能不全　慎用。

3.老年患者　尚无老年患者的安全性与药效验证数据。

4.妊娠期妇女　妊娠3个月内的孕妇避免使用。

5.哺乳期妇女　停止哺乳。

6.儿童　尚无＜18岁患者的安全性与药效验证数据。

五、相互作用

1.与泼尼松或促皮质素或长春新碱同用时，会增强致高血糖作用，并可能增加神经病变及红细胞生成紊乱的危险性。

2.与别嘌醇或秋水仙碱、磺吡酮等抗痛风药合用时，要调节上述抗痛风药的剂量以控制高尿酸血症及痛风。

3. 糖尿病患者用药前后，均需注意调节口服降糖药或胰岛素的剂量。

4. 与硫唑嘌呤、苯丁酸氮芥、环磷酰胺、环孢素、巯嘌呤、单克隆抗体CD3或放射疗法合用时，可提高疗效，因此应考虑减少化疗药物、免疫抑制剂或放射疗法的剂量。

5. 与甲氨蝶呤同用时，可通过抑制细胞复制的作用而阻断甲氨蝶呤的抗肿瘤作用。

六、不良反应

1. 全身性反应 过敏反应发生率为5%~20%，表现为皮疹、瘙痒、面部水肿、支气管痉挛、过敏性休克等，用药前需进行皮试（仍有假阴性可能），剂量越大风险越高，首次用药需密切监测，出现过敏反应需立即停药并处理。

2. 血液及淋巴系统反应 白细胞减少（较其他化疗药轻微）、血小板减少、贫血、凝血功能异常可能引发出血或血栓。

3. 神经系统反应 表现为嗜睡、意识模糊，严重者可出现昏迷（罕见）、肢体麻木、刺痛感。

4. 消化系统反应 恶心、呕吐发生率约30%，腹痛可能提示胰腺炎（严重不良反应，须立即停药）。

5. 肝肾系统反应 肝功能异常表现为AST/ALT升高，黄疸（罕见）。肾毒性（≥25%的患者），蛋白尿、出血性膀胱炎、急性肾衰竭（罕见但严重）。

6. 其他反应 发热（非感染性）、体重下降、高血糖（常见）、可能诱发糖尿病酮症酸中毒，需监测血糖，必要时进行胰岛素治疗。还可能出现高钙血症、低蛋白血症。

第三十二节 丝裂霉素

一、适应证

1. 胃癌、肺癌、乳腺癌。
2. 肝癌、胰腺癌、结直肠癌、食管癌、卵巢癌及癌性腔内积液、膀胱肿瘤。

二、禁忌证

1. 水痘或带状疱疹患者。
2. 用药期间禁用活病毒疫苗接种，避免口服脊髓灰质炎疫苗。
3. 孕妇及哺乳期妇女禁用。
4. 血小板减少性紫癜、凝血功能障碍患者。

三、用法

1. 静脉注射：每次6～8mg，以氯化钠注射液溶解后静脉注射，每周1次。也可10～20mg一次，每6～8周重复治疗。
2. 动脉注射：剂量与静脉注射相同。
3. 腔内注射：每次6～8mg。
4. 丝裂霉素遇光不稳定，需要避光输注。
5. 如果不慎接触药品，立即使用肥皂或洗手液，并用流动水冲洗15分钟；若眼睛接触药品，应立即使用生理盐水冲洗至少15分钟。

四、特殊人群

1. 肾功能不全　可能出现溶血性尿毒症、急性肾衰竭等严重不良反应，应慎重用药。
2. 肝功能不全　肝动脉给药时可能出现肝及胆管损害（胆囊炎、胆管坏死、肝实质损害等），应慎重用药。
3. 老年患者　尚无老年患者的安全性与药效验证数据。
4. 妊娠期妇女　不能排除丝裂霉素有潜在的致畸胎、致突变和致继发性癌的作用，妊娠3个月内的孕妇应避免使用。
5. 哺乳期妇女　停止哺乳。
6. 儿童　尚无＜18岁的患者中的安全性与药效验证数据。

五、相互作用

1. 丝裂霉素与阿霉素同时应用可增加心脏毒性，建议阿霉素的总剂量＜450mg/m^2。
2. 与他莫昔芬合用有增加溶血性尿毒症的风险。
3. 与长春新碱、长春瑞滨合用可导致突发性肺毒性，合用时需监测是否有支气管痉挛现象。
4. 与活疫苗合用有增加活疫苗感染的风险。

六、不良反应

1. 血液及淋巴系统反应　可致白细胞及血小板减少，为剂量限制性毒性，其中白细胞减少在用药后4～6周最显著，恢复缓慢。
2. 胃肠道反应　主要为恶心、呕吐。
3. 心血管系统反应　心脏毒性罕见但严重，表现为心肌缺血、心力衰竭，尤其在高剂量或累积剂量（＞30mg/m^2）时风险增加，需监测心电图和心功能。

4.皮肤及皮下组织反应　药物外渗可致静脉炎、局部组织坏死，须避免外渗。

5.其他反应　间质性肺炎或肺纤维化（罕见但严重），表现为干咳、呼吸困难，需立即停药并评估。风险与累积剂量相关，需定期监测肺功能。

第三十三节　托泊替康

一、适应证

1.初始化疗或序贯化疗失败的转移性卵巢癌患者。

2.对化疗敏感，一线化疗失败的小细胞肺癌患者。

二、禁忌证

1.有对托泊替康或辅料严重过敏反应的病史。

2.妊娠或哺乳期妇女。

3.用药开始第一个疗程之前已经有严重的骨髓抑制，表现为中性粒细胞计数 $<1.5\times10^9$/L和（或）血小板计数 $<100\times10^9$/L。

三、用法

1.托泊替康的推荐剂量为每次 $1.25mg/m^2$，每日1次，静脉输注30分钟，连续用药5天，每21天为1个疗程。

2.对病情未进展的病例，由于治疗起效较慢，故建议至少使用4个疗程。托泊替康用于卵巢癌的3项临床试验中，治疗起效的中位时间为7.6～11.7周；用于小细胞肺癌的4项临床试验中，其中位时间为6.1周。

3.合并用药剂量：如果注射用盐酸托泊替康与其他细胞毒类制剂合并使用，应对剂量进行调整。

四、特殊人群

1.肾功能不全　对轻度肾功能不全患者（肌酐清除率40～60ml/min），不需要调整剂量；对中度肾功能不全患者（肌酐清除率20～39ml/min），推荐剂量为 $0.75mg/m^2$；对重度肾功能不全患者，尚无推荐剂量。

2.肝功能不全　肝功能不全的患者（血浆胆红素在1.5～10mg/dl），不需要调整剂量。

3.老年患者　老年人不需要调整剂量。

4.妊娠期妇女　禁用。

5.哺乳期妇女　禁用。

6.儿童　不建议用于儿童。

五、相互作用

1.与其他骨髓抑制作用的细胞毒性药物（如紫杉醇或依托泊苷）联合使用时，骨髓抑制作用可能更严重，因此需要进行减量。

2.在合并使用铂类制剂时，其药物相互作用有明显的顺序依赖。托泊替康的用药剂量取决于铂类制剂在给药后第1天还是第5天使用。如果在给药后第1天给予顺铂或卡铂，用药剂量应低于在第5天合并给予铂类药物时的剂量。

3.与格拉司琼、昂丹司琼、吗啡或皮质激素合用（通过不同输液管或不同途径给药），对托泊替康静脉用药的药代动力学没有明显影响。

4.乳腺癌耐药蛋白和P糖蛋白抑制剂（如依克立达）与口服托泊替康合用可增加托泊替康的暴露量。

六、不良反应

1.血液及淋巴系统反应　为剂量限制性毒性。主要表现为中性粒细胞减少，其次是血小板减少、贫血。需每周监测血常规。

2.神经系统反应　头痛，发生率约20%。偶见手足麻木、嗜睡。

3.胃肠道反应　恶心、呕吐、腹泻、口腔炎发生率均较高。

4.其他反应　脱发、皮疹、转氨酶轻度升高。

第三十四节　多柔比星脂质体

一、适应证

1.急性白血病、淋巴瘤、乳腺癌、肺癌、卵巢癌、胃癌及多种其他实体肿瘤。

2.与艾滋病相关的卡波肉瘤（AIDS-KS）。

二、禁忌证

1.对多柔比星脂质体活性成分或其他成分过敏的患者。

2.妊娠期妇女。

3.使用α-干扰素进行局部或全身治疗有效的AIDS-KS患者。

三、用法

1.用5%葡萄糖注射液250ml稀释，静脉滴注至少30分钟。禁止大剂量注射或给用未经稀释的药液。应每2～3周静脉内给药20mg/m^2，给药间隔不宜少于10天，因为不能排除药物蓄积和毒性增强的可能。患者应持续治疗2～3个月以产生疗效。为保持一定的疗效，在需要时可继续给药。

2.禁用于肌肉和皮下注射。

3.除5%葡萄糖注射液外的其他稀释剂或任何抑菌剂都可能使多柔比星脂质体产生沉淀。

4.使用多柔比星脂质体溶液时要谨慎，需戴手套。如果药液与皮肤或黏膜发生接触，应立即用肥皂水清洗。

四、特殊人群

1.肾功能不全　无需调整剂量。

2.肝功能不全　对于肝功能不全的患者，给药量要减少。建议当血清胆红素1.2～3.0mg/dl，用常用量的1/2；大于3mg/dl时，用常用量的1/4。

3.老年患者　60岁以上患者使用多柔比星脂质体安全性和有效性尚未确定。

4.妊娠期妇女　禁用，不能排除致畸作用。建议育龄妇女或其配偶在使用多柔比星脂质体治疗期间及停药后6个月内避孕。

5.哺乳期妇女　停止哺乳。

6.儿童　尚无＜18岁患者中的安全性与药效验证数据。

五、相互作用

多柔比星脂质体与其他盐酸多柔比星制剂相似，会增强其他抗癌治疗的毒性。已有报道显示，合用盐酸多柔比星会加重环磷酰胺导致的出血性膀胱炎，并增强巯嘌呤的肝细胞毒性。因此，同时合用其他细胞毒性药物，尤其是骨髓毒性药物时需谨慎。

六、不良反应

1.全身性反应　常见乏力，偶见过敏反应。

2.血液及淋巴系统反应　骨髓抑制为剂量限制性毒性。主要表现为中性粒细胞减少，其次为血小板减少、贫血。

3.心血管系统反应　表现为一过性心电图异常（ST-T改变、窦性心动过速）、心肌病、充血性心力衰竭。脂质体制剂心脏毒性较普通剂型降低，但仍需定期监测心功能，避免联用其他心脏毒性药物（如曲妥珠单抗）。

4.胃肠道反应　恶心、呕吐，多为轻至中度。腹泻偶见，通常为轻度。

5.皮肤及皮下组织反应　手足综合征为脂质体制剂的特征性反应。外渗可致组织坏死，需中心静脉给药。

6.肝肾系统反应　偶见转氨酶升高，与硫嘌呤联用可能加重肝毒性。合用环磷酰胺时可能加重出血性膀胱炎风险，需充分水化。

第三十五节　雷 替 曲 塞

一、适应证

1.晚期结直肠癌　在患者无法接受联合化疗时，可单药用于治疗不适合氟尿嘧啶/亚叶酸钙的晚期结直肠癌患者。

2.对乳腺癌、卵巢癌、非小细胞肺癌和胰腺癌也有一定疗效。

二、禁忌证

1.对雷替曲塞任何成分过敏者。

2.妊娠期妇女、治疗期间妊娠或哺乳期妇女。

3.重度肾功能损害者。

三、用法

1.溶解：每瓶含有2mg雷替曲塞，用4ml的灭菌注射用水溶解成浓度为0.5mg/ml的溶液。溶解后的溶液在冰箱2～8℃条件下可保存24小时，且不需要避光。

2.稀释：用50～250ml 0.9%的氯化钠注射液或5%的葡萄糖注射液将适当剂量的上述溶液（0.5mg/ml）稀释，稀释后的溶液应在15分钟内开始静脉输注，应避免与其他药物混合输注。

3.每次用药前需检查全血细胞计数和肝、肾功能。治疗前白细胞计数应>4.0×10^9/L、中性粒细胞计数应>2.0×10^9/L和血小板计数应>1.0×10^{11}/L。出现毒性反应时，下一周期用药需延迟至不良反应消退，尤其是胃肠道毒性（腹泻或黏膜炎）及血液学毒性（中性粒细胞减少或血小板减少）需完全恢复才可进行后续治疗。

四、特殊人群

1. 肾功能不全　每次治疗开始前应监测肌酐清除率。重度肾功能损害者禁用。
2. 肝功能不全　轻度到中度肝功能损伤者慎用,重度肝功能损伤者不推荐使用。
3. 老年患者　老年患者更容易出现毒性反应,应对不良反应尤其是胃肠道毒性(腹泻或黏膜炎)进行严格监护。
4. 妊娠期妇女　禁用,在接受本药治疗期间以及停药后至少6个月内应避孕。
5. 哺乳期妇女　禁用。
6. 儿童　暂不推荐使用。

五、相互作用

1. 与叶酸、亚叶酸及包含这些成分的维生素制剂合用会降低药物作用,因此在使用本药前和使用本药期间禁用此类药物。
2. 雷替曲塞的蛋白结合率为93%,有可能与其他蛋白结合率高的药物发生相互作用。
3. 肾小管主动分泌能促进雷替曲塞经肾脏排泄,提示本药有可能与其他主动分泌的药物如非甾体抗炎药发生相互作用。

六、不良反应

1. 全身性反应　乏力最常见,偶见发热。
2. 消化系统反应　恶心、呕吐最常见,其次为腹泻、口腔溃疡、食欲缺乏。
3. 血液及淋巴系统反应　可出现中性粒细胞减少、贫血、血小板减少。
4. 肝脏系统反应　转氨酶升高(AST/ALT),通常无症状且可逆,需定期监测。高胆红素血症、碱性磷酸酶升高较少见,严重时需停药。
5. 其他反应　常见皮疹伴瘙痒,脱发发生率较低。可发生窦性心动过速、心房颤动等,充血性心力衰竭较罕见,但属于严重反应,高危患者需评估心功能。

第三十六节　洛　　铂

一、适应证

1. 晚期乳腺癌的二线治疗方案或解救方案。

2. 小细胞肺癌及慢性粒细胞性白血病。

3. 其他临床使用：鼻咽癌、原发性肝癌经动脉化疗栓塞术（transarterial chemoembolization, TACE）治疗，但这些用途尚未获得中国国家药品监督管理局的正式批准，属于超说明书用药，需严格遵循医院伦理及患者知情同意原则。

二、禁忌证

1. 存在骨髓抑制或有凝血机制障碍的患者（可增加出血的危险或贫血）。
2. 已有肾功能损害的患者。
3. 对铂类化合物有过敏反应者。
4. 妊娠期妇女及哺乳期妇女。

三、用法

1. 使用前用5ml灭菌注射用水溶解，溶解后应在4小时内应用（存放温度2～8℃）。
2. 静脉注射按体表面积一次 $50mg/m^2$，再次使用时应待血液毒性或其他临床副作用完全恢复，推荐的应用间歇期为3周。如副作用恢复较慢，可延长使用间歇。
3. 治疗持续时间应根据肿瘤的反应，最少应使用2个疗程。如肿瘤开始缩小，可继续进行治疗，总数可达6个疗程。
4. TACE治疗：总剂量 $30mg/m^2$，其中50%剂量先用于肿瘤供血动脉灌注化疗，另外50%剂量与碘化油充分乳化后经导管注射到肿瘤供血动脉，最后使用栓塞颗粒行肿瘤供血动脉近端栓塞。
5. 洛铂不能用氯化钠溶液溶解，这样会增加洛铂的降解。
6. 洛铂是血管刺激剂，静脉输注过程中应注意防止药液外渗。

四、特殊人群

1. 肾功能不全　肾功能损伤的患者禁用。
2. 肝功能不全　不需要剂量调整。
3. 老年患者　尚不明确。
4. 妊娠期妇女　禁用。
5. 哺乳期妇女　禁用。
6. 儿童　尚不明确。

五、相互作用

如洛铂和其他骨髓抑制药物同时应用，可能增加骨髓抑制毒性作用。

六、不良反应

1. 血液及淋巴系统反应　骨髓抑制为剂量限制性毒性，血小板减少为最显著毒性，其次是中性粒细胞减少、贫血。
2. 消化系统反应　恶心、呕吐最常见，其次为腹泻和食欲减退。
3. 肝肾系统反应　偶见转氨酶（AST/ALT）轻度升高，通常无症状，需定期监测。本药使用过程中通常不需要大量输液或强制利尿，较少造成肾功能异常，但应用洛铂后如出现食欲缺乏、严重呕吐等可引起体液不足，从而造成急性肾功能衰竭。
4. 其他反应　偶见外周感觉异常（如手足麻木），通常为可逆性。

第三十七节　奈　达　铂

一、适应证

主要用于头颈部癌、小细胞肺癌、非小细胞肺癌、食管癌、膀胱癌、睾丸肿瘤、卵巢癌、宫颈癌等。

二、禁忌证

1. 有明显骨髓抑制及严重肝、肾功能不全者。
2. 对其他铂类制剂及右旋糖酐过敏者。
3. 妊娠期妇女及有严重并发症的患者。

三、用法

1. 成人常用剂量为每次 $80\sim100\text{mg/m}^2$，每疗程给药一次，间隔至少4周方可进行下一疗程。
2. 可根据患者年龄、疾病状况及症状适宜增减剂量。
3. 用300ml以上0.9%氯化钠注射液或5%木糖醇注射液溶解，静脉滴注，滴注时间不应少于60分钟。奈达铂滴注给药完成后应继续输注1000ml以上液体。

四、特殊人群

1. 肾功能不全　奈达铂从尿中排泄的原型药物占比为40%～69%，具有较高的肾脏排泄比值，肌酐清除率30～59ml/min者80mg/m²（体表面积），肌酐清除率＜30ml/min禁止使用。

2.**肝功能不全** 对于奈达铂而言，1级肝功能异常的患者并不需要进行特别的剂量调整，可以保肝治疗同时继续化疗。若为2级及以上的肝功能异常，需停止化疗。

3.**老年患者** 注意观察出现骨髓抑制的可能，建议老年患者初次用药剂量为80mg/m²。

4.**妊娠期妇女** 妊娠期妇女患者禁用奈达铂。

5.**哺乳期妇女** 有报道类似药物顺铂可通过乳汁分泌，因此哺乳期妇女用药时应终止哺乳。

6.**儿童** 儿童使用奈达铂的安全性尚未确立。

五、相互作用

1.与其他抗恶性肿瘤药（烷化剂、代谢拮抗剂、抗生素、生物碱等）或放射治疗联合时，因可出现骨髓抑制增强，因此发现异常情况时应采取减量、停药等适宜处理。

2.与氨基糖苷、盐酸万古霉素类抗生素联用时，因可出现肾损伤及听觉损伤增强，因此发现异常情况时应采取停药等适宜处理。

六、不良反应

1.**全身性反应** 过敏反应（罕见但严重）表现为皮疹、瘙痒、面部水肿、严重者可出现呼吸困难、过敏性休克，需立即停药并给予肾上腺素等急救处理。

2.**血液及淋巴系统反应** 骨髓抑制是最主要不良反应，表现为白细胞减少、血小板减少、贫血，最低值多出现在用药后2周左右。

3.**胃肠道反应** 恶心、呕吐发生率较高，建议预防性使用5-HT$_3$受体拮抗剂。食欲缺乏，可影响营养状态，建议少食多餐，高营养饮食。

4.**肝肾系统反应** AST、ALT升高，通常为轻度且可逆，需定期监测肝功能。血肌酐升高、肌酐清除率下降，可能出现蛋白尿、血尿，需充分水化（2000～3000ml/d）。

5.**神经系统反应** 听觉障碍、听力下降、耳鸣，可能为不可逆损伤。

6.**心血管系统反应** 心电图异常表现为ST-T改变等，心肌损伤罕见但需警惕。

7.**呼吸系统反应** 间质性肺炎罕见但严重，表现为进行性呼吸困难，需立即停药并给予糖皮质激素。

8.**其他反应** 低钠、低钾、低氯血症，需定期监测电解质。发热，需排除感染可能。肌肉痉挛，可对症处理。

第三十八节 替莫唑胺

一、适应证

1.初诊为多形性胶质母细胞瘤,开始先与放疗联合治疗,随后作为维持治疗。
2.常规治疗后复发或进展的多形性胶质母细胞瘤或间变性星形细胞瘤。

二、禁忌证

1.对替莫唑胺或达卡巴嗪过敏者禁用。
2.严重骨髓抑制的患者禁用。

三、用法

1.新诊断的多形性胶质母细胞瘤患者 同步放化疗期间,口服每日剂量为75mg/m^2,共42天,同时接受放疗。辅助治疗期,剂量为150mg/(m^2·d),每日1次,共5天,然后停药23天。可根据患者耐受程度调整剂量。

2.复发或进展的多形性胶质母细胞瘤或间变性星形细胞瘤患者 成人患者起始剂量通常为150mg/(m^2·d),连续5天口服给药,每28天为一治疗周期。

四、特殊人群

1.肾功能不全 肌酐清除率在36～130ml/min范围内,对替莫唑胺口服给药后的清除率无影响,但仍建议重度肾功能不全患者给药时须谨慎。

2.肝功能不全 肝功能正常的患者与肝功能轻中度异常的患者药代动力学结果相似;严重肝功能异常患者尚无服用替莫唑胺的资料。

3.老年患者 根据一项在19～78岁患者中进行的群体药代动力学分析结果显示,替莫唑胺的清除率不受年龄的影响。然而,老年患者(＞70岁)中性粒细胞减少及血小板减少的风险似乎较大。

4.妊娠期妇女 替莫唑胺不应常规用于妊娠期妇女,如果妊娠期内必须使用该药,应告知患者可能对胎儿造成的潜在风险。对于可能妊娠的妇女,应劝阻其在接受替莫唑胺治疗或在终止替莫唑胺治疗后6个月内妊娠。

5.哺乳期妇女 替莫唑胺是否可经母乳分泌尚不可知,因此替莫唑胺胶囊不应用于哺乳期妇女。

6.儿童　尚未确立3岁以下患儿使用该药的安全性和有效性。本药物仅用于3岁或3岁以上复发或进展的恶性胶质瘤儿童患者。在3岁或3岁以上患儿中，推荐替莫唑胺口服剂量为200mg/（m^2·d），共5天，每28天为一个周期。对于以前曾接受过化疗的患儿，替莫唑胺起始剂量为150mg/（m^2·d），共5天；如果没有出现毒性，下个周期的剂量增至200mg/（m^2·d）。

五、相互作用

1.同时服用丙戊酸，替莫唑胺的清除率会轻度降低。
2.与其他可导致骨髓抑制的药物联用时，骨髓抑制可能加重。
3.细胞色素P450酶系统（CYP450酶系统）　替莫唑胺在体内主要由肝脏的细胞色素P450酶系统代谢，当替莫唑胺与影响CYP450酶活性的其他药物一起使用时，可能会影响替莫唑胺的代谢，进而改变其浓度和药效。
4.与抗癫痫药物苯妥英钠的联合使用可能会降低替莫唑胺的浓度，减少其治疗效果。
5.丙酸半胱氨酸：能够增加替莫唑胺的浓度，从而增强其抗肿瘤作用。
6.拜阿司匹林：可能增加替莫唑胺的肠道血管通透性，从而促进药物吸收。
7.喹诺酮类药物和磺胺类药物：替莫唑胺与这些药物的结合也可能导致替莫唑胺的代谢速度减慢。

六、不良反应

1.全身性反应　常见倦怠、乏力，通常为轻至中度，建议适当休息。偶见发热，需排除感染可能（尤其伴中性粒细胞减少时）。
2.血液及淋巴系统反应　骨髓抑制是主要毒性（非累积性）。血小板减少最常见，最低值多出现在用药后21～28天，需警惕出血倾向。中性粒细胞减少可能增加感染风险，严重时需G-CSF支持。贫血多为轻度，严重时需输血。淋巴细胞减少长期用药需警惕机会性感染。
3.消化系统反应　恶心（发生率＞50%），重度恶心占10%，建议预防性使用5-HT_3受体拮抗剂。呕吐（发生率＞30%），重度呕吐占6%，必要时联用地塞米松。便秘偶见，与止吐药使用相关。食欲缺乏可能加重营养不良状态。
4.神经系统反应　约20%的患者出现头痛，多为轻度。嗜睡、意识模糊罕见，需与脑肿瘤进展鉴别。
5.皮肤及皮下组织反应　皮疹发生率约10%，多为斑丘疹。脱发轻度且可逆。
6.肝脏系统反应　偶见转氨酶升高，通常无症状。

第 3 章

分子靶向药物

第一节 奥拉帕利

一、适应证

1.携带胚系或体细胞 *BRCA* 突变的晚期上皮性卵巢癌、输卵管癌或原发性腹膜癌初治成人患者在一线含铂化疗达到完全缓解或部分缓解后的维持治疗。

2.铂敏感的复发性上皮性卵巢癌、输卵管癌或原发性腹膜癌成人患者在含铂化疗达到完全缓解或部分缓解后的维持治疗。

二、禁忌证

对奥拉帕利任何成分过敏者。

三、用法

推荐剂量为300mg（2片150mg片剂），每日2次，每日总剂量为600mg。应整片吞服，不应咀嚼、压碎、溶解或掰断药片。在进餐或空腹时均可服用。

四、特殊人群

1.肾功能不全　轻度肾功能损害患者不需要调整剂量；中度肾功能损害患者推荐剂量为200mg（2片100mg片剂），每日2次。

2.肝功能不全　轻度或中度肝功能损害患者不需要调整剂量，重度肝功能损害患者不推荐使用。

3.妊娠期妇女　慎用。

4.哺乳期妇女　慎用。

5.老年患者　不需要调整起始剂量。

6.儿童　不推荐使用。

五、相互作用

1.避免合并使用强效或中效CYP3A抑制剂，如必须合并使用，应减少剂量。
2.避免合并使用强效CYP3A诱导剂，如无法避免，需增加奥拉帕利剂量。

六、不良反应

1.全身性反应　30%～40%的患者使用本药后可出现疲乏。
2.血液系统反应　40%～50%的患者可出现贫血，程度多为1～2级；20%～30%的患者可出现中性粒细胞减少，10%～20%的患者会出现血小板减少，极少数患者会发生骨髓增生异常综合征/急性白血病（罕见但严重）。
3.消化系统反应　恶心、呕吐最为常见，但程度多为轻度，分次给药、餐后服用有助于缓解恶心。腹泻、食欲缺乏也较为常见。
4.呼吸系统反应　偶见咳嗽和呼吸困难，罕见间质性肺病。
5.其他反应　10%～20%的患者出现头痛、头晕、肌痛和关节痛。

第二节　依维莫司

一、适应证

1.既往接受舒尼替尼或索拉非尼治疗失败的晚期肾细胞癌成人患者。
2.不可切除的、局部晚期或转移性的、分化良好的（中度分化或高度分化）进展期胰腺神经内分泌瘤成人患者。
3.需要治疗干预，但不适于手术切除的结节性硬化症（TSC）相关的室管膜下巨细胞型星形细胞瘤（SEGA）成人和儿童患者。
4.用于治疗激素受体阳性、表皮生长因子受体-2阴性、绝经后晚期女性乳腺癌患者。

二、禁忌证

对依维莫司有效成分或辅料过敏者。

三、用法

依维莫司的推荐剂量为10mg,每日1次口服给药,每天同一时间服用,可与食物同服或不与食物同时服用。对于无法吞咽片剂的患者,用药前将片剂放入一杯水中轻轻搅拌至完全溶解后立即服用。

四、特殊人群

1. 肾功能不全　预期肾功能受损不会影响药物暴露,在肾功能受损患者中不推荐调整依维莫司剂量。
2. 肝功能不全　肝功能受损会使依维莫司暴露量增加。按如下方式进行给药调整。轻度肝功能受损(Child-PughA级):推荐剂量为7.5mg/d;如果不能很好地耐受,可将剂量降至5mg/d。中度肝功能受损(Child-PughB级):推荐剂量为5mg/d;如果不能很好地耐受,可将剂量降至2.5mg/d。
3. 妊娠期妇女　孕妇应用依维莫司可能引起胎儿损害。建议育龄期女性在服用依维莫司期间采取有效的避孕措施,直至治疗结束后8周。
4. 哺乳期妇女　依维莫司有导致乳儿发生严重不良反应的可能性,应根据药物对母亲的重要性决定是否停止哺乳或停止药物治疗。
5. 老年患者　不需要调整剂量,密切监测不良反应,适当调整剂量。
6. 儿童　依维莫司口服混悬剂被推荐用于年龄在1岁以上与结节性硬化症相关的室管膜下巨细胞型星形细胞瘤且不能进行手术的婴幼儿。

五、相互作用

依维莫司是CYP3A4底物,也是多种药物外排泵PgP的底物和中效抑制剂。应避免与CYP3A4强效抑制剂合并用药,如酮康唑、伊曲康唑等。同时,应避免合并使用强效CYP3A4诱导剂,如利福平、苯妥英钠等。贯叶连翘可非预期地降低依维莫司暴露量,应避免使用。

六、不良反应

1. 全身性反应　疲乏/乏力较为常见,其次是外周水肿和非感染性发热。
2. 血液及淋巴系统反应　最常见的是贫血,其次为血小板减少、中性粒细胞减少、白细胞减少和淋巴细胞减少。
3. 代谢及内分泌系统反应　常见高血糖、高脂血症、低磷血症等,建议定期监测血糖、血脂和电解质。
4. 呼吸系统反应　常见非感染性肺炎、间质性肺炎和呼吸困难,偶见咯血和肺栓塞。

5.**胃肠道反应** 口腔黏膜炎是本药的特征性不良反应，此外腹泻、恶心、呕吐也很常见。有研究发现，采用激素＋不含酒精的口腔溶液作为漱口水可以降低口腔黏膜炎的发生率和严重程度。

6.**皮肤反应** 皮疹、瘙痒等是十分常见的皮肤反应，甲沟炎、痤疮、手足综合征属于常见皮肤反应。

第三节 尼拉帕利

一、适应证

主要用于上皮性卵巢癌、输卵管癌或原发性腹膜癌患者在铂类化疗后肿瘤完全或部分缓解后的维持治疗，包括晚期肿瘤一线含铂治疗后客观缓解的维持治疗，以及铂敏感的复发性肿瘤含铂化疗客观缓解后的维持治疗。

二、禁忌证

1.对该药物活性成分或辅料过敏者。
2.严重的骨髓抑制患者或急性髓细胞性白血病（acute myeloid leukemia，AML）患者。

三、用法

1.标准剂量为每次300mg，每日1次，建议在每天相同时间服用，可以在有或没有食物的情况下服用，睡前给药可能减少恶心症状。
2.应在最近一次含铂方案化疗结束后的8周内开始使用尼拉帕利，治疗持续至疾病进展或出现不可接受的毒性反应为止。
3.如果漏服一剂或呕吐，则应跳过该剂量，继续按正常时间服用下一剂。
4.如体重低于77kg或血小板计数低于150 000/μl，推荐剂量可降低至200mg。
5.对于不良反应，可以根据情况中断治疗或降低剂量。开始剂量为300mg/d，第1次剂量减少至200mg/d，第2次剂量减少至100mg/d，如果100mg的剂量仍无法耐受，应停止使用。

四、特殊人群

1. 肾功能不全　轻度至中度肾损害患者不需要调整剂量。严重肾功能受损或需要透析的患者，应谨慎使用。
2. 肝功能不全　轻度肝损害患者不需要调整剂量，但对于中度至重度肝损害患者的安全性尚不清楚，应谨慎使用。
3. 老年患者　65岁及以上的老年患者未显示出与年轻患者在安全性和有效性方面的显著差异，但可能存在更大的敏感性。
4. 妊娠期妇女　禁用。
5. 哺乳期妇女　在治疗期间及最后一剂后1个月内不应哺乳。
6. 儿童　不推荐使用。

五、相互作用

尼拉帕利的代谢主要通过羧酸酯酶进行，因此与CYP3A4的抑制剂和诱导剂联合使用时，一般不需要调整剂量。

六、不良反应

1. 全身性反应　疲乏、食欲缺乏、头痛、失眠、焦虑等症状较为常见。
2. 血液系统反应　血小板减少症、贫血、中性粒细胞减少、白细胞减少等血液学不良反应非常常见。严重不良反应有骨髓增生异常综合征（myelodysplastic syndrome，MDS）/急性髓细胞性白血病，一旦确诊，应立即停药。
3. 胃肠道反应　常见的症状有便秘、恶心、呕吐、腹痛等。
4. 心血管系统反应　常见有高血压、心律失常、出血等。需定期监测心血管系统情况，必要时采用降压药或者调整剂量等方式以控制心血管系统不良反应。

第四节　厄洛替尼

一、适应证

1. 单药适用于表皮生长因子受体基因具有敏感突变的局部晚期或转移性非小细胞肺癌患者的治疗。
2. FDA批准厄洛替尼联合吉西他滨用于局部晚期、不可切除或转移性胰腺癌患者的治疗，但国内尚未批准该适应证。

二、禁忌证

1.对厄洛替尼任何成分过敏者禁用。
2.因本药辅料中含有乳糖，半乳糖吸收不良患者禁用。

三、用法

1.非小细胞肺癌：推荐剂量为每日150mg，需至少在饭前1小时或饭后2小时服用。持续用药至疾病进展或出现不能耐受的毒性反应。
2.胰腺癌：厄洛替尼联合吉西他滨治疗胰腺癌，推荐剂量为每天100mg。
3.当患者出现不良反应或耐受性差的情况时，应及时减量或暂停使用。如果需要减量，每次减少50mg。

四、特殊人群

1.肾功能不全　对于轻中度肾功能不全的患者，不需要调整剂量。尚无严重肾功能不全患者的研究数据，建议避免使用厄洛替尼。
2.肝功能不全　对于肝功能轻中度受损的患者，厄洛替尼的暴露量与肝功能正常的患者相似，但仍需谨慎使用。严重肝功能损伤患者（如总胆红素＞3倍正常上限）应慎用，如果肝功能进一步恶化，可能需要中断或停止使用厄洛替尼。
3.老年患者　65岁以上的老年患者不一定需要专门剂量调整，但仍需密切监测不良反应的发生。
4.妊娠期妇女　对孕妇可能有胎儿毒性风险，因此仅在预期利益大于潜在风险的情况下才能继续使用。
5.哺乳期妇女　哺乳期妇女应避免使用。
6.儿童　不推荐使用。

五、相互作用

1.酸性抑制剂　与质子泵抑制剂（如奥美拉唑）联合使用时，厄洛替尼在血液中的总暴露量和峰值浓度均减少，故应避免与减少胃酸产生的药物合用。
2.CYP3A4抑制剂　CYP3A4强抑制剂（如酮康唑、伊曲康唑等）和葡萄柚（汁）等会显著增加厄洛替尼的血药浓度，可能导致严重的不良反应。如果必须合用，应考虑降低厄洛替尼的剂量。
3.CYP3A4诱导剂　CYP3A4强诱导剂（如利福平）会显著降低厄洛替尼的血药浓度。在这种情况下，可能需要增加本药剂量，并密切监测药物安全性。

4.吸烟的影响　吸烟会诱导CYP1A1和CYP1A2的活性，导致厄洛替尼的暴露量减少50%～60%，因此建议患者戒烟。

六、不良反应

1.皮肤反应　最常见的为皮疹（70%以上），大多为1级或2级，较少出现3级皮疹（约9%），且皮疹通常与阳光暴露相关。少数病例会出现史-约综合征等更严重的大疱性皮肤反应。

2.消化系统反应　腹泻发生率约50%，大多为轻度至中度，严重时需要减量或暂停治疗。其他常见的消化系统反应包括恶心、呕吐和食欲缺乏。

3.呼吸系统反应　呼吸困难和咳嗽是常见的不良反应，部分患者可能会发生严重的肺部不良事件，如间质性肺病，该类反应在确诊后须立即停药。

4.肝胆系统反应　转氨酶（如ALT、AST）和胆红素的升高较为常见，通常为轻度至中度，但在个别情况下可能出现严重的肝功能损伤。

5.其他　眼部异常（如角膜溃疡、眼干燥症）较为罕见，但需警惕。肾功能损伤、心血管事件（如心肌梗死），以及胃肠穿孔等严重不良反应在少数病例中有报道，需特别注意监测。

第五节　吉非替尼

一、适应证

表皮生长因子受体（epidermal growth factor receptor，EGFR）基因具有敏感突变的局部晚期或转移性非小细胞肺癌（non-small cell lung cancer，NSCLC）。

二、禁忌证

对吉非替尼任何成分过敏者。

三、用法

1.推荐剂量　每日口服1次，单次剂量为250mg，可以空腹或与食物同服。

2.漏服情况　如果漏服一剂，应尽快补服。如果已接近下一次服药时间，则不需要补服。

3.剂量调整　若患者出现不可耐受的副作用，例如严重的腹泻或皮肤不良反应，可以短期中断治疗（最长14天），然后恢复250mg的剂量。

4.吞咽困难的患者　对于无法吞咽药片的患者，可以将药片分散于半杯非碳酸水中，搅拌约10分钟后服用，然后用半杯水将杯子清洗后再喝。

四、特殊人群

1.肾功能不全　吉非替尼及其代谢物很少通过肾脏排泄（少于4%）。对于重度肾功能不全的患者，应谨慎用药。

2.肝功能不全　对于伴有肝转移并出现中度或重度肝功能异常的患者，应密切监测肝功能，并在必要时调整剂量。

3.老年患者　不需要根据年龄调整剂量。

4.妊娠期妇女　吉非替尼属于孕期D类药物，可能对胎儿造成伤害。

5.哺乳期妇女　哺乳期妇女应避免使用吉非替尼。

6.儿童　不推荐使用。

五、相互作用

1.食物的影响　本药的吸收不受食物的显著影响，可空腹或与食物同服。

2.CYP3A4诱导剂（如利福平、苯妥英钠等）　会加速本药的代谢，从而降低其血浆浓度，可能降低吉非替尼的疗效。联合使用时可能需要增加吉非替尼的剂量。

3.CYP3A4抑制剂（如酮康唑、伊曲康唑等）　会抑制吉非替尼的代谢，增加其血浆浓度，从而提高不良反应的风险。因此，联合使用时应密切监测不良反应。

4.质子泵抑制剂或H_2受体拮抗剂　这类药物会显著升高胃内的pH，降低吉非替尼的溶解度和吸收，可能降低其疗效，应避免长期联合使用。

5.华法林　吉非替尼可能增加使用华法林的患者的INR，导致出血风险增加。联合使用时应密切监测凝血功能。

六、不良反应

1.胃肠道反应　腹泻较常见，可能出现轻度至中度腹泻。部分患者还可能会出现恶心、呕吐、食欲缺乏等症状。

2.皮肤和黏膜反应　皮疹多为轻度至中度，常见于面部、躯干。有些患者会有皮肤干燥、剥落或瘙痒。

3.呼吸系统反应　间质性肺病罕见但较为严重，约有1%的患者出现，部分病例可能致命。表现为急性呼吸困难、咳嗽或发热，病情发展迅速，须立即停止用药。

4.眼部反应　表现为眼痛、角膜糜烂/溃疡，偶尔伴睫毛异常生长。

5.肝胆系统反应　可出现转氨酶或胆红素升高，通常为轻度和一过性，但治疗期间仍需要监测肝功能。

6.其他反应　疲乏、食欲缺乏、体重减轻，有些患者还会出现口腔溃疡。部分患者在使用吉非替尼时可能出现鼻出血或血尿。

第六节　阿法替尼

一、适应证

1.表皮生长因子受体突变阳性的局部晚期或转移性非小细胞肺癌。
2.铂类化疗后疾病进展的局部晚期或转移性鳞状非小细胞肺癌。

二、禁忌证

1.对阿法替尼及其辅料过敏者。阿法替尼含有多种辅料成分，包括乳糖、微晶纤维素、硬脂酸镁等。
2.对于有史-约综合征或中毒性表皮坏死松解症等严重皮肤病史的患者，阿法替尼可能加重皮肤病反应，因此应禁止使用。

三、用法

1.推荐剂量为40mg，每日1次，空腹服用，即餐前至少1小时或餐后至少3小时。应整片用水吞服，不可咀嚼或压碎药片。如果不能吞咽完整药片，可以将药片分散于约100ml非碳酸饮用水中，不应使用其他液体进行分散。
2.如果患者忘记服用阿法替尼，但距离下次服药时间超过8小时，应尽快补服。若距离下次服药时间不足8小时，则跳过该次服药，等待下一次服药时间，不可额外补服。
3.若出现严重不良反应，可考虑暂停或减少剂量。
4.如果患者不能耐受40mg的剂量，可逐步减量至30mg或20mg，每日1次。若患者仍然无法耐受最低剂量（20mg/d），应考虑永久停药。

四、特殊人群

1.肾功能不全　轻度或中度肾功能损害患者不需要调整剂量，不推荐应用于严重肾功能损害（肌酐清除率低于30ml/min）患者。
2.肝功能不全　轻度或中度肝功能损害患者可使用常规剂量，严重肝功能损害患者不推荐使用。

3.老年患者　不需要基于年龄调整剂量。

4.妊娠期妇女　应避免使用本药，且育龄期女性在用药期间应采取有效的避孕措施。

5.哺乳期妇女　应停止哺乳或停用本药。

6.儿童　尚未在儿童中研究阿法替尼的安全性与有效性，不推荐用于儿童。

五、相互作用

1.阿法替尼是P糖蛋白的底物，与P糖蛋白抑制剂（如利托那韦）合用时可能增加阿法替尼的暴露量，因此应减少剂量。

2.与P糖蛋白诱导剂（如利福平）合用时，阿法替尼的暴露量可能减少，因此可根据耐受性增加剂量。

3.高脂肪餐会显著降低阿法替尼的吸收。

六、不良反应

1.消化系统反应　腹泻是最突出的不良反应，多发生于治疗前6周。口腔炎发生率约20%，包括口腔溃疡、黏膜炎等。

2.皮肤反应　皮疹的发生率≥70%，包括痤疮样皮炎、红斑、瘙痒等。约20%的患者会出现甲沟炎，须立即停药并干预。

3.呼吸系统反应　约1.6%的患者出现间质性肺病，虽罕见，但可能进展为致命性呼吸衰竭。

4.其他反应　肝功能异常，偶见转氨酶升高。眼部症状，如角膜炎，罕见但需警惕。

第七节　阿帕替尼

一、适应证

1.既往至少接受过两种系统化疗后进展或复发的晚期胃腺癌或胃-食管结合部腺癌患者，且患者接受阿帕替尼治疗时一般状况良好。

2.单药用于一线系统性治疗后失败或不可耐受的晚期肝细胞癌患者。

3.联合卡瑞利珠单抗用于不可切除或转移性肝细胞癌患者的一线治疗。

二、禁忌证

1. 对阿帕替尼过敏者。
2. 对于有活动性出血、活动性溃疡、肠穿孔、肠梗阻、大手术后30天内、药物不可控制的高血压、3～4级心功能不全（NYHA标准）、重度肝肾功能不全（4级）患者应禁用。

三、用法

1. 晚期胃腺癌或胃－食管结合部腺癌（单药治疗）：推荐剂量为850mg，每日1次。
2. 晚期肝细胞癌（单药治疗）：推荐剂量为750mg，每日1次。
3. 不可切除或转移性肝细胞癌的一线治疗：推荐剂量为250mg，每日1次；联合注射用卡瑞利珠单抗200mg/次，静脉注射每2周1次。
4. 口服，餐后半小时服用（每日服药时间应尽可能相同），以温开水送服。
5. 疗程中漏服阿帕替尼的剂量不能补充。
6. 治疗时间：连续服用，直至疾病进展或出现不可耐受的不良反应。

四、特殊人群

1. 肾功能不全　轻、中度肾功能不全患者应谨慎使用并密切监测，对伴有自身免疫性疾病、糖尿病、高血压等疾病的患者，以及合并使用可能对肾功能产生潜在影响的其他药物的患者应重点关注。重度肾功能不全患者禁用。
2. 肝功能不全　轻中度肝功能不全患者须在医师指导下慎用阿帕替尼，并严密监测肝功能。建议重度肝功能不全患者禁用本药。
3. 老年患者　对于70岁以上的患者，建议根据临床情况和实验室检查指标在医师指导下慎用并调整用药剂量。
4. 妊娠期妇女　建议育龄女性在接受治疗期间和治疗结束后至少8周内采用必要的避孕措施。妊娠期不得服用，如必须服用，应告知患者可能对胎儿产生的危害，包括发育障碍和严重畸形。
5. 哺乳期妇女　建议哺乳期妇女在接受治疗期间停止母乳喂养。
6. 儿童　不推荐18岁以下患者服用。

五、相互作用

1. 在阿帕替尼治疗期间应谨慎使用主要经CYP3A4代谢的药物（包括钙通道阻滞剂尼索地平和乐卡地平等、HMG-CoA还原酶抑制剂辛伐他汀和洛伐他汀以及咪达唑仑等药物）和主要经CYP2C9代谢的药物（包括华法林、苯妥英钠、某些磺酰脲类降糖药如格列本脲等）。

2.在晚期肝细胞癌Ⅲ期临床研究中，阿帕替尼组患者出现心电图QT间期延长不良反应的发生率为2.3%；在晚期胃癌Ⅲ期临床研究中，阿帕替尼组患者出现心电图QT间期延长不良反应的发生率为0.57%。因此在服用期间应慎用延长QT间期的药物，并在用药期间严密监测心电图。

3.服用阿帕替尼期间应慎用其他对肝肾功能有影响的药物，并在用药期间严密监测肝肾功能。

六、不良反应

1. 全身性反应　乏力较常见，可能与药物代谢或全身耐受性相关。
2. 心血管系统反应　高血压发生率较高，部分患者需降压药治疗，严重时可出现高血压危象。偶见QT间期延长，可能增加心律失常风险，需定期监测心电图，尤其合并电解质紊乱者。
3. 泌尿系统反应　常见蛋白尿，部分患者进展为肾病综合征，需监测尿蛋白。
4. 皮肤反应　手足综合征，表现为手掌、足底红斑、脱屑、疼痛。
5. 胃肠道反应　胃肠道反应发生率较低，程度较轻。
6. 肝胆系统反应　肝脏毒性，包括转氨酶升高、胆红素升高，罕见肝衰竭。
7. 血液系统反应　出血，可能表现为鼻出血、牙龈出血，严重者出现消化道出血或咯血（尤其合并抗凝治疗者）。

第八节　阿昔替尼

一、适应证

1.用于既往接受过一种酪氨酸激酶抑制剂或细胞因子治疗失败的进展期肾细胞癌的成人患者。
2.联合帕博利珠单抗适用于晚期肾透明细胞癌的一线治疗。

二、禁忌证

对阿昔替尼或任何辅料过敏者。

三、用法

开始剂量为5mg，每日2次，间隔时间12小时，整片吞服。

四、特殊人群

1.肾功能不全　目前尚无对肾功能不全患者影响的相关数据。
2.肝功能不全　中度肝受损患者开始剂量应减低，重度肝受损患者无研究数据。
3.老年患者　无需剂量调整。
4.妊娠期妇女　根据其作用机制，可能对胎儿造成危害。
5.哺乳期妇女　建议哺乳期妇女在接受治疗期间停止母乳喂养。
6.儿童　不推荐18岁以下患者服用。

五、相互作用

1.CYP3A4/5抑制剂　阿昔替尼与强效CYP3A4/5抑制剂（例如酮康唑、伊曲康唑、克拉霉素、红霉素、阿扎那韦、茚地那韦、奈法唑酮、那非那韦、利托那韦、沙奎那韦及泰利霉素）合用可能升高阿昔替尼血浆浓度。建议选择无或最低程度CYP3A4/5抑制活性的药物合用。如果必须与强效CYP3A4/5抑制剂合用，建议调整阿昔替尼的剂量。葡萄柚也可能升高阿昔替尼血浆浓度，建议避免食用。

2.CYP3A4/5诱导剂　阿昔替尼与强效CYP3A4/5诱导剂（例如利福平、地塞米松、苯妥英钠、卡马西平、利福布汀、利福喷汀、苯巴比妥及贯叶连翘）合用可能降低阿昔替尼血浆浓度。建议选择无或有最低程度CYP3A4/5诱导可能性的药物合用。如果必须与强效CYP3A4/5诱导剂合用，建议调整阿昔替尼的剂量。

3.CYP1A2和CYP2C19抑制剂　少量阿昔替尼（＜10%）经CYP1A2和CYP2C19代谢，这些酶的强效抑制剂可能会增加阿昔替尼血浆浓度，因此应慎用。

六、不良反应

1.全身性反应　疲乏发生率较高。
2.胃肠道反应　腹泻最常见，其次为恶心、呕吐、食欲缺乏、便秘。
3.心血管系统反应　高血压比较常见，少数可进展为高血压危象。
4.皮肤反应　手足综合征，表现为手足红斑、脱屑、疼痛，严重时需减量或暂停用药。
5.肝胆系统反应　ALT/AST升高，罕见肝毒性，需定期检查。
6.其他反应　发音障碍，少见但典型，可能与喉部水肿或神经影响相关，通常可逆。甲状腺功能异常，偶见甲状腺激素水平异常，需监测促甲状腺激素（TSH）。

第九节 埃克替尼

一、适应证

1. 表皮生长因子受体（EGFR）基因具有敏感突变的局部晚期或转移性NSCLC。
2. Ⅱ～ⅢA期伴有 *EGFR* 基因敏感突变的NSCLC的术后辅助治疗（国际抗癌联盟/美国癌症联合会分期系统 IASLC/AJCC第7版分期）。
3. 适用于治疗既往接受过至少一个化疗方案失败后的局部晚期或转移性NSCLC，既往化疗主要是指以铂类为基础的联合化疗。
4. 不推荐用于EGFR野生型非小细胞肺癌患者。

二、禁忌证

对该药任何成分过敏者。

三、用法

1. 推荐剂量为每次125mg，每日3次。
2. 口服，空腹或与食物同服，高热量食物可能明显增加药物的吸收。

四、特殊人群

1. 肝肾功能不全　目前尚无对肝肾功能不全患者影响的相关数据。
2. 老年患者　目前尚无特殊针对老年患者的临床研究资料。
3. 妊娠期妇女　建议育龄女性在接受治疗期间避免妊娠。
4. 哺乳期妇女　建议哺乳期妇女在接受治疗期间停止母乳喂养。
5. 儿童　不推荐使用。

五、相互作用

目前埃克替尼尚未进行正式的药物相互作用研究。体外试验表明，埃克替尼主要通过细胞色素P450单加氧酶系统的CYP2C19和CYP3A4代谢，对CYP2C9和CYP3A4有明显的抑制作用，未发现对大鼠肝P450酶有明显诱导作用。因此，在与下列药物合用时应注意潜在的药物相互作用：CYP2C19诱导剂（如氨鲁米特）和CYP3A4诱导剂（如奈夫西林、奈韦拉平、苯巴比妥和利福霉素类）；CYP2C9底物（如华法林）和CYP3A4底物（如苯二氮䓬类、钙通道阻滞剂、那格列奈、麦角碱衍生物等）。

六、不良反应

1. 皮肤反应　皮疹的发生率约为39.5%，多为Ⅰ～Ⅱ级（轻度红斑、瘙痒），极少进展为严重皮肤反应。常发生于服药后1～3周。
2. 胃肠道反应　腹泻的发生率约为18.5%，主要为Ⅰ～Ⅱ级（轻度稀便），极少需干预，通常1～2周自行缓解。偶见食欲缺乏，多为一过性。
3. 肝胆系统反应　约8.0%的患者出现氨基转移酶升高，ALT/AST轻度升高，多数无症状，定期监测即可，罕见药物性肝炎。
4. 其他反应　偶见口腔溃疡、轻微黏膜炎，可自愈。

第十节　安罗替尼

一、适应证

1. 至少接受过2种系统化疗后出现进展或复发的局部晚期或转移性非小细胞肺癌患者。接受过相应的靶向药物治疗后进展且至少接受过2种系统化疗后出现进展或复发的存在表皮生长因子受体基因突变或间变性淋巴瘤激酶阳性的患者。
2. 腺泡状软组织肉瘤、透明细胞肉瘤及既往至少接受过含蒽环类化疗方案治疗后进展或复发的其他晚期软组织肉瘤患者。
3. 既往至少接受过2种化疗方案治疗后进展或复发的小细胞肺癌患者。
4. 具有临床症状或明确疾病进展的、不可切除的局部晚期或转移性甲状腺髓样癌患者。
5. 进展性、局部晚期或转移性放射性碘难治性分化型甲状腺癌患者。
6. 联合贝莫苏拜单抗注射液、卡铂和依托泊苷用于广泛期小细胞肺癌患者的一线治疗。

二、禁忌证

1. 对安罗替尼任何成分过敏者应禁用。
2. 中央型肺鳞癌或具有大咯血风险的患者禁用。
3. 重度肝肾功能不全患者禁用。
4. 妊娠期及哺乳期妇女禁用。

三、用法

1. 推荐剂量为每次12mg，每日1次，早餐前口服。
2. 连续服药2周，停药1周，即3周（21天）为1个疗程。
3. 用药期间如出现漏服，确认距下次用药时间短于12小时，则不再补服。
4. 使用过程中应密切监测不良反应，并根据不良反应情况进行调整以使患者能够耐受治疗。所致的不良反应可通过对症治疗、暂停用药和（或）调整剂量等方式处理。根据不良反应程度，建议在医师指导下调整剂量，其中第1次调整剂量：10mg，每日1次，连服2周，停药1周；第2次调整剂量：8mg，每日1次，连服2周，停药1周。如8mg剂量仍无法耐受，则永久停药。

四、特殊人群

1. 肝肾功能不全　轻中度肝肾功能不全患者须在医师指导下慎用安罗替尼，重度肾功能不全患者禁用。
2. 老年患者　65岁以上与65岁及以下患者对比，接受安罗替尼治疗的安全性、有效性无明显差异，不需要根据患者的年龄调整剂量。
3. 妊娠期妇女　尚无妊娠期妇女服用安罗替尼的研究资料。动物实验表明药物存在生殖毒性，包括致畸性，推测安罗替尼可抑制胎儿血管生成。育龄期女性在接受安罗替尼治疗期间和治疗结束后至少6个月内应采取有效的避孕措施。
4. 哺乳期女性　由于许多药物都可分泌到人乳汁中，禁用盐酸安罗替尼。
5. 儿童　尚无18岁以下患者应用安罗替尼的安全性和有效性资料。

五、相互作用

安罗替尼主要由CYP1A2和CYP3A4/5代谢，建议避免与以下药物合用：CYP3A4/5诱导剂（如利福平、利福布汀、利福喷汀、地塞米松、苯妥英钠、卡马西平或苯巴比妥等）、CYP1A2诱导剂（如孟鲁司特、奥美拉唑、莫雷西嗪等）、CYP3A4/5强抑制剂（如酮康唑、伊曲康唑、克拉霉素、伏立康唑、泰利霉素、沙奎那韦、利托那韦等）、CYP1A2强抑制剂（如环丙沙星、依诺沙星和氟伏沙明等）。

六、不良反应

1. 全身性反应　乏力发生率较高，通常为轻中度，严重时可考虑剂量调整。
2. 心血管系统反应　高血压发生率较高，需定期监测血压，严重时可发展为高血压危象，需及时干预，必要时使用降压药物。
3. 皮肤反应　手足综合征较为常见，表现为手掌和足底红斑、脱屑、疼痛，严重时可影响日常活动。皮疹多为轻度，可自行缓解，严重时需对症处理。

4. 胃肠道反应　腹泻较为常见，多为轻中度，多数可通过饮食调节来改善。

5. 肝胆系统反应　包括ALT升高、γ-谷氨酰转肽酶升高、甘油三酯升高、胆固醇升高、LDL升高，需定期监测肝功能。

6. 内分泌系统反应　甲状腺功能减退较常见，表现为促甲状腺激素（TSH）升高，需监测甲状腺功能，必要时补充甲状腺素。

7. 呼吸系统反应　咳嗽，多为轻度刺激性咳嗽。咯血发生率较低，但需高度重视。

8. 代谢异常　蛋白尿，需定期尿常规检查，严重时需评估肾功能。

9. 其他反应　声音嘶哑较常见，可能与药物作用机制相关，通常为可逆性。

第十一节　贝伐珠单抗

一、适应证

1. 联合以氟尿嘧啶为基础的化疗用于转移性结直肠癌、不可切除的晚期或转移性或复发性非鳞状细胞非小细胞肺癌患者的治疗。

2. 成人复发性胶质母细胞瘤患者。

3. 联合卡铂和紫杉醇用于初次手术切除后的Ⅲ期或Ⅳ期上皮性卵巢癌、输卵管癌或原发性腹膜癌患者的一线治疗。

4. 联合紫杉醇和顺铂或紫杉醇和托泊替康用于持续性、复发性或转移性宫颈癌患者的治疗。

二、禁忌证

1. 对贝伐珠单抗任何成分过敏者。

2. 中国仓鼠卵巢细胞产物或者其他重组人类或人源化抗体过敏的患者。

三、用法

1. 以静脉注射的方式给药，首次静脉输注时间需持续90分钟。如第1次输注耐受性良好，则第2次输注的时间可以缩短到60分钟。如果患者对60分钟的输注也具有良好的耐受性，那么随后所有输注都可以在30分钟内完成。

2. 建议持续贝伐珠单抗的治疗，直至疾病进展为止。

3. 给药方案

（1）转移性结直肠癌：联合化疗方案时，贝伐珠单抗静脉输注的推荐剂量为5mg/

kg体重，每2周1次给药，或7.5mg/kg体重，每3周1次给药。

（2）晚期、转移性或复发性非小细胞肺癌：贝伐珠单抗联合以铂类为基础的化疗最多6个周期，随后给予贝伐珠单抗单药治疗，直至疾病进展或出现不可耐受的毒性。贝伐珠单抗推荐剂量为15mg/kg体重，每3周1次给药。

（3）复发性胶质母细胞瘤：贝伐珠单抗静脉输注的推荐剂量为10mg/kg体重，每2周1次给药。

（4）上皮性卵巢癌、输卵管癌或原发性腹膜癌：推荐剂量为15mg/kg，每3周1次静脉注射，与卡铂和紫杉醇联用，最多治疗6个周期，之后为贝伐珠单抗15mg/kg，每3周1次给药作为单药治疗，总共最多治疗22个周期或直至疾病进展，以先发生者为准。

（5）宫颈癌：贝伐珠单抗与下列一种化疗方案联合使用，紫杉醇和顺铂或紫杉醇和托泊替康。贝伐珠单抗的推荐用量为15mg/kg体重，每3周1次，静脉输注给药。建议持续贝伐珠单抗的治疗直至出现疾病进展或不可耐受的毒性。

四、特殊人群

1. 肝肾功能不全　对贝伐珠单抗在肝肾功能不全患者中应用的安全性和有效性尚未进行研究。
2. 老年患者　不需根据病情进行剂量调整。
3. 妊娠期妇女　目前尚缺乏相关研究。
4. 哺乳期妇女　目前尚缺乏相关研究。
5. 儿童　目前尚缺乏相关研究。

五、相互作用

1. 没有观察到合用的化疗、放疗与贝伐珠单抗代谢之间存在具有临床意义的相互作用。
2. 在贝伐珠单抗（每2周10mg/kg）与苹果酸舒尼替尼（每日50mg）联合治疗的19名患者中，有7名患者报告发生了微血管溶血性贫血。

六、不良反应

1. 全身性反应　30%～40%的患者出现疲乏，多为轻中度。
2. 心血管系统反应　高血压的发生率最高达67%，呈剂量依赖性。
3. 血液系统反应　常见表现为鼻出血，3%～5%的患者出现严重出血。2%～3%的患者可能形成动脉血栓，静脉血栓风险同步增加。
4. 胃肠道系统反应　胃肠道穿孔的发生率为1%～2%，致死率高。腹泻的发生率为20%～35%，与化疗联用时发生率增加。15%～20%的患者出现腹痛。
5. 泌尿系统反应　20%～40%的患者出现蛋白尿。

第十二节　克唑替尼

一、适应证

1.用于间变性淋巴瘤激酶阳性的局部晚期或转移性非小细胞肺癌患者的治疗。
2.用于ROS1阳性的晚期NSCLC患者的治疗。

二、禁忌证

1.对克唑替尼任何成分过敏者。
2.严重肝损害患者。

三、用法

1.推荐剂量为250mg口服，每日2次，直至疾病进展或患者无法耐受。
2.胶囊应整粒吞服。与食物同服或不同服均可。若漏服一剂，则补服漏服剂量的药物，除非距下次服药时间<6小时。如果在服药后呕吐，则在正常时间服用下一剂药物。

四、特殊人群

1.肾功能不全　对轻度（肌酐清除率为60～89ml/min）和中度（肌酐清除率为30～59ml/min）肾损害的患者不需要进行起始剂量调整。对于不需要透析的严重肾损害（肌酐清除率<30ml/min）患者，推荐剂量为250mg口服，每日1次。
2.肝功能不全　克唑替尼主要在肝脏代谢，对于轻度肝损害患者，不需要调整起始剂量。对于中度肝损害患者，推荐的起始剂量为200mg，每日2次。对于重度肝损害患者，推荐的起始剂量为250mg，每日1次。
3.老年患者　不需要进行剂量调整。
4.妊娠期妇女　妊娠期妇女服用可能会给胎儿带来伤害。
5.哺乳期妇女　目前尚缺乏相关研究。
6.儿童　目前尚无儿科患者使用克唑替尼胶囊的有效性和安全性数据。

五、相互作用

1.克唑替尼与CYP3A强抑制剂合用可能会导致克唑替尼血药浓度升高,应避免合并使用下列CYP3A强抑制剂(包括但不限于):阿扎那韦、克拉霉素、茚地那韦、伊曲康唑、酮康唑、奈法唑酮、奈非那韦、利托那韦、沙奎那韦、泰利霉素、醋竹桃霉素和伏立康唑,与中度CYP3A抑制剂合并用药时应谨慎。西柚也可能会增加克唑替尼的血药浓度,应避免同时食用。

2.克唑替尼与CYP3A强诱导剂合用可能会导致克唑替尼血药浓度降低,应避免合并使用下列CYP3A强诱导剂(包括但不限于):卡马西平、苯巴比妥、苯妥英钠、利福平、利福布汀和贯叶连翘。

3.服用克唑替尼的患者应避免与治疗指数较窄的CYP3A底物(包括但不限于阿芬太尼、环孢素、双氢麦角碱、麦角胺、芬太尼、匹莫齐特、奎尼丁、西罗莫司和他克莫司)合并使用。如果服用克唑替尼的患者需要合并使用这些治疗指数较窄的CYP3A底物,可能需要减少CYP3A底物的剂量,因为药物合用可产生不良反应。

六、不良反应

1.全身性反应 疲乏的发生率为30%～40%,多为轻中度。

2.神经系统反应 常见的有视觉异常,具体表现为用药1～2周出现闪光幻视、视物模糊、光适应延迟,持续1分钟至数小时。

3.胃肠道系统反应 恶心、呕吐发生率为40%～50%,多为1～2级。约40%的患者出现腹泻,通常为水样便,自限性。20%～30%的患者出现便秘。

4.肝胆系统反应 肝毒性的发生率为15%～20%,表现为ALT/AST升高。

5.皮肤反应 30%～40%的患者出现外周水肿,以双下肢凹陷性水肿为主。

6.血管系统反应 约10%的患者出现QT间期延长。5%～10%的患者出现心动过缓,多为无症状性窦缓。

7.呼吸系统反应 间质性肺病/非感染性肺炎的发生率为2%～4%。

8.血液及淋巴系统反应 中性粒细胞减少的发生率为20%～30%,白细胞减少的发生率为15%～20%。

9.神经系统反应 周围神经病变的发生率为10%～15%,表现为肢端感觉异常。

第十三节 利妥昔单抗

一、适应证

（一）非霍奇金淋巴瘤

1.未经治疗的CD20阳性Ⅱ～Ⅳ期滤泡性非霍奇金淋巴瘤患者，应与化疗联合使用。
2.初治滤泡性淋巴瘤患者经利妥昔单抗联合化疗后达完全或部分缓解后的单药维持治疗。
3.复发或化疗耐药的滤泡性淋巴瘤。
4.CD20阳性弥漫大B细胞性非霍奇金淋巴瘤应与标准化疗（环磷酰胺、多柔比星、长春新碱、泼尼松）8个周期联合治疗。

（二）慢性淋巴细胞白血病

与氟达拉滨和环磷酰胺联合治疗初始或复发性/难治性慢性淋巴细胞白血病患者。

二、禁忌证

1.对药物任何成分过敏者禁用。
2.严重感染者禁用，如活动性结核、乙肝活动期、严重活动性感染等。
3.妊娠期及哺乳期妇女禁用，因缺乏足够数据证明其对胎儿及婴儿的安全性。
4.免疫功能严重受损者慎用，以免增加感染风险。

三、用法

药物在用于治疗不同适应证时，用法用量有所不同。利妥昔单抗注射液是处方药，需要在医师或药师的指导下使用。不推荐利妥昔单抗减量使用。利妥昔单抗与标准化疗合用时，标准化疗药剂量可以减少。

1.滤泡性非霍奇金淋巴瘤：每次滴注利妥昔单抗前应预先使用解热镇痛药（如对乙酰氨基酚）和抗组胺药（如苯海拉明）。还应预先使用糖皮质激素，尤其是所使用的治疗方案不包括糖皮质激素。作为成年患者的单一治疗药，初始治疗推荐剂量为375mg/m^2体表面积，静脉给药，每周1次，22天的疗程内共给药4次。利妥昔单抗联合化疗用于初治滤泡性淋巴瘤患者的推荐剂量为：每疗程375mg/m^2体表面积，使用8个疗程。每次先静脉输注化疗方案中的糖皮质激素,然后在每疗程的第1天给药。复发后的再治疗首次治疗后复发的患者,再治疗的剂量是375mg/m²体表面积,静脉滴注4周,每周1次。

2.弥漫大B细胞性非霍奇金淋巴瘤:每次滴注利妥昔单抗前应预先使用解热镇痛药(如对乙酰氨基酚)和抗组胺药(如苯海拉明)。还应预先使用糖皮质激素,尤其是所使用的治疗方案不包括糖皮质激素。利妥昔单抗应与CHOP化疗联合使用,推荐剂量为375mg/m²体表面积,每个化疗周期的第1天使用。化疗的其他组分应在利妥昔单抗应用后使用。推荐起始滴注速度为50mg/h;最初60分钟过后,可每30分钟增加50mg/h,直至最大速度400mg/h。第二疗程利妥昔单抗滴注的起始速度可为100mg/h,每30分钟增加100mg/h,直至最大速度400mg/h。

3.慢性淋巴细胞白血病:建议在治疗开始前48小时即开始充分水化,同时给予抑制尿酸药,以降低肿瘤溶解综合征风险。对淋巴细胞计数>$25×10^9$/L的患者,建议在利妥昔单抗给药之前先静脉给予泼尼松/泼尼松龙100mg,以降低急性输液反应和(或)细胞因子释放综合征的发生率和严重程度。利妥昔单抗和FC化疗合用时,每28天一个周期,共治疗6个疗程。建议第1疗程在给予FC化疗前1日给药,推荐剂量为375mg/m²体表面积;后续疗程每次500mg/m²体表面积,于FC化疗第1天给药,化疗药物应在利妥昔单抗后给予。

4.利妥昔单抗不可静脉推注或快速滴注。

四、特殊人群

1.肾功能不全　目前尚无对肾功能不全患者影响的相关数据。

2.肝功能不全　对肝功能不全可能产生一定影响。利妥昔单抗可能引起转氨酶升高,提示肝脏功能异常,包括转氨酶升高、胆红素升高及肝炎的发生。

3.老年患者　国外和国内临床研究结果均提示可用于老年患者。

4.妊娠期妇女　孕妇应禁用利妥昔单抗,育龄妇女在使用利妥昔单抗的过程中及治疗后的12个月内,应采取有效的避孕措施。

5.哺乳期妇女　本药不得用于哺乳期妇女。

6.儿童　利妥昔单抗应用于儿童的有效性和安全性尚未确定。

五、相互作用

1.存在人抗鼠抗体或人抗嵌合抗体滴度时,会产生过敏或高敏反应。

2.与顺铂合用会导致严重的肾毒性,故不主张两者合用。

3.用药时接种活疫苗,可能增加活疫苗感染的危险性。

六、不良反应

1. 全身性反应　约80%的首次用药患者会出现发热、寒战等输液反应。
2. 心血管系统反应　心律失常的发生率为5%～10%，包括心房颤动、室性期前收缩。
3. 呼吸系统反应　支气管痉挛的发生率为10%～15%，表现为喘息、SpO_2下降＞5%，1%～3%的患者会出现喉头水肿。
4. 血液系统反应　中性粒细胞减少的发生率为10%～20%，血小板减少的发生率为5%～10%，3%～5%的患者有出血倾向，多为黏膜出血（鼻出血、牙龈出血）。
5. 皮肤反应　15%～20%的患者出现荨麻疹/皮疹，多为Ⅰ型超敏反应。

第十四节　尼妥珠单抗

一、适应证

1. 尼妥珠单抗与放疗联合使用治疗表皮生长因子受体阳性表达的Ⅲ或Ⅳ期鼻咽癌。
2. 与吉西他滨联合治疗K-Ras野生型局部晚期和（或）转移性胰腺癌。
3. 与同步放化疗联合治疗局部晚期头颈部鳞癌。

二、禁忌证

1. 对尼妥珠单抗或任何成分过敏者禁用。
2. 妊娠及哺乳期妇女慎用或禁用。
3. 有严重心脏疾病者禁用。
4. 活动性感染患者禁用。

三、用法

1. 鼻咽癌　将100mg尼妥珠单抗注射液稀释于250ml生理盐水中，静脉滴注，输注时间大于60分钟。在给药过程中及给药结束后1小时内，需密切监测患者的状况。第1次给药时间为放射治疗的第1天，于放疗前完成，以后每周1次，共8次。患者同时接受标准的鼻咽癌放射治疗。
2. 胰腺癌　将400mg尼妥珠单抗注射液稀释于250ml生理盐水中，静脉滴注，输注时间大于60分钟。在给药过程中及给药结束后1小时内，需密切监测患者的状况。每周

1次,直至疾病进展或出现无法耐受的毒性反应。

3.头颈部鳞癌　将200mg尼妥珠单抗注射液稀释于250ml生理盐水中,静脉滴注给药,输注时间大于60分钟。在给药过程中及给药结束后1小时内,需密切监测患者的状况。首次给药应在放射治疗前开始,放疗开始后每周给药1次,连续使用7周以上。

四、特殊人群

1.肾功能不全　可能对患者的肾功能产生一定影响,导致相关指标异常,如肌酐升高等。

2.肝功能不全　可能引起转氨酶升高,进一步加重肝脏负担。

3.老年患者　老年患者使用本药的安全性和疗效尚不明确。

4.妊娠期妇女　尼妥珠单抗可透过胎盘屏障,且表皮生长因子受体与胎儿组织分化、器官形成有关,因此妊娠期妇女或没有采取有效避孕措施的妇女应慎用此药。

5.哺乳期妇女　建议在治疗期间以及最后一次给药后60天内停止哺乳。

6.儿童　谨慎使用。

五、相互作用

尼妥珠单抗用药的相互作用尚不明确,目前尚缺乏尼妥珠单抗与其他药物相互作用的数据。因此,在使用尼妥珠单抗时,应谨慎考虑患者正在使用的其他药物,并在医师的指导下使用。

六、不良反应

1.全身性反应　发热最常见,多为低热,常在首次给药后24小时内出现。

2.心血管系统反应　血压下降的发生率为10%～20%,表现为无症状性低血压。

3.神经系统反应　运动语言障碍,下肢无力,方向感丧失。

4.胃肠道反应　主要为恶心、口干。

5.皮肤反应　皮疹的发生率为10%～15%,表现为红斑样疹,多分布于躯干。

6.泌尿系统反应　血尿的发生率<5%。肌酐升高的发生率为3%～5%,通常为可逆性。

7.血液系统反应　白细胞减少的发生率为5%～10%,多为1～2级,3级以上罕见。

8.其他反应　包括肌肉痛、胸痛、发绀等。

第十五节 培门冬酶

一、适应证

1.急性淋巴细胞白血病的治疗，尤其是对天然 L-天冬酰胺酶过敏的患者。
2.儿童急性淋巴细胞白血病患者的一线治疗。
3.一般被用于联合化疗，推荐与长春新碱、泼尼松和柔红霉素联合使用。目前尚无单药使用临床研究资料。

二、禁忌证

1.对培门冬酶有严重过敏史的患者。
2.既往使用左旋门冬酰胺酶治疗出现急性血栓症者。
3.既往使用左旋门冬酰胺酶治疗出现胰腺炎者。
4.既往使用左旋门冬酰胺酶治疗出现严重出血事件者。

三、用法

1.联合化疗使用时，培门冬酶推荐剂量为 $2500U/m^2$，肌内注射，每14天给药一次。
2.在单一部位肌肉注射给药量应少于2ml；如需要使用的药量超过2ml，则应在多个部位注射。
3.注意事项：如果出现严重急性过敏反应，则需立即停止使用，给予抗组胺药物、肾上腺素、氧气和静脉内注射类固醇等救治措施；只要溶液和容器许可，注射用药品都应该在使用前通过肉眼检查是否存在颗粒物质、浑浊和变色。如发现溶液中有微粒、浑浊、污点等，须扔掉该药品；如果培门冬酶已经被冷冻结冰或室温放置了48小时以上，或经振摇或剧烈搅动过，则不能再使用。

四、特殊人群

1.肾功能不全　在使用培门冬酶时，可能会出现药物代谢和排泄障碍，导致药物在体内积聚，从而增加不良反应的风险。这些不良反应可能包括恶心、呕吐、腹泻、腹痛等胃肠道反应，以及过敏反应、凝血功能异常等。
2.肝功能不全　培门冬酶需要通过肝脏进行代谢，如果患者肝功能不全，可能会加重肝脏的负担，引起肝功能损伤，通常表现为血清转氨酶（AST和ALT）水平升高，可能伴有黄疸等症状。

3.老年患者　65岁及以上患者的用药反应尚不明确。

4.妊娠期妇女　培门冬酶注射液禁用于孕妇，因为该药物属于细胞毒性药物，具有潜在的致畸性和致癌风险。

5.哺乳期妇女　不推荐哺乳期妇女使用。

6.儿童　培门冬酶可用于儿童急性淋巴细胞白血病的治疗，但需要在医师指导下进行，并密切监测不良反应。对于儿童的剂量和使用方案，通常会根据年龄、体重和病情等因素进行个体化调整。

五、相互作用

1.化疗药物　培门冬酶与其他化疗药物的联合使用可能影响其疗效。例如，与甲氨蝶呤联合使用可能会增加抑制造血干细胞的风险。

2.免疫抑制剂　培门冬酶本身具有免疫抑制作用，因此与其他免疫抑制剂（如环孢素）联合使用可能会增加免疫系统受损和感染的风险。

3.肝素类药物　培门冬酶可能增强抗凝药物（如肝素）的作用，导致出血风险升高。因此，在使用培门冬酶的同时使用肝素类药物需要谨慎。

4.营养补充剂　培门冬酶治疗期间，患者的营养摄入和消化系统功能可能受到影响，需要特别关注维生素和矿物质的补充，以维持身体健康。

六、不良反应

1.全身性反应　主要为发热、乏力。

2.胃肠道反应　恶心、呕吐的发生率为30%～50%，多为1～2级。腹泻的发生率为20%～40%，通常为水样便，严重时可导致脱水。腹痛的发生率为10%～20%。

3.肝胆系统反应　表现为转氨酶升高、高胆红素血症。

4.血液系统反应　凝血功能异常，表现为出血倾向（鼻出血、牙龈出血）。血栓形成。20%～30%的患者可出现中性粒细胞减少，10%～15%的患者出现血小板减少。

5.代谢与内分泌系统反应　10%～20%的患者出现血糖升高。

6.神经系统反应　中枢神经毒性，表现为癫痫发作、可逆性后部脑病综合征。

第十六节 培 唑 帕 尼

一、适应证

1.晚期肾细胞癌患者的一线治疗。
2.曾接受细胞因子治疗的晚期肾细胞癌患者的治疗。

二、禁忌证

1.对培唑帕尼过敏的患者。
2.妊娠期、哺乳期妇女、肝功能不全以及严重心脏疾病患者。

三、用法

1.培唑帕尼的推荐剂量为800mg/次，每日1次，口服，空腹服药。如果漏服剂量，且距下次剂量的服用时间不足12小时，则不应补服。
2.剂量调整应根据个体耐受情况，按200mg的幅度逐步递增或递减，以控制不良反应。培唑帕尼的剂量不应超过800mg。

四、特殊人群

1.**肾功能不全** 只有少量培唑帕尼及其代谢物经肾排泄，肾功能不全对本药使用影响较小。

2.**肝功能不全** 主要通过肝脏代谢和排泄，因此肝功能不全的患者在使用时可能会导致药物在体内积聚，从而增加不良反应的风险。这些不良反应可能包括肝功能异常、转氨酶升高、肝衰竭、药物性肝损伤或肝纤维化等。其中，肝功能异常可能表现为胆红素、转氨酶等指标偏高，严重时可能导致肝性脑病；转氨酶升高则表明肝细胞受损。

3.**老年患者** 有关培唑帕尼用于65岁及以上患者的数据有限。在培唑帕尼的肾细胞癌研究中，药物的安全性在65岁以上的受试者与较年轻受试者之间在总体上未观察到显著性差异。临床实践中尚未发现老年患者与较年轻患者之间的缓解情况存在差异，但不能排除某些较为年长者具有更高的敏感性。

4.**妊娠期妇女** 禁用培唑帕尼，因为该药物可能对胎儿产生不良影响，具有潜在的致畸性。

5. 哺乳期妇女 培唑帕尼可能会通过母乳传递给婴儿，因此哺乳期妇女在使用培唑帕尼时应停止母乳喂养。

6. 儿童 培唑帕尼禁用于2岁以下儿童，因为其可能对儿童的器官生长发育造成影响。对于2～18岁的儿童，培唑帕尼的安全性和有效性尚不明确，因此不建议使用。如果确实需要使用，医师必须权衡药物的潜在益处和潜在风险，并进行仔细的评估并调整剂量。

五、相互作用

培唑帕尼与CYP3A4强抑制剂（如伊曲康唑）、CYP3A4诱导剂（如利福平）、升高胃内pH的药物（如奥美拉唑）以及他汀类药物等产生相互作用。

六、不良反应

1. **全身性反应** 10%～20%的患者会出现感染。
2. **血液系统反应** 5%～10%的患者会出现红细胞增多症。<1%的患者会出现血栓性微血管病，包括血栓性血小板减少性紫癜、溶血性尿毒症综合征。
3. **神经系统反应** 表现为头痛、癫痫、视觉障碍。
4. **胃肠道反应** 胃肠胀气的发生率在30%～40%，与胃肠动力紊乱相关。
5. **肝胆系统反应** 转氨酶上升，如γ-GT、ALT/AST等。
6. **肌肉骨骼系统反应** 主要为多关节对称性疼痛、肌肉痉挛。
7. **呼吸系统反应** 间质性肺病的发生率<1%，典型表现为进行性呼吸困难。
8. **其他反应** 视网膜脱离/撕裂的发生率为1%～3%。

第十七节　曲妥珠单抗（静脉制剂）

一、适应证

1. 适用于人表皮生长因子受体-2阳性的转移性乳腺癌。
2. 适用于人表皮生长因子受体-2阳性的早期乳腺癌。
（1）接受了手术、含蒽环类抗生素辅助化疗和放疗后的单药辅助治疗。
（2）多柔比星和环磷酰胺化疗后序贯曲妥珠单抗与紫杉醇或多西他赛的联合辅助治疗。
（3）与多西他赛和卡铂联合的辅助治疗。
（4）与化疗联合新辅助治疗，继以辅助治疗，用于局部晚期（包括炎性）或者肿瘤直径＞2cm的乳腺癌。

3.适用于既往未接受过针对转移性疾病治疗的人表皮生长因子受体-2阳性的转移性胃腺癌或胃食管交界腺癌患者。

二、禁忌证

1.对曲妥珠单抗或其任何辅料过敏的患者。
2.禁用于儿童肌内注射。

三、用法

1.静脉滴注给药。
2.早期和转移性乳腺癌。1次/周给药方案：初始剂量为4mg/kg，维持剂量2mg/kg；1次/3周给药方案：初始剂量8mg/kg，维持剂量6mg/kg。首次输注90分钟以上，如耐受性良好，后续输注可改为30分钟。维持治疗直至疾病进展。
3.转移性胃癌。建议初始剂量为8mg/kg，随后6mg/kg，每3周给药一次。首次输注时间约为90分钟。如果患者耐受性良好，后续输注时间可缩短至30分钟。维持治疗直至疾病进展。
4.漏用
（1）如果患者漏用曲妥珠单抗未超过1周，应尽快给予常规维持剂量的曲妥珠单抗（1次/周的给药方案：2mg/kg；1次/3周的给药方案：6mg/kg）。不需要等待至下一治疗周期。此后，对于1次/周或1次/3周的给药方案，应分别在7天或者21天后给予维持剂量的曲妥珠单抗。
（2）如果患者漏用曲妥珠单抗已超过1周，应尽快重新给予初始负荷剂量的曲妥珠单抗（1次/周的给药方案：4mg/kg；1次/3周的给药方案：8mg/kg）。输注时间约为90分钟以上。此后，对于1次/周或1次/3周的给药方案应分别在7天或者21天后给予维持剂量的曲妥珠单抗（1次/周的给药方案：2mg/kg；1次/3周的给药方案：6mg/kg）。
5.配制时注意无菌操作，避免产生过多泡沫。不能使用5%的葡萄糖溶液稀释，因其可使蛋白聚集，影响药物的稳定性和有效性，甚至导致不良反应的发生。

四、特殊人群

1.肾功能不全患者　不需要调整剂量。
2.老年患者　老年患者心功能不全发生的危险性高于年轻患者。
3.妊娠期妇女孕妇　应避免使用。育龄妇女在使用曲妥珠单抗治疗期间以及结束后7个月内应采取有效的避孕措施。
4.哺乳期妇女　治疗期间应避免哺乳。
5.儿童用药　使用苯甲醇作为溶媒时，禁止用于儿童肌内注射。
6.心脏风险增加的患者　慎用（例如高血压、冠状动脉疾病、充血性心力衰竭、舒张功能不全、老年人等）。

五、相互作用

与蒽环类药物同期应用须慎重，可能增加心脏毒性，严重者会发生心力衰竭，建议序贯使用或分别使用。在转移性乳腺癌治疗中，曲妥珠单抗和蒽环类抗生素不能合并使用。

六、不良反应

1.全身性反应　典型表现为发热、寒战和疲劳等症状。
2.心血管系统反应　心功能不全，老年患者（＞65岁）心脏毒性风险增加2倍。治疗前和治疗期间应进行左心室射血分数的检测。
3.血液系统反应　主要表现为中性粒细胞减少和贫血。
4.胃肠道及黏膜反应　主要为黏膜炎，表现为口腔溃疡、吞咽疼痛。
5.其他反应　妊娠毒性，致畸风险：羊水过少。

第十八节　曲妥珠单抗（皮下注射制剂）

一、适应证

同注射用曲妥珠单抗（静脉制剂），详见本章第十七节。

二、禁忌证

同注射用曲妥珠单抗（静脉制剂），详见本章第十七节。

三、用法

应通过皮下注射给药，不能静脉给药。
1.建议皮下注射固定剂量600mg（不按患者体重），1次/3周，2～5分钟完成给药，不需要负荷剂量。
2.注射部位：应在左右大腿之间交替选择。新注射部位应离先前注射部位至少2.5cm，在健康皮肤上注射，禁止在红肿、挫伤、压痛或变硬的皮肤部位注射。
3.治疗期间，其他皮下给药药物应选择不同部位注射。

4.漏用：如果患者漏用曲妥珠单抗皮下给药一个剂量，建议尽快给予1次600mg剂量。距下1次给药的时间间隔应不得少于3周。

四、特殊人群

1.老年患者　年龄对曲妥珠单抗的使用无显著影响。
2.妊娠期妇女　在使用曲妥珠单抗治疗期间以及结束后7个月内应采取有效的避孕措施。
3.哺乳期妇女　治疗期间应避免哺乳。
4.儿童　小于18岁患者使用曲妥珠单抗的安全性和疗效尚未确立。
5.心脏风险增加的患者　慎用（如高血压、冠状动脉疾病、充血性心力衰竭、舒张功能不全、老年人）。

五、相互作用

同注射用曲妥珠单抗（静脉制剂）。

六、不良反应

1.全身性反应　20%～30%的患者会出现发热，多为低热（＜38.5℃），常伴随首次输注出现。乏力的发生率为15%～25%。
2.心血管系统反应　2%～28%的患者会出现心功能不全。
3.血液系统反应　20%～40%的患者会出现中性粒细胞减少。贫血的发生率为10%～20%，多为轻度。
4.呼吸系统反应　表现为咳嗽、呼吸困难。
5.胃肠道反应　主要表现为腹泻。

第十九节　舒尼替尼

一、适应证

1.疾病进展、甲磺酸伊马替尼治疗失败或不能耐受的胃肠间质瘤患者。
2.不能手术的晚期肾细胞癌患者。
3.不可切除的局部晚期、转移性高分化进展期胰腺神经内分泌瘤成年患者。

二、禁忌证

对舒尼替尼或其药物的非活性成分严重过敏者。

三、用法

1. 胃肠间质瘤和晚期肾细胞癌的推荐剂量为50mg，每日1次，口服；服药4周，停药2周，6周为1个疗程。
2. 胰腺神经内分泌瘤的推荐剂量为37.5mg，每日1次，口服，连续服药，无停药期。
3. 与食物同服或不同服均可。

四、特殊人群

1. 老年患者　在临床试验中，未发现老年受试者与年轻受试者在安全性或有效性方面存在差异。
2. 妊娠期妇女　妊娠期妇女接受舒尼替尼治疗可能会对胎儿造成伤害。育龄妇女在接受舒尼替尼治疗期间及末次用药后至少4周内，应采取有效避孕措施。
3. 哺乳期妇女　哺乳期妇女接受药物治疗时，建议在治疗期间和末次用药后至少4周内不得哺乳。
4. 儿童　药舒尼替尼用于儿童患者的安全性和有效性尚未明确。

五、相互作用

1. 舒尼替尼与CYP3A4强抑制剂同时应用时，可增加舒尼替尼的血药浓度。如果必须与CYP3A4强抑制剂同时应用，需要考虑减少舒尼替尼剂量。建议选择对此类酶没有或抑制作用最小的药物合并用药。葡萄柚也能增加舒尼替尼的血药浓度，应避免食用。
2. 舒尼替尼与CYP3A4诱导剂合并用药时，可降低舒尼替尼的血药浓度。如果必须与CYP3A4诱导剂同时使用，需要考虑增加舒尼替尼的剂量。贯叶连翘可能会突然降低舒尼替尼的血药浓度，故患者在接受舒尼替尼治疗时不能同时服用贯叶连翘。
3. 体外研究结果表明舒尼替尼不会诱导或抑制主要的CYP酶。

六、不良反应

1. 全身性反应　40%～60%的患者出现疲乏，10%～20%的患者出现低热。
2. 血液系统反应　发生率依次为血小板减少、白细胞减少、贫血。
3. 心血管系统反应　最常见的有高血压，其次为左心室功能障碍。

4. 胃肠道反应 腹泻的发生率为40%～60%，恶心/呕吐的发生率为30%～50%。

5. 肝胆系统反应 10%～20%的患者出现转氨酶上升、高胆红素血症。

6. 皮肤反应 25%～40%的患者出现手足综合征，表现为掌跖红斑、脱屑、疼痛。皮肤褪色/黄染的发生率为15%～25%，与药物沉积相关，停药后可逆。

7. 内分泌系统反应 甲状腺功能不全的发生率为20%～30%，表现为TSH上升、乏力、畏寒。

第二十节 西 达 本 胺

一、适应证

1. 既往至少接受过一次全身化疗的复发或难治的外周T细胞淋巴瘤患者。
2. 联合芳香化酶抑制剂用于激素受体阳性、人表皮生长因子受体-2阴性、绝经后、经内分泌治疗复发或进展的局部晚期或转移性乳腺癌患者。
3. 联合R-CHOP（利妥昔单抗、环磷酰胺、阿霉素、长春新碱和泼尼松）用于MYC和BCL2表达阳性的既往未经治疗的弥漫大B细胞淋巴瘤患者。

二、禁忌证

1. 对西达本胺任何成分过敏者。
2. 妊娠期妇女。
3. 严重心功能不全患者。

三、用法

1. 外周T细胞淋巴瘤、乳腺癌 成人推荐剂量为30mg/次，餐后30分钟服用，每周服药2次，两次服药间隔不应少于3天（如周一和周四、周二和周五、周三和周六等），若病情未进展或未出现不能耐受的不良反应，建议持续服药。

2. MYC和BCL2表达阳性的既往未经治疗的弥漫大B细胞淋巴瘤 与R-CHOP联合使用，建议联合给药6个周期，每3周为一个周期。西达本胺片的推荐剂量为20mg/次，每周期第1、4、8、11天餐后30分钟服用。

四、特殊人群

1. 肝肾功能异常 尚缺乏肝功能损伤和肾功能损伤人群的用药信息。

2. 老年患者　根据老年患者的综合情况指导患者用药或进行剂量调整。
3. 妊娠期妇女　治疗期间避免妊娠，妊娠期间禁止服用。
4. 哺乳期妇女　治疗时停止哺乳。
5. 儿童　不推荐使用。

五、相互作用

1. 目前西达本胺尚未进行正式人体药物相互作用研究。
2. 在西达本胺联合紫杉醇和卡铂以非小细胞肺癌为适应证的Ⅰb期临床研究中观察到，西达本胺对紫杉醇（CYP3A4的底物）的体内药代动力学参数无明显影响，紫杉醇或卡铂对西达本胺的体内药代动力学参数也无明显影响。
3. 西达本胺和依西美坦单次联合用药的药代动力学研究以及Ⅲ期临床试验两药联合多次给药的药代动力学研究结果显示，西达本胺对依西美坦的体内暴露水平基本无影响，而联合依西美坦后，西达本胺在受试者体内暴露水平有所增加。

六、不良反应

1. 全身性反应　常见的有乏力、低热。
2. 血液系统反应　主要为骨髓抑制，常出现在服药后6周内。
3. 胃肠道反应　主要为腹泻，多为1～2级。还会出现恶心、呕吐、食欲缺乏。
4. 神经系统反应　主要表现为头晕。
5. 皮肤反应　出现皮疹的概率为15%～25%，以多形性红斑为主。
6. 内分泌系统反应　代谢异常，主要是高尿酸血症。
7. 其他反应　电解质紊乱，如低钾血症、低钙血症。

第二十一节　西妥昔单抗

一、适应证

1. 用于治疗RAS基因野生型的转移性结直肠癌
（1）与FOLFOX或FOLFIRI方案联合用于一线治疗。
（2）与伊立替康联合用于经含伊立替康治疗失败后的患者。
2. 用于治疗头颈部鳞癌
（1）与含铂化疗联合用于一线治疗复发和（或）转移性头颈部鳞癌。
（2）与放疗联合用于治疗局部晚期头颈部鳞癌。

二、禁忌证

1. 对西妥昔单抗有严重超敏反应（3级或4级）者。
2. RAS基因突变型或RAS基因状态未知的转移性结直肠癌患者。
3. 开始联合治疗前，应考虑联合的化疗药物的相关禁忌。

三、用法

1. 只能静脉给药，可输注原液或使用0.9%氯化钠注射液稀释后静脉输注。1次/周给药方案（适用所有适应证）：初始剂量400mg/m^2，后续治疗250mg/m^2；1次/2周给药方案（适用于局部晚期头颈鳞状细胞癌以外的所有适应证）：给药剂量500mg/m^2，根据患者情况酌情减量。
2. 在首次滴注西妥昔单抗之前至少1小时，患者必须接受抗组胺药物和皮质类固醇类药物的预防用药，建议在后续治疗中，每次使用西妥昔单抗前都给予上述预防用药。

四、特殊人群

1. 肝肾功能不全　目前尚缺乏西妥昔单抗在肝肾功能不全患者中的研究。
2. 老年患者　老年患者不需要调整剂量，75岁及以上患者的用药经验有限。
3. 妊娠期妇女　强烈建议对于孕妇或者任何未采取充分避孕措施的妇女，仅在其可能获得的受益大于对胎儿的潜在风险时再接受西妥昔单抗的治疗。
4. 哺乳期妇女　建议哺乳期妇女在使用西妥昔单抗期间和最后一次用药后的1个月内不要哺乳。
5. 儿童　尚无儿童患者使用西妥昔单抗的安全性和有效性数据。

五、相互作用

伊立替康不会影响西妥昔单抗的药代动力学特性，西妥昔单抗也不会影响伊立替康的药代动力学特性。尚未进行西妥昔单抗与其他药物相互作用的人体研究。

六、不良反应

1. 全身性反应　主要有轻到中度的输液反应。15%～25%的患者会出现乏力。
2. 皮肤反应　80%～90%的患者会出现皮肤毒性。
3. 胃肠道反应　主要为腹泻，多为1～2级。
4. 神经系统反应　头痛多为一过性，与血管调节相关。
5. 呼吸系统反应　<1%的患者会出现间质性肺病。

6.其他反应　部分患者会出现低镁血症、低钙血症,需同步纠正。

第二十二节　伊马替尼

一、适应证

1.用于治疗费城染色体阳性(Philadelphia chromosome,Ph+)的慢性髓细胞性白血病,包括慢性期、加速期和急变期。

2.用于治疗不能切除或发生转移的恶性胃肠道间质瘤的成人患者。

3.用于治疗费城染色体阳性的复发难治的急性淋巴细胞白血病成人患者;联合化疗治疗新诊断的费城染色体阳性急性淋巴细胞白血病的儿童患者。

二、禁忌证

对伊马替尼任何成分过敏者。

三、用法

(一)成人用法

1.慢性髓细胞性白血病慢性期　推荐剂量为400mg/d,每日1次或分2次服用。

2.慢性髓细胞性白血病急变期和加速期　推荐剂量为600mg/d一日1次。若病情持续发展且未出现严重不良反应,可考虑增加至800mg/d(分两次服用)。

3.胃肠道间质瘤患者　推荐剂量为400mg/d,一次服用。若疗效不佳且无严重不良反应,可考虑增加至600mg/d或800mg/d。

(二)儿童用法

1.3岁以上儿童及青少年　推荐剂量根据体表面积计算,慢性期为260mg/m^2(最大剂量400mg),加速期和急变期为340mg/m^2(最大剂量600mg)。剂量调整应为整100mg或整50mg。

2.服用方法　应在进餐时服用,并饮一大杯水。不能吞咽药片的患者,可将药片分散于不含气体的水或苹果汁中服用。

四、特殊人群

1. 老年患者　对老年患者没有特别的剂量调整。
2. 妊娠期妇女　妊娠期间不宜应用。如妊娠期间服用伊马替尼,必须告知其对胎儿可能的危害。
3. 哺乳期妇女　停止哺乳。
4. 儿童　个别样本中,儿童血浆浓度可升高1.5～2倍,这一数据尚不足以作为推荐儿童药物剂量的依据。

五、相互作用

1. 伊马替尼可增加经细胞色素P4503A4酶(CYP3A4)代谢的其他药物(如苯二氮䓬类、二氢吡啶等)的血浆浓度,因此应避免与治疗窗狭窄的CYP3A4底物(如环孢素、匹莫齐特等)同时服用。
2. 伊马替尼还可能抑制CYP2D6、CYP2C9和CYP2C19的活性,与这些药物合用时需谨慎。
3. 服用华法林等抗凝药时,应短期监测凝血酶原时间。

六、不良反应

1. 全身性反应　主要是轻至中度疲劳,其次为水肿和发热。
2. 血液系统反应　主要是中性粒细胞、血小板、血红蛋白减少。
3. 胃肠道反应　常见的有恶心、呕吐、腹泻(多为1～2级)。
4. 肝胆系统反应　肝功能异常表现为ALT/AST升高。
5. 皮肤反应　皮疹以多形性红斑为主。
6. 神经系统反应　头痛多为一过性,与血管调节相关。味觉障碍,表现为金属味觉。
7. 心血管系统反应　部分患者会出现心力衰竭和QT间期延长。
8. 呼吸系统反应　5%～10%的患者会出现胸腔积液,多为少量渗出液。
9. 其他反应　眼部会出现结膜炎/泪多、视物模糊。

第二十三节　重组人血管内皮抑制素注射液

一、适应证

1. 适用于联合NP化疗方案（长春瑞滨和顺铂），用于治疗初治或复治的Ⅲ/Ⅳ期非小细胞肺癌患者。
2. 单药用于诊断明确的非小细胞肺癌的复发患者。
3. 晚期非小细胞肺癌可以在标准一线化疗方案的基础上联合重组人血管内皮抑制素进行治疗。
4. 用于EGFR高表达的鼻咽癌患者的治疗。

二、禁忌证

心、肾功能不全者慎用。

三、用法

1. 静脉给药，临用时将重组人血管内皮抑制素注射液加入250～500ml生理盐水中，匀速静脉滴注，滴注时间3～4小时。
2. 与NP化疗方案联合给药时，在治疗周期的第1～14天，每天给药一次，每次7.5mg/m^2（1.2×10^{5}U/m^2），连续给药14天，休息1周，再继续下一周期治疗。通常可进行2～4个周期的治疗。
3. 临床推荐：医师在患者能耐受的情况下可适当延长重组人血管内皮抑制素的使用时间。

四、特殊人群

1. 老年患者　对有严重心脏病史的老年肿瘤患者，应在医师严密观察下使用。
2. 妊娠期、哺乳期妇女　尚无在妊娠期及哺乳期妇女中使用的数据。
3. 儿童　在医师指导下使用。
4. 有严重心脏病或病史者　包括充血性心力衰竭、高危性不能控制的心律失常、需药物治疗的心绞痛、临床明确诊断的心脏瓣膜疾病。心电图严重心肌梗死病史以及顽固性高血压者慎用。临床使用过程中应定期进行心电监测，出现心脏不良反应者应进行心电监护。

五、相互作用

在临床使用时,应注意勿与可能影响重组人血管内皮抑制素注射液酸碱度的其他药物或溶液混合使用。

六、不良反应

1.全身性反应　可逆性全身斑丘疹,伴瘙痒。发热、乏力,多为轻中度。
2.心脏反应　常见的有窦性心动过速、轻度ST-T改变、房室传导阻滞、房性期前收缩、偶发室性期前收缩等,常见于有冠心病、高血压病史的患者。
3.肝胆系统反应　肝功能异常,主要包括无症状性转氨酶升高、黄疸(主要为轻度及中度,罕见重度)。

第二十四节　阿来替尼

一、适应证

适用于间变性淋巴瘤激酶阳性的局部晚期或转移性非小细胞肺癌患者的治疗。

二、禁忌证

对阿来替尼中的任一成分过敏或有过敏史的患者禁用。

三、用法

1.推荐剂量:每次600mg(4粒150mg胶囊),每日2次,随餐服用。200ml温开水整粒送服,不可咀嚼或压碎。
2.延误或漏服:如果漏服,应补服该剂量,除非距离下一次服药的时间小于6小时。如果患者服药后发生呕吐,不补服,按计划时间服用下一剂药物。
3.剂量调整:如治疗过程中出现不良事件,需要暂时中断给药、减少剂量或者停止治疗。应根据患者耐受性,以每次减量150mg的方式逐步减量。如果患者不能耐受300mg,每日2次的给药剂量,应永久停止使用。
4.阿来替尼具有光敏性,在服药期间以及停止服药后至少7天内注意防晒。

四、特殊人群

1. 肾功能不全　肾功能受损的患者不需要调整剂量。
2. 肝功能不全　轻度或中度肝功能受损患者不需要调整剂量，重度肝功能受损患者应调整剂量至每次450mg，每日2次（每日总剂量900mg）。
3. 老年患者　年龄≥65岁的患者不需要调整剂量。
4. 妊娠期妇女　在用药期间及末次用药后至少3个月内必须采用高效的避孕方法。
5. 哺乳期妇女　在服药期间建议停止哺乳。
6. 儿童　对18岁以下患者的安全性和有效性尚未确定。

五、相互作用

1. 避免与可能引起心动过缓的药物（如β受体阻滞剂、非二氢吡啶类钙通道阻滞剂等）同时使用。
2. 与P-gp（P-glycoprotein）抑制剂联合使用时需谨慎，因为可能导致药物浓度升高，增加不良反应风险。

六、不良反应

1. 全身性反应　患者会出现疲乏，多为轻度。下肢凹陷性水肿（晨轻暮重）。
2. 胃肠道反应　最常见的反应是便秘、恶心，多为1～2级，餐后服药可缓解。
3. 肝胆系统反应　以间接胆红素升高为主。
4. 肌肉骨骼系统反应　肌痛、肌酸激酶升高，表现为对称性近端肌无力。
5. 血液系统反应　主要表现为贫血，多为正常细胞性贫血，罕见溶血性贫血。
6. 皮肤反应　出现斑丘疹（躯干为主）。
7. 心血管系统反应　心动过缓，QT间期延长的发生率＜5%，需进行基线ECG筛查，避免联用其他QT延长药物。
8. 其他反应　间质性肺病的发生率＜1%。肾功能异常，以血肌酐轻度升高（通常＜1.5倍ULN）为主。

第二十五节 阿美替尼

一、适应证

1.具有表皮生长因子受体（epithelial growth factor receptor，EGFR）外显子19缺失或外显子21（L858R）置换突变的局部晚期或转移性非小细胞肺癌成人患者的一线治疗。

2.既往经EGFR酪氨酸激酶抑制剂（TKI）治疗时或治疗后出现疾病进展，并且经检测确认存在EGFR T790M突变阳性的局部晚期或转移性NSCLC成人患者的治疗。

二、禁忌证

1.对阿美替尼中任一成分过敏者禁用。
2.有先天性长QT间期综合征的患者应避免使用。

三、用法

1.推荐剂量　每日1次，每次110mg，口服使用，直至出现疾病进展或不可耐受的毒性。
2.服用时间　空腹或餐后服用均可，建议每天大致同一时间服用。
3.服用方式　整片吞服，并用一整杯水送服，不要咀嚼或压碎。
4.漏服处理　如果漏服1次，且距离下次服药时间大于12小时，则应补服。

四、特殊人群

1.老年患者　目前的临床研究数据表明，老年患者的安全性特征与总体人群无明显差异，在医师指导下使用时不需要进行剂量调整。
2.妊娠期妇女　妊娠期妇女用药可能损害胎儿，已经妊娠或计划妊娠的请提前告知医师。
3.哺乳期妇女　哺乳期妇女如需用药，请在用药期间及末次给药后至少3个月内停止哺乳。
4.儿童　小于18周岁的儿童或青少年使用阿美替尼的有效性和安全性尚不明确。

五、相互作用

阿美替尼主要由CYP3A4酶代谢，治疗期间应慎用CYP3A4强抑制剂和CYP3A4强诱导剂，另外本药物与BCRP和P-gp的底物药物联合使用可能存在一定影响。治疗期间应慎用为BCRP和P-gp敏感底物的窄治疗窗药物，如果患者合并服用了这类药物，应对其安全性进行密切观察。

六、不良反应

1. 全身性反应　常见的症状是疲劳，多为轻度，与药物代谢相关，通常不影响继续治疗。发热，以低热为主，可能与免疫调节相关。
2. 皮肤反应　最常见的为皮疹，特征性表现为痤疮样皮疹（面部、躯干为主）、干燥、脱屑（四肢显著）。
3. 胃肠道反应　主要有腹泻、口腔炎。
4. 肝胆系统反应　肝功能异常，表现为ALT、AST升高。
5. 血液系统反应　贫血的发生率约9.2%，多为轻度。
6. 肌肉骨骼系统反应　对称性肌痛、关节痛、血肌酸磷酸激酶升高。
7. 心血管系统反应　心律异常的发生率约为7.1%。
8. 呼吸系统反应　间质性肺病的发生率＜1%，咳嗽的发生率约5.3%。
9. 其他反应　包括结膜炎、眼干燥症、蛋白尿。

第二十六节　奥希替尼

一、适应证

1. 用于ⅠB～ⅢA EGFR19外显子缺失突变或21外显子L858R置换突变的NSCLC患者的术后辅助治疗，并由医师决定患者是否接受辅助化疗。
2. 具有EGFR19外显子缺失突变或21外显子L858R置换突变的局部晚期或转移性NSCLC成人患者的一线治疗。
3. 既往经EGFR-TKI治疗时或治疗后出现疾病进展，并且经检测确认存在EGFR T790M突变阳性的局部晚期或转移性NSCLC成人患者的治疗。
4. 联合培美曲塞及铂类化疗药物，用于具有表皮生长因子受体（EGFR）外显子19缺失或外显子21（L858R）置换突变的局部晚期或转移性NSCLC成人患者。

二、禁忌证

1. 对奥希替尼活性成分或辅料过敏者。
2. 不得与贯叶连翘一同服用。

三、用法

1. 建议剂量为每日1次，每次80mg。空腹或进餐时服用均可，每日固定时间服用。
2. 如果忘记服药超过12小时，不需要补服；如果不超过12小时，应立即补服。
3. 应整粒吞服，不得压碎、掰断或咀嚼。
4. 对于吞咽困难的患者，可将药片溶于50ml不含碳酸盐的水中，不需要压碎药片，轻轻搅拌至药片完全溶解后服用，随后再加入适量温水冲洗，确保杯内无残留药物，然后将水饮入。不可添加其他液体。
5. 需管饲的患者可将药片溶于15ml不含碳酸盐的水中，再用15ml温水冲洗，溶解液应在30分钟内完成管饲。

四、特殊人群

1. 肾功能不全　轻、中度肾功能损害患者不需要调整剂量，终末期肾病（肌酐清除率<15ml/min）或正在接受透析的患者应慎用。
2. 肝功能不全　轻、中度肝功能损害患者不需要调整剂量，但应慎用；不建议重度肝功能损害的患者使用奥希替尼。
3. 老年患者　与年轻患者相比，其有效性无明显差异。
4. 妊娠期妇女　奥希替尼可能对胎儿造成危害。
5. 哺乳期妇女　停止哺乳。
6. 儿童　目前尚无<18周岁患者使用奥希替尼的安全性及有效性数据。

五、相互作用

1. 应避免奥希替尼与苯妥英钠、利福平及卡马西平等CYP3A4的强诱导剂合用，若无法避免，需增加奥希替尼的用量至160mg/d，直至停用CYP3A4强诱导剂3周后，可恢复奥希替尼用量至80mg/d；波生坦、依法韦仑、依曲韦林及莫达非尼等CYP3A4的中度诱导剂应谨慎与奥希替尼合用。
2. 当奥希替尼与瑞舒伐他汀（一种敏感的BCRP底物）或地高辛、达比加群、阿利吉仑等合用时，应严密监测，以发现因合并用药导致的暴露量增加进而引起的耐受性变化。

六、不良反应

1. 皮肤反应 痤疮样皮疹（面部、胸部为主）最常见，多在用药2～4周出现。约34%的患者会出现甲沟炎，表现为指甲周围红肿疼痛。
2. 胃肠道反应 最常见的反应是腹泻，其发生率约为47%。
3. 其他反应 包括结膜炎、视物模糊、肌肉骨骼疼痛等。

第二十七节 吡咯替尼

一、适应证

1. 复发或转移性乳腺癌

（1）吡咯替尼联合卡培他滨，用于治疗HER2阳性、既往未接受或接受过曲妥珠单抗的复发或转移性乳腺癌。使用吡咯替尼前患者应接受过蒽环类或紫杉类化疗。

（2）与曲妥珠单抗和多西他赛联合，用于治疗HER2阳性、晚期阶段未接受过抗HER2治疗的复发或转移性乳腺癌。

2. 早期或局部晚期乳腺癌 与曲妥珠单抗和多西他赛联合，用于HER2阳性早期或局部晚期乳腺癌患者的新辅助治疗。本适应证是基于替代终点病理学完全缓解率的提高给予的附条件批准。

二、禁忌

对吡咯替尼或其任何成分过敏的患者禁用。

三、用法

1. 吡咯替尼为口服药物，推荐剂量为一次400mg，每日1次，须于餐后30分钟内服用，每日固定时间服用。连用21天为一个周期。

2. 如果漏服药物，在12小时内要尽快补服；但如果距离下次给药少于12小时，则不要补服。下次服药时，仍按原剂量服用。

四、特殊人群

1. 肾功能不全 目前尚无肾功能不全患者使用吡咯替尼的安全性及有效性数据，应慎用。

2. 肝功能不全　本药主要经肝脏代谢，不推荐中重度肝脏损害的患者使用。

3. 老年患者　在医师指导下谨慎使用。

4. 妊娠期妇女　建议育龄期女性在服用吡咯替尼期间及结束治疗后至少8周内应采取有效的避孕措施。

5. 哺乳期妇女　建议服用吡咯替尼期间暂停母乳喂养。

6. 儿童　目前尚无＜18周岁患者服用吡咯替尼的安全性及有效性数据。

五、相互作用

1. 吡咯替尼与地塞米松、苯妥英钠等CYP3A4强诱导剂合用时，可能会降低吡咯替尼的系统暴露，影响疗效。

2. 与伊曲康唑、酮康唑等CYP3A4强抑制剂合用时，可能会增加吡咯替尼的系统暴露，增加使用风险。

六、不良反应

1. 胃肠道反应　腹泻最常见，通常持续2～3天。

2. 肝胆系统反应　可出现肝功能异常，用药前、治疗期间需监测肝功能。

3. 皮肤反应　手足综合征，表现为手掌和足底红肿、疼痛、皮疹或水疱，是吡咯替尼联合卡培他滨最常见的不良反应。

第二十八节　达 拉 非 尼

一、适应证

可用于BRAF *V600*突变阳性的不可切除或转移性黑色素瘤、转移性非小细胞肺癌患者。

二、禁忌证

对达拉非尼或其辅料过敏的患者禁用。

三、用法

1. 推荐剂量为每次150mg，2次/天（每日总剂量300mg）。餐前1小时或餐后2小时整粒口服，给药时间间隔至少12小时，每日固定时间服用。
2. 若忘记服药，且距下一次用药小于6小时，则不应补服。
3. 达拉非尼应联合曲美替尼使用，两者应在每日相同时间服用，即早晨或晚上同时服用达拉非尼和曲美替尼。

四、特殊人群

1. **肾功能不全**　轻、中度肾功能损害的患者不需要调整用药剂量。重度肾功能损害患者慎用。
2. **肝功能不全**　轻度肝功能损害的患者不需要调整用药剂量。中、重度肝功能损害的患者应慎用。
3. **老年患者**　65岁以上患者不需要调整初始剂量。
4. **妊娠期妇女**　孕妇不应使用达拉非尼，服药期间应避孕，如果在服用达拉非尼期间妊娠，应及时告知患者达拉非尼对胎儿有致畸的潜在危害。
5. **哺乳期妇女**　建议在服用达拉非尼联合曲美替尼期间和最后一次服药后16周内（单药治疗时间为2周），不要进行母乳喂养。
6. **儿童**　目前尚无<18周岁患者服用达拉非尼的安全性及有效性数据，不建议此年龄段的患者使用。

五、相互作用

1. 应避免与CYP3A4/CYP2C8强效诱导剂（如苯妥英钠、利福平、卡马西平、苯巴比妥或贯叶连翘等）同时使用。
2. 与华法林合用，会使华法林的暴露程度下降，需密切监测INR，根据监测结果调整华法林的剂量。

六、不良反应

1. **全身性反应**　主要表现为发热，多为低、中度。
2. **皮肤反应**　最突出不良反应为皮肤角化症，典型表现为毛囊性角化丘疹（以四肢伸面为主）、皮肤粗糙/鳞屑、掌跖红肿综合征。
3. **神经系统反应**　30%～35%的患者会出现头痛，5%～10%的患者出现周围神经病变，表现为肢端感觉异常。
4. **肌肉骨骼系统反应**　关节痛的发生率为25%～30%，其特点为多关节对称性疼痛。15%～20%的患者可出现肌痛，需监测肌酸激酶（CK＞5倍ULN时暂停给药）。

5.其他反应　眼部毒性的发生率为5%～10%，主要表现为葡萄膜炎、视网膜静脉阻塞。

第二十九节　达沙替尼

一、适应证

适用于对甲磺酸伊马替尼耐药或不耐受的费城染色体阳性（Ph＋）慢性髓细胞性白血病（CML）慢性期、加速期和急变期（急粒变和急淋变）的成年患者。

二、禁忌证

对达沙替尼或任何辅料过敏的患者禁用。

三、用法

1.Ph＋慢性期CML的患者　推荐起始剂量为达沙替尼100mg，每日1次，整粒空腹服用或与食物同时服用。

2.Ph＋加速期、急变期（急粒变和急淋变）CML的患者　推荐起始剂量为70mg，每日2次，分别于早晚整粒空腹服用或与食物同时服用。

3.治疗均持续至疾病进展或患者不再耐受该治疗。

4.在成年Ph＋CML患者的临床试验中，如果患者在推荐的起始剂量治疗下未能达到血液学或细胞遗传学缓解，则慢性期CML患者可以将剂量增加至140mg，每日1次，对于进展期（加速期和急变期）CML患者，可以将剂量增加至90mg，每日2次。

四、特殊人群

1.肾功能不全　目前尚无肾功能降低使用达沙替尼安全性及有效性的数据，由于达沙替尼及其在肾脏的清除率小于4%，因此肾功能不全的患者预期不会出现全身清除率的降低。

2.肝功能不全　轻、中、重度肝功能损害患者可以接受推荐的起始剂量，但应慎用。

3.老年患者　没有针对老年患者进行专门的剂量推荐。

4.妊娠期妇女　在服用达沙替尼期间应采取有效的避孕措施。除非有明确的需要，否则妊娠期妇女不能服用达沙替尼，如果在服用达沙替尼期间发生妊娠，必须告知达沙替尼对胎儿的潜在风险，包括先天畸形等。

5.哺乳期妇女 服用达沙替尼期间应停止母乳喂养。

6.儿童 不建议18岁以下的患者服用。

五、相互作用

1.达沙替尼是CYP3A4的底物，因此不推荐接受达沙替尼治疗的患者全身给予CYP3A4强抑制剂，如酮康唑、伊曲康唑、红霉素、西柚汁等。若无法避免，应对患者的毒性反应进行密切监测。

2.达沙替尼与可诱导CYP3A4的药物同时使用可大大降低达沙替尼的暴露，这可能会增加治疗失败的风险。不推荐CYP3A4强诱导剂与达沙替尼同时使用。

3.长期使用H_2受体拮抗剂或质子泵抑制剂，如法莫替丁和奥美拉唑，抑制胃酸分泌可能会降低达沙替尼的暴露。在接受达沙替尼治疗的患者中，应考虑使用其他抗酸药替换H_2受体拮抗剂或质子泵抑制剂。

4.达沙替尼与CYP3A4底物同时使用可能会增加CYP3A4底物的暴露。当达沙替尼与已知具有较窄治疗窗的CYP3A4底物（如阿司咪唑、特非那定、西沙必利、匹莫齐特、奎尼丁、苄普地尔或麦角生物碱类等）同时使用时应谨慎。

六、不良反应

1.全身性反应 胸腔积液最常见，此外还可出现心包积液、外阴水肿等。

2.血液系统反应 包括贫血、中性粒细胞减少、血小板减少等。

3.胃肠道反应 可能会出现腹痛、腹泻、恶心、呕吐等，严重者会出现胃肠道出血。

4.皮肤反应 主要表现为皮疹、瘙痒等。

5.肌肉骨骼系统反应 常见表现为肌肉骨骼疼痛、肌无力、肌痉挛等。

6.神经系统反应 头痛、头晕、嗜睡等不良反应较常见。

第三十节 地舒单抗

一、适应证

1.多发性骨髓瘤和实体肿瘤骨转移。

2.不可手术切除或者手术切除可能导致严重功能障碍的骨巨细胞瘤。

二、禁忌证

1.低钙血症：在开始地舒单抗治疗前必须纠正原先存在的低钙血症。
2.超敏反应：禁用于已知会对地舒单抗的任何成分发生具有临床意义的超敏反应的患者。
3.牙科或口腔术后创口未愈合的患者。

三、用法

1.仅可皮下给药。
2.需同时给予钙和维生素D治疗或预防低钙血症。
3.不应与双膦酸盐合并用药。
4.实体肿瘤骨转移和多发性骨髓瘤：推荐剂量为120mg，每4周1次，于上臂、大腿上部或腹部皮下给药。
5.骨巨细胞瘤：推荐剂量为120mg，每4周一次，第1个月的第8天和第15天分别额外给药120mg。于上臂、大腿上部或腹部皮下给药。
6.骨巨细胞瘤患者在治疗期间定期评估以确保持续获益。

四、特殊人群

1.肾功能不全　肾功能受损会增加低钙血症的风险。
2.老年患者　老年患者与年轻患者在安全性和疗效上无显著差异。
3.妊娠期妇女　可能会对胎儿造成损害。
4.哺乳期妇女　尚不明确。
5.儿童　除骨骼成熟的青少年骨巨细胞瘤患者以外，尚未确定地舒单抗用于儿童患者的安全性和有效性。

五、相互作用

尚未开展正式的地舒单抗药物相互作用研究。

六、不良反应

1.全身性反应　主要表现为发热，多为低至中度。
2.皮肤反应　最突出的不良反应为皮肤角化症，典型表现为毛囊性角化丘疹（以四肢伸面为主）、皮肤粗糙/鳞屑、掌跖红肿综合征。
3.神经系统反应　30%～35%的患者出现头痛，5%～10%的患者出现周围神经病变,表现为肢端感觉异常。

4.肌肉骨骼系统反应　关节痛的发生率为25%～30%,其特点为多关节对称性疼痛。15%～20%的患者可出现肌痛,需监测肌酸激酶(CK＞5倍ULN时暂停给药)。

5.其他反应　眼部毒性的发生率为5%～10%,主要表现为葡萄膜炎、视网膜静脉阻塞。

第三十一节　伊布替尼

一、适应证

1.单药用于既往至少接受过一种治疗的套细胞淋巴瘤患者。

2.单药用于慢性淋巴细胞白血病、小淋巴细胞淋巴瘤患者。

3.单药用于既往至少接受过一种治疗的华氏巨球蛋白血症患者,或者不适合接受化学、免疫治疗的华氏巨球蛋白血症患者的一线治疗。

4.与利妥昔单抗联用,用于华氏巨球蛋白血症患者。

二、禁忌证

禁用于对伊布替尼或辅料过敏的患者。

三、用法

1.整粒口服,每天1次,服药时间大致固定,不得与葡萄柚同服。

2.治疗套细胞淋巴瘤的推荐剂量为560mg(4粒140mg的胶囊),每天1次,直至疾病进展或出现不可接受的毒性。

3.单药用于治疗慢性淋巴细胞白血病、小淋巴细胞淋巴瘤和华氏巨球蛋白血症,或与利妥昔单抗联合治疗华氏巨球蛋白血症,推荐剂量均为420mg(3粒140mg的胶囊),每日1次,直至疾病进展或出现不可接受的毒性。

4.与利妥昔单抗同一天用药时,建议在利妥昔单抗前给予伊布替尼。

5.若未在计划时间服用,应在当天尽快补服,第2天继续按正常计划时间服药,勿额外增加剂量。

四、特殊人群

1.肝功能不全　伊布替尼在肝脏中代谢,不建议中度或重度肝损伤患者服用,轻度肝损伤患者可能需要调整剂量。

2. 老年患者　临床研究表明，接受伊布替尼治疗的老年患者更常发生≥3级感染性肺炎（≥65岁的患者为12%；<65岁的患者为7%）。

3. 妊娠期妇女　服用期间以及终止治疗后1个月内避免妊娠，妊娠期间不应使用，可能对胎儿造成危害，治疗后安全妊娠时间尚不清楚。

4. 儿童　尚未明确伊布替尼在儿童患者中的安全性和疗效。

五、相互作用

1. 与中效和强效CYP3A抑制剂同时使用，会使伊布替尼的暴露量增加。

2. 与强效CYP3A诱导剂联合给药可能降低伊布替尼浓度达90%，因此应避免与强效CYP3A诱导剂合用。可考虑换用CYP3A诱导作用较弱的药品。

3. 伊布替尼亦可全身性抑制BCRP，增加经BCRP介导的肝脏外排药物的暴露量，如瑞舒伐他汀。

六、不良反应

1. 全身性反应　包括疲乏、头晕等。
2. 血液系统反应　包括中性粒细胞减少、血小板减少和贫血，个别患者会出现白细胞淤滞。
3. 呼吸系统反应　包括间质性肺疾病。
4. 心血管系统反应　高血压较为常见，个别患者可出现严重、致死性心律失常或心力衰竭。

第三十二节　氟马替尼

一、适应证

用于治疗费城染色体阳性的慢性髓细胞性白血病慢性期成人患者。

二、禁忌证

对氟马替尼或任何辅料过敏者。

三、用法

1.整粒空腹口服,推荐剂量为600mg,每日1次,服药时间大致固定。
2.只要患者受益,治疗应持续进行,直至疾病进展或出现不可耐受的不良反应。

四、特殊人群

1.肾功能不全　尚未在肾功能损害患者中进行临床研究。氟马替尼及其代谢产物只有少部分经肾排泄,建议在医师指导下使用。
2.肝功能不全　肝功能损害者慎用。
3.老年患者　对老年患者不需要进行剂量调整。
4.妊娠期妇女　目前尚缺乏妊娠期妇女使用氟马替尼的临床资料,对胎儿可能的毒性尚不明确。仅在预期获益超过胎儿潜在风险时,可考虑在妊娠期间使用,但必须告知对胎儿可能的危害。治疗期间建议采取避孕措施。
5.哺乳期妇女　目前尚缺乏相关研究。
6.儿童　目前尚缺乏18岁以下患者使用氟马替尼的安全性和有效性资料。

五、相互作用

1.尚未在人体进行药物相互作用的研究。
2.非临床研究结果显示,CYP3A4是氟马替尼的主要代谢酶,同时氟马替尼对CYP3A4酶的抑制具有时间依赖性。治疗期间应慎用对CYP3A4酶有强诱导作用(如利福平、卡马西平和苯妥英钠等)和强抑制作用(如克拉霉素等大环内酯类抗菌药物、伊曲康唑等三唑类抗真菌药物和抗HIV药洛匹那韦等蛋白酶抑制剂)的药物。

六、不良反应

1.全身性反应　主要表现为浅表水肿,如面部水肿、眼睑水肿等。
2.血液系统反应　包括中性粒细胞减少、血小板减少、电解质异常(低磷血症)。
3.肝胆系统反应　包括血清脂肪酶和(或)淀粉酶升高。
4.心血管系统反应　主要表现为心律失常、心力衰竭。
5.其他反应　包括肾功能受损、青光眼等。

第三十三节 泽布替尼

一、适应证

1.既往至少接受过一种治疗的成人套细胞淋巴瘤患者。
2.既往至少接受过一种治疗的成人慢性淋巴细胞白血病、小淋巴细胞淋巴瘤患者。
3.华氏巨球蛋白血症成人患者。

二、禁忌证

对泽布替尼或辅料过敏者。

三、用法

1.在饭前或饭后用水送服整粒胶囊,每天用药时间大致固定。
2.未在计划时间服用泽布替尼,应在相邻服药间隔至少8小时的基础上尽快服用,并在后续恢复正常用药计划,勿额外服用以弥补漏服剂量。
3.推荐剂量为每次160mg(2粒80mg胶囊),每日2次,直到发生疾病进展或出现不可耐受的毒性。

四、特殊人群

1.肾功能不全　轻度至中度肾功能损伤不建议进行剂量调整。重度肾功能损伤或透析患者使用泽布替尼时需监测相关不良反应。
2.肝功能不全　轻度至中度肝功能损伤不建议进行剂量调整。重度肝功能损伤推荐剂量是每次80mg,每日2次。
3.老年患者　不需要进行剂量调整。
4.妊娠期妇女　避免妊娠。
5.哺乳期妇女　避免母乳喂养。
6.儿童　在儿童患者中的安全性和有效性尚未明确。

五、相互作用

1.CYP3A抑制剂与泽布替尼联合使用时增加泽布替尼的暴露量。

2.CYP3A诱导剂与泽布替尼联合使用时降低泽布替尼的疗效。

3.泽布替尼与地高辛、甲氨蝶呤联合给药时，可能会升高它们的浓度。

六、不良反应

1.血液系统反应　中性粒细胞减少、血小板减少和贫血均十分常见。

2.心血管系统反应　高血压、心房颤动、心房扑动等。

3.其他反应　感染风险增加、乙肝病毒再激活和发生二重癌风险增加。

第三十四节　芦可替尼

一、适应证

1.用于治疗中高危的原发性骨髓纤维化（PMF，亦称为慢性特发性骨髓纤维化）、真性红细胞增多症继发的骨髓纤维化（PPV-MF）或原发性血小板增多症继发的骨髓纤维化（PET-MF）。

2.用于治疗对糖皮质激素或其他系统治疗应答不充分的12岁及以上急性移植物抗宿主病（急性GVHD）。

3.联合地西他滨治疗老年不典型慢性粒细胞白血病。

4.联合羟基脲治疗原发性血小板增多症。

二、禁忌证

1.对芦可替尼活性成分或辅料过敏者。

2.妊娠和哺乳期妇女。

三、用法

1.口服，根据血小板计数确定芦可替尼治疗骨髓纤维化的推荐起始剂量，详见表3-34-1。

表3-34-1　芦可替尼治疗骨髓纤维化的起始剂量

血小板计数	起始剂量
$> 200 \times 10^9$/L	20mg口服，2次/天
$(100 \sim 200) \times 10^9$/L	15mg口服，2次/天
$(75 \sim 100) \times 10^9$/L	10mg口服，2次/天
$(50 \sim 75) \times 10^9$/L	5mg口服，2次/天

2.激素移植物抗宿主病患者的推荐起始剂量为每次10mg口服，每日2次，可在继续使用糖皮质激素和（或）钙调神经蛋白抑制剂的基础上加用芦可替尼。

四、特殊人群

1.老年患者　不需要调整剂量。
2.妊娠期妇女　尚没有在妊娠女性中使用的数据。
3.哺乳期妇女　正在哺乳的女性不能使用。
4.儿童　芦可替尼在18岁以下患者中使用的安全性和疗效尚未明确。

五、相互作用

1.当与强效CYP3A4抑制剂（如克林霉素、伊曲康唑、利托那韦等）合并给药时，会增加芦可替尼暴露及不良反应的发生，芦可替尼的每天总剂量应减少约50%，密切监测是否存在血细胞减少。

2.当使用CYP2C9和CYP3A4双重抑制剂（氟康唑）时，会增加芦可替尼暴露及不良反应发生，应考虑将药物剂量减少50%。避免芦可替尼与每天超过200mg剂量的氟康唑联合用药。

六、不良反应

1.全身性反应　包括疲乏、低热等。
2.血液系统反应　常见的有贫血、血小板减少、中性粒细胞减少等。
3.皮肤反应　包括四肢瘀斑、挫伤（常与血小板减少相关）、带状疱疹。
4.胃肠道反应　腹胀、便秘，可能与胃肠动力受影响相关。

第三十五节 仑伐替尼

一、适应证

1. 既往未接受过全身系统治疗的不可切除的肝细胞癌患者。仑伐替尼的关键研究排除了可接受局部治疗的肝细胞癌患者,此类患者尚无可用的研究数据。
2. 进展性、局部晚期或转移性放射性碘难治性分化型甲状腺癌患者。

二、禁忌证

对仑伐替尼任何成分过敏者。

三、用法

1. 肝细胞癌:对于体重<60kg的患者,推荐剂量为8mg(2粒4mg胶囊),每日1次;对于体重≥60kg的患者,推荐剂量为12mg(3粒4mg胶囊),每日1次。应持续治疗至疾病进展或出现不可耐受的毒性反应。
2. 分化型甲状腺癌:推荐剂量为24mg(2粒10mg胶囊和1粒4mg胶囊),每日1次。应持续治疗至疾病进展或出现不可耐受的毒性反应。
3. 口服使用:整粒吞服,应在每天固定时间服用,空腹或与食物同服均可。
4. 如果患者遗漏一次用药且无法在12小时内服用,不需要补服,应按常规用药时间进行下一次服药。

四、特殊人群

1. 老年患者　不需要根据年龄调整起始剂量,但年龄≥75岁的患者中的研究数据有限。
2. 妊娠期妇女　妊娠期间不应使用仑伐替尼,除非明确必要并且认真考虑了母亲的需求和对胎儿的风险。
3. 哺乳期妇女　哺乳期间禁用仑伐替尼,并且在停药1周后才能开始哺乳。
4. 儿童　不建议服用仑伐替尼。

五、相互作用

1.仑伐替尼、卡铂和紫杉醇合并用药　对这3种药物的药代动力学均无显著影响。

2.仑伐替尼与CYP3A4/Pgp底物（如咪达唑仑）合用　不存在明显的药物相互作用。

六、不良反应

1.内分泌系统反应　甲状腺功能减退，主要表现为TSH升高、畏寒、体重增加。
2.消化系统反应　包括腹痛、腹泻、口腔黏膜炎。
3.心血管系统反应　高血压发生率比较高。
4.皮肤及黏膜反应　主要表现为斑丘疹、手足综合征。
5.肌肉骨骼系统反应　关节痛、肌痛，表现为对称性疼痛。
6.血液系统反应　常见鼻出血、牙龈出血、血尿等。

第三十六节　帕妥珠单抗

一、适应证

1.早期乳腺癌　帕妥珠单抗与曲妥珠单抗和化疗联合。

（1）用于HER2阳性、局部晚期、炎性或早期乳腺癌患者（直径＞2cm或淋巴结阳性）的新辅助治疗，作为早期乳腺癌整体治疗方案的一部分。

（2）用于具有高复发风险的HER2阳性早期乳腺癌患者的辅助治疗。

2.转移性乳腺癌　帕妥珠单抗与曲妥珠单抗和多西他赛联合，适用于HER2阳性、转移性或不可切除的局部复发性乳腺癌患者。患者既往未接受过针对转移性乳腺癌的抗HER2治疗或者化疗。

二、禁忌证

对帕妥珠单抗任何成分有过敏反应者。

三、用法

1. 在接受帕妥珠单抗治疗前，应进行HER2检测，帕妥珠单抗只能用于HER2阳性的乳腺癌患者。

2. 帕妥珠单抗必须由专业医疗人员稀释后静脉输注给药。不得采用静脉内推注或快速注射。

3. 转移性乳腺癌和早期乳腺癌的推荐剂量和给药方案

（1）帕妥珠单抗的推荐起始剂量为840mg，静脉输注60分钟，此后每3周给药一次，给药剂量为420mg，输注时间30～60分钟。

（2）帕妥珠单抗和曲妥珠单抗必须序贯给药，但两者可按任意顺序给药。曲妥珠单抗与帕妥珠单抗联合使用时，建议遵循3周疗程，即曲妥珠单抗的起始推荐剂量为按体重计8mg/kg，静脉输注90分钟；此后每3周1次，剂量为按体重计6mg/kg，静脉输注30～90分钟。

（3）对于接受紫杉类药物治疗的患者，帕妥珠单抗和曲妥珠单抗给药应先于紫杉类药物。多西他赛与帕妥珠单抗联合使用时推荐起始剂量为$75mg/m^2$，根据所选择的方案以及对于起始剂量的耐受性，可将多西他赛剂量升高至$100mg/m^2$。如果与卡铂为基础的化疗方案联合，多西他赛的剂量应一直为$75mg/m^2$（无剂量升高）。当辅助治疗为紫杉醇与帕妥珠单抗联合时，推荐紫杉醇为$80mg/m^2$周疗，总计12周。

（4）对于接受蒽环类药物治疗的患者，帕妥珠单抗和曲妥珠单抗应在完成完整蒽环类药物治疗方案后给予。

（5）转移性乳腺癌：帕妥珠单抗与曲妥珠单抗和多西他赛联合使用，直至出现疾病进展或不可耐受的毒性。即使终止多西他赛治疗，帕妥珠单抗与曲妥珠单抗的治疗仍可继续。

（6）早期乳腺癌：用于术前新辅助治疗时，建议患者接受3～6个周期的帕妥珠单抗治疗，具体取决于曲妥珠单抗和化疗联合治疗所选的方案。

（7）用于术后辅助治疗时，帕妥珠单抗应联合曲妥珠单抗每3周一次治疗，持续用药1年（最多18个周期）或至疾病复发或发生无法耐受的毒性（以先发生者为准），与含蒽环类和（或）紫杉烷类标准化疗构成早期乳腺癌的完整治疗方案。帕妥珠单抗联合曲妥珠单抗治疗应在含紫杉类药物治疗的第1个周期第1天开始使用，即使化疗停药，也应继续完成为期1年的曲妥珠单抗和帕妥珠单抗治疗。

（8）在新辅助治疗时开始帕妥珠单抗和曲妥珠单抗治疗的患者，在辅助治疗时应继续接受帕妥珠单抗和曲妥珠单抗以完成1年的治疗。

（9）给药延迟或漏用：有关延迟或漏用的建议，见表3-36-1。

表 3-36-1　有关延迟或漏用的建议

两次连续输注的时间间隔	帕妥珠单抗	曲妥珠单抗
<6 周	应尽早静脉输注 420mg 帕妥珠单抗。请勿等到下一次用药的时间点	应尽早静脉输注 6mg/kg 曲妥珠单抗。请勿等到下一次用药的时间点
≥6 周	应重新给予 840mg 的帕妥珠单抗，静脉输注 60 分钟，此后每 3 周 1 次给予维持剂量 420mg，静脉输注 30～60 分钟	应重新给药 8mg/kg 的曲妥珠单抗，输注时间 90 分钟，此后每 3 周 1 次给予维持剂量 6mg/kg，静脉输注 30～90 分钟

4.剂量调整

（1）停止曲妥珠单抗治疗，则帕妥珠单抗亦应停用。

（2）不建议对帕妥珠单抗和曲妥珠单抗减量给药。患者可在因化疗导致的可逆性骨髓抑制期间继续接受靶向治疗，但在此期间应仔细监测中性粒细胞减少的并发症。

5.一旦制备好输液，应立即输注。

6.不得使用 5% 葡萄糖溶液稀释帕妥珠单抗，因其在 5% 葡萄糖溶液中的化学和物理性质不稳定。

四、特殊人群

1.老年患者　大于 65 岁老年患者不需要剂量调整。

2.妊娠期妇女　尚无帕妥珠单抗在妊娠期妇女中使用的资料。妊娠期间应避免使用帕妥珠单抗，除非对母体的潜在获益大于对胎儿的潜在风险。

3.哺乳期妇女　尚无帕妥珠单抗是否进入乳汁以及对母乳喂养婴儿产生影响的相关信息。

4.儿童　用于 18 岁以下儿童和青少年的安全性和有效性尚未确定。

五、相互作用

多项研究（包括 CLEOPATRA、NEOSPHERE、APHINITY 及五项药代动力学分析）表明，帕妥珠单抗与曲妥珠单抗、紫杉醇、多西他赛、吉西他滨、卡培他滨、卡铂或厄洛替尼联用时，均未发现临床相关的药代动力学相互作用，其药代动力学特征与单药治疗一致。

六、不良反应

帕妥珠单抗常见不良反应累及系统的临床表现及处理措施，见表 3-36-2、表 3-36-3。

表3-36-2 发生不良反应累及系统的临床表现

累及系统	临床表现
神经系统	重症肌无力,吉兰-巴雷综合征,免疫相关性脑炎,无菌性脑膜炎,癫痫,嗜睡
呼吸系统	胸腔积液,磨玻璃样肺炎,自身免疫性肺炎,间质性肺病,弥漫性支气管炎,支气管哮喘,肺纤维化,变应性支气管肺曲霉菌病
内分泌系统	甲状腺功能减退,酮症酸中毒,免疫性垂体炎,暴发性1型糖尿病,免疫性甲状腺炎,肾上腺功能减退症,免疫相关性甲状腺功能亢进,亚急性甲状腺炎,甲状腺结节
皮肤反应	史-约综合征,丘疹性荨麻疹,皮疹,中毒性表皮坏死松解症,多形红斑性药疹,大疱性类天疱疮,银屑病,剥脱性皮炎,药物超敏综合征,弥漫性瘙痒,自身免疫性大疱病,干性坏疽,自身免疫性皮炎,泛发性苔藓
心血管系统	自身免疫性心肌炎,心脏压塞,暴发性心肌炎,心肌酶高,大动脉炎,脉管炎,急性冠脉综合征
消化系统	自身免疫性肝炎,自身免疫性肠炎,感染性腹泻,药物性肝损伤,急性胰腺炎,胆管炎,急性肝衰竭,胆汁淤积性肝损伤,活动性结肠炎
血液系统	噬血细胞性淋巴组织细胞增生症,自身免疫性溶血性贫血,全血细胞减少,免疫性血小板减少,红细胞增生症,粒细胞减少症
骨骼肌肉关节	关节炎,血清阴性滑膜炎伴凹陷性水肿综合征
泌尿系统	肾功能不全,免疫性肾炎

表3-36-3 不同不良反应症状处理措施

累及系统	对症处理药物
神经系统	糖皮质激素,新斯的明,溴吡斯的明,吗替麦考酚酯及对症治疗
呼吸系统	糖皮质激素,抗生素及对症治疗
内分泌系统	糖皮质激素,甲巯咪唑,左甲状腺素钠片,二甲双胍,胰岛素及对症治疗
皮肤反应	糖皮质激素,丙酸氯倍他索乳膏,司库奇尤单抗,阿达木单抗,抗感染及对症治疗
心血管系统	糖皮质激素,植入起搏器,心包穿刺术,坎地沙坦,呋塞米,托拉塞米及对症治疗
消化系统	糖皮质激素,美沙拉嗪及对症治疗
血液系统	糖皮质激素,输红细胞,环磷酰胺,氟尿嘧啶及对症治疗
骨骼肌肉关节	糖皮质激素,甲氨蝶呤,非甾体抗炎药及对症治疗
泌尿系统	糖皮质激素及对症治疗

第三十七节 曲美替尼

一、适应证

1. 适用于治疗BRAFV600突变阳性的不可切除或转移性黑色素瘤患者。
2. 适用于BRAFV600突变阳性的Ⅲ期黑色素瘤患者完全切除后的辅助治疗。
3. 适用于治疗BRAFV600突变阳性的转移性非小细胞肺癌患者。

二、禁忌证

对曲美替尼任何活性成分或辅料过敏者。

三、用法

1. 推荐剂量为2mg,每日1次,口服,需联合甲磺酸达拉非尼治疗,与在早晨或晚上给药的甲磺酸达拉非尼一起服用,直至出现疾病进展或不可耐受的毒性反应。
2. 应在餐前至少1小时或餐后至少2小时后服用,整粒吞服,且每天相同时间服用。
3. 如果错过一剂曲美替尼,须在预定的下一次给药之前12小时补上。如果距离下次预定的给药时间短于12小时,则不补服。
4. 剂量调整:可能需要减少剂量、中断治疗或停止治疗以管控不良反应(表3-37-1和表3-37-2)。对于皮肤鳞状细胞癌或新的原发性黑色素瘤的不良反应,不建议进行剂量调整。

表3-37-1 针对不良反应推荐的曲美替尼剂量减少方法

措施	推荐剂量
第一次剂量减少	口服1.5mg,每日1次
第二次剂量减少	口服1mg,每日1次
后续剂量调整	如果口服给药1mg每日1次仍不能耐受,则永久停药

表3-37-2 针对不良反应推荐的曲美替尼剂量调整

分类	不良反应的严重程度	曲美替尼
出血	3级	暂停使用 如有改善，则以较低剂量恢复治疗 如未改善，则永久停药
	4级	永久停用
静脉血栓栓塞	单纯的深静脉血栓栓塞（DVT）或肺栓塞（PE）	暂停 如有改善至0～1级，则恢复至较低的剂量水平 如未改善，则永久停药
	危及生命的肺栓塞（PE）	永久停用
心肌病	无症状，左心室射血分数（LVEF）较基线绝对降低≥10%，且治疗前数值低于机构正常值下限（LIN）	暂停4周 如果改善至正常LVEF值，则恢复较低剂量水平 如果未改善至正常的LVEF值，则永久停药
眼部毒性	视网膜色素上皮脱离（RPED）	暂停 如有改善，则以相同或更低剂量恢复治疗 如未改善，则永久停药或恢复至较低剂量水平
	视网膜静脉闭塞	永久停用
肺	间质性肺疾病/肺部炎症	永久停用
发热反应	发热38～40℃	停用，直至发热消退，然后以相同或更低剂量恢复
	发热高于40℃ 发热并发寒战、低血压、脱水或肾衰竭	暂停，直至发热反应消退至少24小时。然后，以更低的剂量水平恢复治疗或永久停药
皮肤毒性	不能耐受的2级 3或4级	暂停3周 如有改善，则恢复至较低剂量水平。 如未改善，则永久停药
	重度皮肤不良反应（SCAR）	永久停用
其他副作用	不能耐受的2级 任何3级	暂停 如有改善，则恢复至较低剂量水平 如未改善，则永久停药
	首次出现任何4级事件	暂停；直至不良反应改善到0～1级，然后，恢复至较低剂量水平
	经常出现4级事件	永久停用

在给予甲磺酸达拉非尼联合曲美替尼治疗时，如果出现治疗相关的毒性，则两种治疗应同时进行剂量减少、中断或停止。对于主要与甲磺酸达拉非尼相关的不良反应（葡萄膜炎、非皮肤恶性肿瘤），以及主要与曲美替尼相关的不良反应［视网膜静脉阻塞（RVO）、视网膜色素上皮脱离（RPED）、间质性肺病（ILD）/肺炎和单纯性静脉血栓栓塞］，仅需对其中一种治疗进行剂量调整。

四、特殊人群

1. 老年患者　曲美替尼联合达拉非尼治疗黑色素瘤时，老年患者（≥65岁）的总体有效性与年轻患者相当，但老年人群外周水肿（26%）和厌食（21%）发生率显著高于年轻患者（12%和9%），需加强不良反应监测。
2. 妊娠期妇女　孕妇服用曲美替尼可能会对胎儿造成伤害。
3. 哺乳期妇女　建议在服用曲美替尼治疗期间和最后一次给药后16周内不进行母乳喂养。
4. 儿童　不建议使用。

五、相互作用

1. 曲美替尼是外排性转运蛋白P-gp的体外底物，因此建议谨慎合用强效P-gp抑制剂（如维拉帕米、环孢素、利托那韦、奎尼丁和伊曲康唑等）。
2. 曲美替尼在肠道中可能产生对BCRP底物（如匹伐他汀）的瞬时抑制，可以通过错开给药时间（间隔2小时）来降低相互作用。

六、不良反应

1. 内分泌系统反应　甲状腺功能减退，主要表现为TSH升高、畏寒、体重增加。
2. 消化系统反应　最常见的是腹痛、腹泻、口腔黏膜炎。
3. 心血管系统反应　常见的有高血压。
4. 皮肤及黏膜反应　皮疹比较常见，主要表现为斑丘疹、手足综合征。
5. 肌肉骨骼系统反应　主要为对称性关节痛和肌肉疼痛。
6. 血液系统反应　部分患者出现鼻出血、牙龈出血、血尿。

第三十八节 索拉非尼

一、适应证

1.治疗不能手术的晚期肾细胞癌。
2.治疗无法手术或远处转移的肝细胞癌。
3.治疗局部复发或转移的进展性放射性碘难治性分化型甲状腺癌。

二、禁忌证

1.禁用于对索拉非尼任何活性成分或辅料过敏者。
2.禁止在鳞状细胞肺癌患者中联合使用索拉非尼与卡铂和紫杉醇。

三、用法

1.饭前至少1小时或饭后2小时服用,直至患者不再受益于临床治疗或出现不可耐受的毒性。
2.推荐剂量为400mg/次,2次/天,口服,空腹或伴低脂、中脂饮食服用,必须整片吞服。
3.对疑似不良反应的处理包括暂停或减少用量,如需减少剂量,索拉非尼的剂量减为每日1次,每次400mg。
4.分化型甲状腺癌的治疗过程中需要减少剂量时,索拉非尼的剂量应减为每日600mg,分次服用(两片200mg和一片200mg,间隔12小时)。若需要进一步的剂量减少,索拉非尼可减至400mg(两片200mg片剂)。之后,减为每日200mg(一片)。非血液学的不良反应改善后,索拉非尼的剂量可以增加。

四、特殊人群

1.老年患者 不需要调整剂量。
2.妊娠期妇女 育龄妇女在治疗期间应注意避孕。孕期应避免应用索拉非尼,除非治疗收益超过对胎儿可能产生的危害时。
3.哺乳期妇女 哺乳期妇女在索拉非尼治疗期间应停止哺乳。
4.儿童 尚无儿童应用索拉非尼安全性和有效性的资料。

五、相互作用

1. 需谨慎联用药物　索拉非尼与多西他赛、伊立替康、阿霉素及UGT1A1/CYP2C8代谢药物（如伊立替康、紫杉醇）联用时，可能显著增加联用药物的暴露量，需密切监测毒性。

2. 代谢影响　CYP3A4诱导剂（如利福平、贯叶连翘）可降低索拉非尼浓度，需警惕疗效下降。新霉素可能降低索拉非尼生物利用度，需避免联用。

3. 监测要求　联用华法林时需定期监测INR值。卡培他滨联用可能增加5-FU暴露量，但临床意义未明，建议观察。

4. 无影响联用　奥美拉唑不影响索拉非尼药代动力学，无需剂量调整。

六、不良反应

1. 全身性反应　主要表现为疲劳，多为轻中度，与药物代谢和慢性疾病状态相关。部分患者会出现发热，以低热为主。

2. 皮肤反应　典型表现为掌跖部位红斑、脱屑、皲裂、皮疹。

3. 胃肠道反应　常见腹泻、恶心、呕吐、腹痛、食欲缺乏。

4. 心血管系统反应　常见高血压和QT间期延长。

5. 血液系统反应　10%～20%的患者出现出血，常表现为鼻出血、牙龈出血。

6. 内分泌系统反应　甲状腺功能异常，表现为TSH升高（甲减）、乏力，需左甲状腺素替代治疗。

7. 其他反应　5%～10%的患者出现药物性肝损伤，胃肠道穿孔发生率<1%。

第三十九节　瑞戈非尼

一、适应证

1. 既往接受过索拉非尼治疗的肝细胞癌患者。

2. 既往接受过伊马替尼及舒尼替尼治疗的局部晚期无法手术切除的或转移性胃肠间质瘤患者。

3. 既往接受过以氟尿嘧啶、奥沙利铂和伊立替康为基础的化疗，以及既往接受过或不适合接受抗VEGF治疗、抗EGFR治疗（RAS野生型）的转移性结直肠癌患者。

二、禁忌证

对瑞戈非尼任何活性成分或辅料过敏者。

三、用法

1.推荐剂量为160mg（4片，每片40mg），每日1次，口服，建议在低脂早餐（脂肪含量30%）后整片吞服。用药3周停药1周，28天为1个疗程。

2.应持续治疗直至不能临床受益或出现不可耐受的毒性反应。

3.根据个人的安全性及耐受性情况，可降低剂量每次40mg或中断给药，建议每日最低剂量为80mg、最高剂量为160mg。

四、特殊人群

1.老年患者　在临床研究中，老年患者（65岁及以上）与年轻患者在暴露量、安全性或有效性方面无显著差异。

2.妊娠期妇女　必须告知育龄妇女瑞戈非尼可能会伤害胎儿。育龄妇女应在治疗期间和治疗后8周内确保有效避孕。

3.哺乳期妇女　瑞戈非尼可能损害婴儿生长和发育，因此用药期间必须停止哺乳。

4.儿童　尚未确定瑞戈非尼在18岁以下胃肠道间质瘤患者中的安全性和有效性。

五、相互作用

1.体外数据表明，瑞戈非尼由细胞色素CYP3A4和尿苷二磷酸葡萄糖醛酸转移酶UGT1A9代谢。建议避免同时使用CYP3A4强抑制剂（如克林霉素、伊曲康唑、酮康唑、泊沙康唑、泰利霉素和伏立康唑、葡萄柚汁等）、强UGT1A9抑制剂（如甲芬那酸、二氟尼柳和尼氟酸等）、强CYP3A4诱导剂（如苯妥英钠、卡马西平、苯巴比妥和贯叶连翘等）。

2.瑞戈非尼可能会增加其他BCRP底物合并用药（如甲氨蝶呤、氟伐他汀及阿托伐他汀）的血浆浓度。因此，建议密切监测患者因BCRP底物暴露量增加而出现的相关体征及症状。

六、不良反应

1.全身性反应　主要表现为乏力、疲劳、疼痛、发热、食欲缺乏等。

2.血液系统反应　可能出现血小板减少、贫血、白细胞减少。部分患者会出现低钾血症、低钙血症、低镁血症等。

3.内分泌系统及代谢反应　淀粉酶、脂肪酶升高，甲状腺功能减退，高尿酸血症，蛋白尿和脱水。

4.胃肠道反应　包括腹泻、口腔黏膜炎、恶心、呕吐、味觉异常、口干、胃食管反流、胃肠炎、胃肠道穿孔、胃肠道瘘、胰腺炎等。

5.肝胆系统反应　高胆红素血症、转氨酶升高、重度肝损伤。

6.神经系统反应　头痛、震颤、周围神经病、可逆性后部脑病综合征。

7.呼吸系统反应　部分患者会出现胸及纵隔疾病，发声困难。

8.心血管系统反应　心肌梗死、心肌缺血、高血压、高血压危象、动脉瘤和动脉夹层。

第四十节　塞瑞替尼

一、适应证

塞瑞替尼适用于间变性淋巴瘤激酶阳性的局部晚期或转移性非小细胞肺癌患者的治疗。

二、禁忌证

对塞瑞替尼任何活性成分或辅料过敏者。

三、用法

1.口服给药：推荐每次450mg，每日1次，与食物同服，每天固定时间服药。

2.如果忘记服药，且距下次服药时间12小时以上时，应立即补服。

3.若服药后发生呕吐，不应服用额外剂量，但应继续服用下次计划剂量。

4.对于无法耐受每日随餐服用450mg剂量的患者，应停用塞瑞替尼。

四、特殊人群

1.老年患者　65岁及以上的患者不需要进行剂量调整。

2.妊娠期妇女　应避免使用塞瑞替尼。育龄期女性在服用塞瑞替尼期间直至终止治疗后6个月应采取避孕措施。

3.哺乳期妇女　应充分考虑哺乳对孩子的益处和塞瑞替尼治疗对患者的益处，决定是否停止哺乳或停止塞瑞替尼治疗。

4.儿童　尚未确认18岁以下儿童和青少年使用塞瑞替尼的安全性和有效性。

五、相互作用

1.CYP3A强抑制剂（包括但不限于利托那韦、沙奎那韦、泰利霉素、酮康唑、伊曲康唑、伏立康唑、泊沙康唑、奈法唑酮）可能会增加塞瑞替尼的血浆浓度，应避免同时使用，如无法避免，则应将塞瑞替尼的剂量减少约三分之一，并调整为150mg剂量规格的倍数。当停止给予CYP3A强抑制剂后，恢复原有给药剂量。

2.CYP3A强诱导剂（包括但不限于卡马西平、苯巴比妥、苯妥英钠、利福布汀、利福平、贯叶连翘）可能会降低塞瑞替尼的血浆浓度，应避免同时使用。

3.P-gp强诱导剂、P-gp抑制剂：可能导致塞瑞替尼浓度下降或升高，联合使用应慎重并密切监测。

4.影响胃pH的药物：抑制胃酸药物（如质子泵抑制剂、H_2受体拮抗剂、抗酸药）可能改变塞瑞替尼的溶解度，并降低其生物利用度。

5.塞瑞替尼会影响经CYP3A和CYP2C9代谢的底物血药浓度，应避免同时使用。无法避免时，应下调这些药物的剂量或增加监测频率。

6.与食物/饮料的相互作用：食物可增加塞瑞替尼的生物利用度，故应与食物同服。但应告知患者避免进食葡萄柚，因为这些食物可抑制肠壁CYP3A，并可能增加塞瑞替尼的生物利用度。

六、不良反应

1.胃肠道反应　在禁食条件下服用本药，可能发生严重胃肠道不良反应。
2.肝胆系统反应　主要表现为转氨酶升高、胆红素升高。
3.呼吸系统反应　部分患者可能发生间质性肺病或肺炎。
4.心血管系统反应　QT间期延长，导致室性快速性心律失常或猝死的风险增加。
5.内分泌系统反应　常见高血糖，建议定期监测空腹血糖。
6.其他反应　可能出现淀粉酶升高、胰腺炎等。

第四十一节　维莫非尼

一、适应证

*BRAF V600*突变阳性的不可切除或转移性黑色素瘤患者。

二、禁忌证

对维莫非尼任何活性成分或辅料过敏者。

三、用法

1. 首剂药物应在上午服用，第2剂应在此后约12小时，即晚上服用。每次服药均可随餐或空腹进行，用水送服，整片吞下。不应咀嚼或碾碎片剂。
2. 推荐剂量为960mg（4片240mg片剂），每日2次。
3. 建议治疗应持续至疾病进展或发生不可接受的毒性反应。
4. 如果漏服一剂计划中的药物，可在下一剂服药前4小时内补服，以维持每日2次的给药方案。但不应同时服用两剂药物。

四、特殊人群

1. 老年患者 对于年龄≥65岁的患者，不需要特殊剂量调整。
2. 妊娠期妇女 妊娠期妇女禁止使用维莫非尼，除非对母亲的可能受益超过对胎儿的可能风险。在维莫非尼治疗期间以及停药后至少6个月内，采取适当的避孕措施。
3. 哺乳期妇女 在权衡母乳喂养对婴儿的益处与治疗对母亲的益处后，决定是否停止母乳喂养或停止维莫非尼治疗。
4. 儿童 维莫非尼对18岁以下患者的安全性和有效性尚未确定，因此未批准用于该年龄段患者。

五、相互作用

1. 维莫非尼是一种中度CYP1A2抑制剂和CYP3A4诱导剂，不建议维莫非尼与经CYP1A2和CYP3A4代谢的治疗窗较窄的药物联合应用。
2. 维莫非尼是CYP3A4的底物，应慎用强效CYP3A4抑制剂（如酮康唑、伊曲康唑、克林霉素、阿扎那韦、奈法唑酮、沙奎那韦、泰利霉素、利托那韦、茚地那韦、奈非那韦、伏立康唑等）和诱导剂（如苯妥英钠、卡马西平、利福平、利福布汀、利福喷汀、苯巴比妥等）。在与强效CYP3A4抑制剂联合给药期间，如果存在临床指征，则可考虑减少维莫非尼的剂量。

六、不良反应

1. 全身性反应 可能出现过敏反应，表现为全身皮疹、发热、寒战和低血压。
2. 心血管系统反应 部分患者会出现QT间期延长。

3. 泌尿系统反应　主要为轻/中度肌酐升高，个别可出现急性间质性肾炎、急性肾小管坏死。

4. 肝胆系统反应　常见转氨酶上升。

5. 眼部反应　个别患者可能患葡萄膜炎。

6. 光敏反应　服药期间避免日光暴露，穿戴防护性服装，在室外时使用防晒霜和润唇膏。

7. 其他反应　掌腱膜挛缩症和足跖筋膜纤维瘤病，以轻、中度为主，但也有重度，导致残疾的掌腱膜挛缩症的病例报道。

第 4 章

免疫治疗药物

第一节 沙利度胺

一、适应证

广泛用于多发性骨髓瘤的治疗。

二、禁忌证

1.妊娠及哺乳期妇女禁用。
2.儿童禁用。
3.有过敏反应的患者禁用。
4.本品可导致倦怠和嗜睡，从事危险工作者禁用，如驾驶员、机器操纵者等。

三、用法

口服，一次25～50mg，一天100～200mg，或遵医嘱。

四、特殊人群

1.肝肾功能不全　无相关研究报道。
2.老年患者　禁用。
3.妊娠期妇女　禁用。
4.哺乳期妇女　可致胎儿畸形，禁用。
5.儿童　禁用。

五、相互作用

本药可能增加其他中枢抑制剂,尤其是巴比妥类药物的作用。

六、不良反应

1. 全身性反应　常见的有倦怠、过敏反应。
2. 神经系统反应　包括周围神经病变(手足麻木、刺痛和肌力减退等)和中枢神经系统反应(如眩晕、震颤、嗜睡等)。其中,周围神经病变呈剂量累积性,应每月行神经功能评估,出现感觉异常应立即减量或停药。嗜睡在用药初期更明显。
3. 皮肤及黏膜反应　口鼻黏膜干燥是本药的特征性反应,此外皮疹也较常见。
4. 胃肠道反应　可出现便秘、恶心、呕吐、腹痛等症状,其中便秘最常见,预防性使用缓泻剂和增加膳食纤维的摄入可能减少其发生率和严重程度。
5. 其他反应　长期服用本药,可引起甲状腺功能减退,应定期监测甲状腺功能。

第二节　来那度胺

一、适应证

1. 与地塞米松合用,治疗此前未经治疗且不适合接受移植的多发性骨髓瘤成年患者。
2. 与地塞米松合用,治疗曾接受过至少一种疗法的多发性骨髓瘤的成年患者。
3. 与利妥昔单抗合用,治疗既往接受过治疗的滤泡性淋巴瘤(1～3a级)成年患者。

二、禁忌证

1. 妊娠期妇女。
2. 未达到所有避孕要求的可能妊娠的女性。
3. 对来那度胺活性成分或辅料过敏者。

三、用法

应于每天大致相同的时间服用。应将胶囊完整吞服,最好用水送服。若某次错过规定的服药时间小于12小时，患者可补服该次用药；若大于12小时，则患者应在第2天的正常服药时间服用下一剂量，切勿因漏服而同时服用两日的剂量。

四、特殊人群

1. 肾功能不全　肌酐清除率≥60ml/min者无需调整剂量；若初始治疗时肌酐清除率＜60ml/min，需调整剂量。
2. 肝功能不全　无需常规调整剂量。
3. 老年患者　因老年患者易伴肾功能下降，需谨慎选择剂量并监测肾功能。
4. 妊娠期妇女　需严格避孕；若治疗期间妊娠，立即停药并咨询畸胎学专家。男性患者配偶妊娠时，建议配偶寻求畸胎学专家评估。
5. 哺乳期妇女　药物是否经乳汁分泌尚不明确，建议治疗期间停止哺乳。
6. 儿童　不建议使用。

五、相互作用

对正接受来那度胺联合地塞米松治疗的多发性骨髓瘤患者，促红细胞生成类药物或其他药物（如激素替代治疗）可能会使血栓风险升高，故应谨慎使用。

六、不良反应

1. 血液及淋巴系统反应　本药的剂量限制性毒性为中性粒细胞减少和血小板减少，需定期监测血常规，必要时给予药物治疗。
2. 其他反应　常见的有皮疹、荨麻疹、转氨酶升高、血栓风险上升等。

第三节　信迪利单抗

一、适应证

1. 经典型霍奇金淋巴瘤。
2. 非小细胞肺癌（非鳞状、鳞状）。
3. 肝细胞癌。
4. 食管鳞癌。
5. 胃及胃食管交界处腺癌。

二、禁忌证

对信迪利单抗活性成分或辅料过敏者。

三、用法

1. 推荐剂量

（1）经典型霍奇金淋巴瘤、非小细胞肺癌、肝细胞癌：采用静脉输注的方式给药，推荐剂量为200mg，每3周给药1次，直至出现疾病进展或产生不可耐受的毒性。

（2）食管鳞癌、胃及胃食管交界处腺癌：采用静脉输注的方式给药。对于体重＜60kg的患者，推荐剂量为3mg/kg，每3周给药1次；对于体重≥60kg的患者，推荐剂量为200mg，每3周给药1次，均直至出现疾病进展或产生不可耐受的毒性。

（3）信迪利单抗联合化疗给药时，应首先给予信迪利单抗。

（4）信迪利单抗联合贝伐珠单抗给药时，应首先给予信迪利单抗，间隔至少5分钟，建议当天给予贝伐珠单抗。

（5）信迪利单抗联合贝伐珠单抗及化疗给药时，应首先给予信迪利单抗，间隔至少5分钟，继之以静脉注射贝伐珠单抗，之后给予培美曲塞和顺铂。

（6）有可能观察到非典型反应（例如最初几个月内肿瘤暂时增大或出现新的病灶，随后肿瘤缩小）。如果患者临床症状稳定或持续减轻，即使有疾病进展的影像学初步证据，基于总体临床获益的判断，可考虑继续应用治疗，直至证实疾病进展，可考虑采用实体瘤免疫治疗评价标准进行评估。

2. 静脉输注时间应在30～60分钟完成，严禁静脉推注或静脉注射。

3. 输注时所采用的输液管必须配有一个无菌、无热源、低蛋白结合的输液管过滤器（孔径0.2～5μm）。

四、特殊人群

1. 肾功能不全　轻度或中度肾功能不全患者不需要进行剂量调整。重度肾功能不全患者应在医生指导下慎用，如需使用，不需要进行剂量调整。

2. 肝功能不全　轻度或中度肝功能不全患者不需要进行剂量调整。重度肝功能不全患者应在医师指导下慎用，如需使用，不需要进行剂量调整。

3. 老年患者　目前在老年（＞65岁）与非老年患者（≤65岁）中的安全性未显示显著差异。建议在医师指导下慎用，如需使用，不需要进行剂量调整。

4. 妊娠期妇女　不建议在妊娠期间使用信迪利单抗。

5. 哺乳期妇女　建议哺乳期妇女在治疗期间及末次给药后至少5个月内停止哺乳。

6. 儿童　尚无在18岁以下儿童及青少年中的安全性和有效性数据。

五、相互作用

建议在开始治疗前避免使用全身性皮质激素及其他免疫抑制剂，但如果为治疗免疫相关性不良反应，可在开始治疗后使用全身性皮质激素及其他免疫抑制剂。

六、不良反应

1.全身性反应　常见的有发热，其次为乏力和体重增加，体重增加可能与水肿有关。5%～10%的患者可能发生输液相关反应，表现为寒战、发热、呼吸困难，因此输液过程中需要密切监护，且首次输液完毕后至少留观1小时。

2.免疫系统反应　常见的有免疫相关性肺炎、甲状腺功能减退/亢进，其他器官免疫性炎症，如肝炎、结肠炎、垂体炎，罕见但严重，需要格外关注。

3.呼吸系统反应　常见的有上呼吸道感染、感染性肺炎。

4.其他反应　可能出现皮肤反应（皮疹、瘙痒）、肌肉骨骼疼痛、肾功能异常等。

第四节　卡瑞利珠单抗

一、适应证

1.用于至少经过二线系统化疗的复发或难治性经典型霍奇金淋巴瘤患者的治疗。

2.用于既往接受过索拉非尼治疗或含奥沙利铂系统化疗的晚期肝细胞癌患者的治疗。

3.联合培美曲塞和卡铂适用于表皮生长因子受体基因突变阴性和间变性淋巴瘤激酶（ALK）阴性的、不可手术切除的局部晚期或转移性非鳞状非小细胞肺癌患者的一线治疗。

4.用于既往接受过一线化疗后疾病进展或不可耐受的局部晚期或转移性食管鳞癌患者的治疗。

5.用于既往接受过二线及以上化疗后疾病进展或不可耐受的晚期鼻咽癌患者的治疗。

6.联合顺铂和吉西他滨用于局部复发或转移性鼻咽癌患者的一线治疗。

7.联合紫杉醇和顺铂用于不可切除局部晚期/复发或转移性食管鳞癌患者的一线治疗。

8.联合紫杉醇和卡铂用于局部晚期或转移性鳞状非小细胞肺癌患者的一线治疗。

9.联合甲磺酸阿帕替尼用于不可切除或转移性肝细胞癌患者的一线治疗。

二、禁忌证

对卡瑞利珠单抗活性成分或辅料过敏者。

三、用法

1.经典型霍奇金淋巴瘤、食管鳞癌（二线治疗）、鼻咽癌（单药治疗）：200mg/次，静脉注射，每2周1次，直至疾病进展或出现不可耐受的毒性。

2.晚期肝细胞癌（单药治疗）：3mg/kg，静脉注射，每3周1次，直至疾病进展或出现不可耐受的毒性。

3.晚期或转移性非小细胞肺癌、局部复发或转移性鼻咽癌、局部晚期/复发或转移性食管鳞癌（一线治疗）：200mg/次，静脉注射，每3周1次，直至疾病进展或出现不可耐受的毒性。

4.不可切除或转移性肝细胞癌（一线治疗）：200mg/次，静脉注射，每2周1次。联合甲磺酸阿帕替尼250mg，口服，每日1次，餐后半小时服用，连续服药，直至疾病进展或出现不可耐受的毒性。

5.与联合化疗给药时，应首先给予卡瑞利珠单抗静脉滴注，间隔至少30分钟后再给予化疗。

四、特殊人群

1.**肾功能不全** 目前尚无针对中、重度肾功能不全患者的研究数据，中度或重度肾功能不全患者不推荐使用。

2.**肝功能不全** 适用于非肝细胞癌患者，轻度肝功能不全患者不需要进行剂量调整。尚未确定卡瑞利珠单抗在中度或重度肝功能不全患者中的安全性和有效性，不推荐使用。适用于肝细胞癌患者，轻度、中度肝功能不全患者不需要调整剂量。尚未确定卡瑞利珠单抗在重度肝功能不全患者中的安全性和有效性，医生应充分评估患者的获益风险并决定是否使用。

3.**老年患者** 老年患者应在医师指导下慎用，如需使用，不需要进行剂量调整。

4.**妊娠期妇女** 除非临床获益大于风险，不建议在妊娠期间使用。育龄女性在接受治疗期间以及最后一次用药后2个月内应采取有效避孕措施。

5.**哺乳期妇女** 建议哺乳期妇女在治疗期间及末次给药后至少2个月内停止哺乳。

6.**儿童** 尚未确立卡瑞利珠单抗在18岁以下患者中的安全性与疗效。

五、相互作用

卡瑞利珠单抗是一种人源化单克隆抗体，尚未进行与其他药物的药代动力学相互作用研究。因单克隆抗体不经CYP450酶或其他药物代谢酶代谢，因此联合使用的药物对这些酶的抑制或诱导作用预期不会影响本药的药代动力学。

六、不良反应

1. 全身性反应　包括反应性毛细血管增生症、乏力、发热等，其中反应性毛细血管增生症是本药的特征性反应，多发生于面部及躯干皮肤，通常为1～2级，停药后可消退。

2. 免疫系统反应　常见的有免疫性皮疹、甲状腺功能减退、免疫性肝炎、免疫性结肠炎，免疫性肺炎和免疫性心肌炎虽不常见，但致死性风险高，一旦出现相关症状，需48小时内进行评估。

3. 其他反应　包括肝脏毒性（转氨酶升高、胆红素升高）、血液系统反应（贫血、白细胞减少、血小板减少、低纤维蛋白原血症等）、低钠血症、眼部炎症等。

第五节　特瑞普利单抗

一、适应证

1. 适用于既往接受全身系统治疗失败的不可切除或转移性黑色素瘤的治疗。
2. 适用于含铂化疗失败，包括新辅助或辅助化疗12个月内进展的局部晚期或转移性尿路上皮癌的治疗。
3. 适用于既往接受过二线及以上系统治疗失败的复发/转移性鼻咽癌患者的治疗。
4. 联合顺铂和吉西他滨用于局部复发或转移性鼻咽癌的一线治疗。
5. 联合紫杉醇和顺铂适用于不可切除局部晚期/复发或转移性食管鳞癌的一线治疗。
6. 联合培美曲塞和铂类适用于表皮生长因子受体基因突变阴性和间变性淋巴瘤激酶阴性、不可手术切除的局部晚期或转移性非鳞状非小细胞肺癌的一线治疗。
7. 联合化疗围手术期治疗，继之单药作为辅助治疗，用于可切除ⅢA、ⅢB期非小细胞肺癌的成人患者。
8. 联合阿昔替尼用于中高危的不可切除或转移性肾细胞癌的一线治疗。
9. 联合依托泊苷和铂类用于广泛期小细胞肺癌的一线治疗。
10. 联合注射用紫杉醇（白蛋白结合型）用于经充分验证的检测评估PD-L1阳性（CPS≥1）的复发或转移性三阴性乳腺癌的一线治疗。

二、禁忌证

对特瑞普利单抗活性成分或辅料过敏者。

三、用法

1. 首次静脉输注时间至少为60分钟。如果第1次输注耐受性良好，则第2次输注的时间可以缩短到30分钟。不得采用静脉推注或单次快速静脉注射给药。

2. 从冰箱取出后应在24小时内完成稀释液的配制。

3. 无菌操作下，抽取所需要体积的药物缓慢注入100ml生理盐水输液袋中，配制成终浓度为1～3mg/ml的稀释液，轻轻翻转混匀，混匀后使用无菌过滤器（孔径0.2μm或0.22μm）静脉滴注。

4. 无菌操作下配制的稀释液，室温下放置不超过8小时，这包括室温下储存在输液袋的时间以及输液过程的持续时间。在2～8℃下保存时间不超过24小时。如果冷藏，请在给药前使稀释液恢复至室温，不得冷冻保存。

四、特殊人群

1. **肾功能不全**　不推荐用于重度肾功能损伤的患者。轻度和中度肾功能损伤患者应在医师指导下慎用，如需使用，不需要进行剂量调整。

2. **肝功能不全**　不推荐用于中、重度肝功能损伤的患者。轻度肝功能损伤患者应在医师指导下慎用，如需使用，不需要进行剂量调整。

3. **老年患者**　65岁及以上患者建议在医师指导下使用，不需要进行剂量调整。

4. **妊娠期妇女**　不建议使用。

5. **哺乳期妇女**　建议在治疗期间及末次给药后至少4个月内停止哺乳。

6. **儿童**　尚未确定在18岁以下儿童及青少年中的安全性和有效性。

五、相互作用

避免在开始特瑞普利单抗治疗前使用全身性皮质激素及其他免疫抑制剂。但是，如果为了治疗免疫相关性不良反应，可在开始特瑞普利单抗治疗后使用全身性皮质激素及其他免疫抑制剂。

六、不良反应

1. **血液及淋巴系统反应**　贫血最常见，其次是血小板减少、淋巴细胞减少。

2. **免疫系统反应**　常见的有免疫性肝炎、免疫性肺炎、甲状腺功能减退、免疫性结肠炎、免疫性胰腺炎等，免疫性心肌炎、免疫性脑炎属于罕见但严重的反应。出现呼吸困难、持续腹泻、胸痛或心悸等症状，应立即就诊。

3.肝胆系统反应　表现为转氨酶升高、胆红素升高。

4.内分泌系统反应　表现为血糖升高、低钠血症、甘油三酯升高等，应动态监测血糖、血脂和电解质变化。

5.其他反应　如乏力、食欲缺乏、皮疹、蛋白尿等。

第六节　替雷利珠单抗

一、适应证

1.经典型霍奇金淋巴瘤。

2.尿路上皮癌。

3.非小细胞肺癌。

4.肝细胞癌。

5.高度卫星不稳定型实体瘤。

6.食管鳞状细胞癌。

7.鼻咽癌。

8.胃或胃食管结合部腺癌。

二、禁忌证

对替雷利珠单抗活性成分或辅料过敏者。

三、用法

1.药品从冰箱中取出后，立即进行溶液制备［稀释前可在室温下（25℃及以下）最长放置2小时］，稀释后溶液建议立即使用。如不能立即使用，稀释液可保存不超过24小时，其中冷藏条件下（2～8℃）储存不超过20小时，恢复至室温（25℃及以下）并完成输液不超过4小时。

2.第1次输注时间应不短于60分钟；如果耐受良好，则后续每一次输注时间应不短于30分钟。输注时所采用的输液管须配有一个无菌、无热源、低蛋白结合的输液管过滤器（孔径0.2μm或0.22μm）。

四、特殊人群

1. **肾功能不全** 轻度或中度肾功能不全患者应在医师指导下慎用，如需使用，不需要进行剂量调整。重度肾功能不全患者不推荐使用。

2. **肝功能不全** 如果用于非肝细胞癌患者，轻度肝功能不全患者不需要进行剂量调整，中度或重度肝功能不全患者不推荐使用；如果用于肝细胞癌患者，轻度、中度肝功能不全患者不需要调整剂量。没有对重度肝功能异常患者进行相关研究。

3. **老年患者** 老年患者应在医师指导下慎用。如需使用，不需要进行剂量调整。

4. **妊娠期妇女** 替雷利珠单抗可能会经母体传输给发育中的胎儿。目前尚无关于妊娠期患者使用替雷利珠单抗的数据。根据其作用机制，妊娠期患者使用替雷利珠单抗可能会对胎儿造成伤害。除非临床获益大于潜在风险，不建议在妊娠期间使用替雷利珠单抗治疗。

5. **哺乳期妇女** 哺乳期妇女在接受替雷利珠单抗治疗期间及末次给药后至少5个月内停止哺乳。

6. **儿童** 用于18岁以下儿童和青少年的安全性和有效性尚不明确。

五、相互作用

因可能干扰替雷利珠单抗药效学活性，应避免在开始治疗前使用全身性皮质激素及其他免疫抑制剂。但是，如果为了治疗免疫相关性不良反应，可在开始替雷利珠单抗治疗后使用全身性皮质激素及其他免疫抑制剂。当与化疗联用时，若为同日给药则先输注替雷利珠单抗。适当时，可根据该联用化疗药品说明书给予皮质激素进行预防用药，并预防化疗相关不良反应。

六、不良反应

1. **全身性反应** 常见不良反应包括皮疹、疲乏。

2. **免疫系统反应** 免疫相关性肺炎、免疫相关性肝炎、免疫相关性结肠炎、免疫相关性肾炎、免疫相关性心肌炎、免疫相关性肌炎、免疫相关性胰腺炎、免疫相关性内分泌疾病、免疫相关性皮肤不良反应、免疫相关性神经系统不良反应；其他免疫相关性不良反应包括血小板减少症、神经系统毒性、葡萄膜炎等，其发生率<1%。

3. **输液反应** 发热、寒战、恶心、瘙痒症、血管性水肿、低血压、头痛、支气管痉挛、荨麻疹、皮疹、呕吐、肌痛、头晕或高血压等。

第七节 纳武利尤单抗

一、适应证

1. 新辅助治疗可切除的非小细胞肺癌。
2. 转移性非小细胞肺癌。
3. 头颈部鳞状细胞癌。
4. 胃癌、胃食管连接部癌或食管腺癌。
5. 恶性胸膜间皮瘤。
6. 食管鳞状细胞癌。
7. 尿路上皮癌。

二、禁忌证

对纳武利尤单抗活性成分或辅料过敏者。

三、用法

1. 在30分钟内静脉输注。输注时所采用的输液管必须配有一个无菌、无热原、低蛋白结合的输液管过滤器（孔径0.2～1.2μm）。
2. 不得采用静脉推注或单次快速静脉注射给药。
3. 可采用10mg/ml溶液直接输注，或者采用注射用0.9%氯化钠溶液或注射用5%葡萄糖溶液稀释，浓度可低至1mg/ml。
4. 对于体重≥40kg的患者，总输注量不得超过160ml；对于体重＜40kg的患者，总输注量按体重计算不得超过4ml/kg。

四、特殊人群

1. 肾功能不全　根据群体药代动力学结果，轻或中度肾损伤患者不需要调整剂量。重度肾损伤患者的数据有限。
2. 肝功能不全　根据群体药代动力学结果，轻或中度肝损伤患者不需要调整剂量。没有对重度肝损伤患者进行纳武利尤单抗的相关研究。重度（总胆红素＞3倍ULN和任何AST）肝损伤患者必须慎用。
3. 老年患者　老年患者（≥65岁）不需要调整剂量。

4.妊娠期妇女　应在最后一次应用纳武利尤单抗后至少5个月内采用有效避孕措施。

5.哺乳期妇女　评估母乳喂养对婴幼儿的益处和治疗对母亲的益处，做出停止母乳喂养还是停止纳武利尤单抗治疗的决定。

6.儿童　尚未确定在18岁以下儿童中的安全性和疗效。

五、相互作用

1.与伊匹木单抗联用时，应先输注纳武利尤单抗，之后在同一天输注伊匹木单抗。

2.在同一天联合含氟尿嘧啶和铂类药物化疗时，应先输注纳武利尤单抗，然后给予含氟尿嘧啶和铂类药物化疗。

3.与含铂双药化疗联用，应先输注纳武利尤单抗，之后在同一天给予含铂双药化疗。每次输注需使用单独的输液袋和过滤器。

六、不良反应

1.全身性反应　疲乏最为常见，其次是发热和食欲缺乏。

2.免疫相关不良反应　包括肺炎、结肠炎、肝炎、甲状腺功能异常（减退或亢进）、垂体炎/肾上腺功能不全（罕见但需警惕）、肾炎、皮肤反应等。

3.胃肠道反应　腹泻、恶心、呕吐、便秘。

4.呼吸系统反应　肺炎、肺水肿、上呼吸道感染。

5.肌肉骨骼系统反应　肌肉/关节疼痛、关节炎等。

6.其他反应　贫血、输液反应（寒战、低血压，发生率约5%）、神经毒性（头痛、罕见重症肌无力）等。

第八节　帕博利珠单抗

一、适应证

1.联合化疗（卡铂联合紫杉醇）一线治疗转移性鳞状非小细胞肺癌。

2.用于经一线治疗失败的不可切除或转移性黑色素瘤的治疗。

二、禁忌证

对帕博利珠单抗活性成分和辅料过敏者。

三、用法

（一）给药

1. 帕博利珠单抗的剂量为200mg/次，每3周1次，或400mg/次，每6周1次，静脉输注，每次持续至少30分钟。如果联合化疗给药时，应首先给予帕博利珠单抗。
2. 不得通过静脉推注或单次快速静脉注射给药。
3. 使用孔径0.2μm～5μm过滤器的输液管线进行静脉输注，请勿使用同一输液管与其他药物同时给药。帕博利珠单抗仅供一次性使用。

（二）配制

1. 溶液制备和输液时请勿摇晃药瓶。
2. 使用前将药瓶恢复至室温（≤25℃），药瓶在≤25℃环境中最长可放置24小时。
3. 浓缩液是一种无色至轻微乳白色、无色至微黄色溶液。如果观察到可见颗粒，应丢弃药瓶。
4. 抽取所需体积最多4ml（100mg）浓缩液，转移到含有0.9%氯化钠注射液或5%葡萄糖注射液的静脉输液袋中。

（三）贮藏

1. 一经稀释必须立即使用，不得冷冻。
2. 稀释溶液如不能立即使用，在2～8℃条件下，理化稳定性为24小时。该24小时包括室温下（≤25℃）最长保存6小时。
3. 冷藏后，药瓶或静脉输液袋必须在使用前恢复至室温。

四、特殊人群

1. 肾功能不全　轻度或中度肾功能不全患者不需要剂量调整。帕博利珠单抗尚未在重度肾功能不全患者中进行研究。
2. 肝功能不全　轻度或中度肝功能受损患者不需要剂量调整。帕博利珠单抗尚未在重度肝功能不全患者中进行研究。
3. 老年患者　不需要进行剂量调整。
4. 妊娠期妇女　妊娠期间给予帕博利珠单抗有潜在的风险，包括流产或死胎的发生率增加。
5. 哺乳期妇女　应权衡哺乳对胎儿的获益以及帕博利珠单抗治疗对女性患者的获益，再决定是停止哺乳，还是停止帕博利珠单抗治疗。
6. 儿童　在18岁以下患者中的安全性和有效性尚不明确。

五、相互作用

使用帕博利珠单抗前应避免使用全身性糖皮质激素或其他免疫抑制剂。在开始给药后，若出现免疫相关性不良反应，可考虑使用全身性糖皮质激素或其他免疫抑制剂进行治疗。与化疗联合使用时，糖皮质激素可作为预防呕吐或缓解化疗相关不良反应的治疗前用药。

六、不良反应

1. 全身性反应　包括疲乏、发热、输液相关反应等。
2. 免疫相关不良反应　包括肺炎、结肠炎、肝炎、甲状腺功能异常（减退或亢进）、垂体炎、肾上腺功能不全、1型糖尿病、肾炎、皮肤反应。
3. 胃肠道反应　包括腹泻、恶心、呕吐、胰腺炎等。
4. 心血管系统反应　包括心肌炎（罕见，病死率高）、胸痛、肌钙蛋白升高、心电图异常等。
5. 神经系统反应　包括吉兰-巴雷综合征、重症肌无力、脑炎。
6. 其他反应　葡萄膜炎、角膜炎（视物模糊、眼痛）、关节炎、肌炎（关节肿胀、肌酸激酶升高）、溶血性贫血（血红蛋白急剧下降）、硬化性胆管炎（胆汁淤积性肝损伤）。

第九节　度伐利尤单抗

一、适应证

1. 适用于在接受以铂类药物为基础的化疗同步放疗后未出现疾病进展的不可切除的Ⅲ期非小细胞肺癌患者的治疗。
2. 联合依托泊苷和卡铂或顺铂，作为广泛期小细胞肺癌成人患者的一线治疗。

二、禁忌证

对度伐利尤单抗活性成分或辅料过敏者。

三、用法

（一）给药

1.静脉输注，每次输注时间需超过60分钟。

2.输液采用带有无菌、低蛋白结合率的0.2μm或0.22μm管内滤器的静脉输液管输注。

（二）配制

1.溶入0.9%氯化钠注射液或5%葡萄糖注射液的静脉输液袋中。通过轻轻翻转混合稀释溶液，不得摇动溶液。稀释后最终浓度为1～15mg/ml。

2.制备后立即给予输液。

（三）贮藏

从药瓶刺穿到开始给药的总时间不应超过：2～8℃冰箱中24小时，室温（<25℃）4小时，勿冷冻，不得振荡。

四、特殊人群

1.肾功能不全　对于轻度或中度肾功能损害患者，不需要调整剂量。对于重度肾功能损害患者，由于数据有限，无法得出明确结论。

2.肝功能不全　来自中度和重度肝功能损害患者的数据有限，慎用。由于肝脏不是度伐利尤单抗的主要清除途径，因此预期度伐利尤单抗在肝功能损害患者体内的暴露量不会产生变化，不建议肝功能损害患者调整剂量。

3.老年患者　老年患者（≥65岁）不需要调整剂量。75岁及以上患者的数据有限。

4.妊娠期妇女　不建议在妊娠期间使用度伐利尤单抗，同时在治疗期间以及末次给药后至少3个月内，育龄妇女应做好避孕措施。

5.哺乳期妇女　不能排除度伐利尤单抗对母乳喂养婴儿的潜在风险。必须在权衡母乳喂养对婴儿的益处与治疗对妇女的益处后，决定是否停止母乳喂养或终止度伐利尤单抗治疗。

6.儿童　尚未确定在儿童和青少年（<18岁）中的安全性和疗效。

五、相互作用

不建议在开始度伐利尤单抗治疗前使用全身性糖皮质激素或免疫抑制剂，除了生理剂量的全身性糖皮质激素（泼尼松≤10mg/d或等效药物）外，因为其可能干扰度伐利尤单抗的药效学活性和疗效。但是，开始度伐利尤单抗治疗免疫相关不良反应后，可使用全身性糖皮质激素或其他免疫抑制剂。

六、不良反应

1. 全身性反应 包括疲乏、发热（需鉴别感染或免疫反应）等。
2. 免疫相关不良反应 包括肺炎、肝炎、结肠炎、甲状腺功能减退、肾上腺功能不全、1型糖尿病、皮肤反应（皮疹和瘙痒症）、心肌炎、肌钙蛋白升高、心律失常、血小板减少症。
3. 呼吸系统反应 包括咳嗽、咳痰（常见，非特异性）、感染性肺炎、上呼吸道感染。
4. 消化系统反应 包括腹泻、腹痛、胰腺炎、转氨酶升高、胆红素升高。
5. 神经系统反应 包括重症肌无力、吉兰-巴雷综合征、脑炎/脑膜炎，虽然发生率不高，但均需要紧急处理。

第十节　阿替利珠单抗

一、适应证

1. 小细胞肺癌：与卡铂和依托泊苷联合用于广泛期小细胞肺癌患者的一线治疗。
2. 肝细胞癌：联合贝伐珠单抗治疗既往未接受过全身系统性治疗的不可切除肝细胞癌患者。
3. 早期非小细胞肺癌。
4. 转移性非小细胞肺癌。

二、禁忌证

对阿替利珠单抗活性成分和辅料过敏者。

三、用法

（一）给药

1. 静脉给药，不得以静脉推注或快速静脉输注的方式给药。
2. 首次静脉输注时间需至少持续60分钟。如果首次输注患者耐受性良好，则随后的输注时间可适当缩短，但至少持续30分钟。

3.与其他药品联合用药时,应同时参考联用药品的完整处方信息。如在同一天给药,应在其联用药品之前先行给药。

4.与卡铂和依托泊苷联合用药:在诱导期,第1天静脉输注阿替利珠单抗,推荐剂量为1200mg,随后静脉输注卡铂,紧接着是依托泊苷。第2天和第3天继续静脉输注依托泊苷。该方案每3周给药一次,共进行4个治疗周期。诱导期之后是无化疗的维持期,在此期间每3周静脉输注一次1200mg阿替利珠单抗。

5.延迟或遗漏用药:如果在预定日期漏用,应尽快补药,并调整给药计划,确保两次给药之间间隔3周。

(二)配制

1.只能使用0.9%氯化钠注射液进行稀释。

2.不得与其他药品混合。

(三)贮藏

1.2～8℃避光储存,请勿冷冻,请勿振摇。

2.稀释后的溶液应立即使用。如未立即使用,可在2～8℃储存最多24小时,或在室温(≤25℃)储存最多8小时。

四、特殊人群

1.肾功能不全　肾功能损伤患者不需要调整剂量。

2.肝功能不全　轻度肝功能损伤患者不需要调整剂量。如经医师评估使用预期获益大于风险,需在医师指导下谨慎使用。

3.老年患者　≥65岁和＜65岁患者之间安全性和有效性总体上无差异。

4.妊娠期妇女　妊娠期内不建议使用阿替利珠单抗,除非对母体的潜在获益大于对胎儿的潜在风险。

5.哺乳期妇女　停止哺乳或停止阿替利珠单抗治疗。

6.儿童　在该人群中的安全性和有效性尚未确定。

五、相互作用

由于阿替利珠单抗通过分解代谢从循环中清除,预计不会发生代谢性药物-药物相互作用。

六、不良反应

1.全身性反应　包括疲乏、发热等。

2.免疫相关不良反应　包括肺炎、肝炎、结肠炎、甲状腺功能异常(以减退为主)、垂体炎、1型糖尿病、皮肤反应（皮疹和瘙痒症）、脑膜脑炎、脊髓炎、心肌炎、心包炎、噬血细胞综合征等。

3.呼吸系统反应　包括咳嗽、咳痰（常见，非特异性）、呼吸困难（可能提示肺炎或肺水肿）。

4.消化系统反应　包括恶心、呕吐、腹泻、胰腺炎等。

5.肌肉骨骼系统反应　包括骨骼肌疼痛、关节痛、肌炎（肌酸激酶升高，罕见）。

6.泌尿系统反应　包括肾炎、尿路感染。

7.其他反应　包括头痛、感染风险增加。

第十一节　伊匹木单抗

一、适应证

1.联合纳武利尤单抗用于不可手术切除的、初治的非上皮样恶性胸膜间皮瘤成人患者。

2.联合纳武利尤单抗用于不可切除或转移性微卫星高度不稳定性或错配修复缺陷结直肠癌患者的一线治疗。

二、禁忌证

对伊匹木单抗活性成分和辅料过敏者。

三、用法

（一）给药

1.仅供静脉注射使用。建议输注时间为30分钟。

2.恶性胸膜间皮瘤推荐伊匹木单抗联合纳武利尤单抗治疗。其中，伊匹木单抗单次剂量为1mg/kg，静脉输注30分钟，每6周1次。纳武利尤单抗单次剂量为360mg（每3周1次）或3mg/kg（每2周1次）。

3.与纳武利尤单抗联用时，应先输注纳武利尤单抗，之后在同一天输注伊匹木单抗。

（二）配制

1.可不经稀释用于静脉输注，或采用0.9%氯化钠注射液或5%葡萄糖注射液稀释至1～4mg/ml后输注。

2.每次输注需使用单独的输液袋和过滤器。

3.一旦开封应立即进行输注或稀释后输注。如不能立即使用，输注溶液（未稀释或稀释后）可在冰箱（2～8℃）或室温（20～25℃）下储存24小时。

四、特殊人群

1.肾功能不全　根据群体药代动力学结果，轻至中度肾损伤患者不需要调整剂量。

2.肝功能不全　根据群体药代动力学结果，轻度肝损伤患者不需要调整剂量。转氨酶水平≥5倍ULN或胆红素水平＞3倍ULN的患者必须慎用。

3.老年患者　≥65岁和＜65岁患者之间在安全性和有效性上无差异。

4.妊娠期妇女　不建议使用。

5.哺乳期妇女　停止母乳喂养或停止伊匹木单抗治疗。

6.儿童　尚未确定伊匹木单抗在儿童人群中的安全性和疗效。

五、相互作用

1.应避免在开始伊匹木单抗治疗前使用全身性皮质激素。如果为了治疗免疫相关性不良反应，可在开始伊匹木单抗治疗后使用全身性皮质激素或其他免疫抑制剂。

2.胃肠出血是与伊匹木单抗有关的一种不良反应，因此应密切监测需要同时进行抗凝治疗的患者。

六、不良反应

1.全身性反应　包括疲乏、发热、食欲缺乏、外周性水肿等。

2.免疫相关不良反应　包括结肠炎、皮肤毒性（如皮疹/瘙痒、严重皮炎）、甲状腺功能减退、垂体炎、肝炎、肺炎、肾炎。

3.神经毒性反应　如重症肌无力、脑炎。

4.消化系统反应　包括腹泻、恶心、呕吐、便秘。

5.肌肉骨骼系统反应　包括肌肉骨骼痛、关节痛、肌炎。

6.呼吸系统反应　包括咳嗽、呼吸困难、上呼吸道感染等。

7.其他反应　包括头晕、头痛等。

第十二节　舒格利单抗

一、适应证

（一）单药治疗

1.用于接受铂类药物为基础的同步或序贯放化疗后未出现疾病进展的、不可切除、Ⅲ期非小细胞肺癌患者的治疗。

2.单药用于治疗复发或难治性结外NK/T细胞淋巴瘤成人患者。

（二）联合治疗

1.联合卡铂和培美曲塞用于表皮生长因子受体基因突变阴性和间变性淋巴瘤激酶阴性的转移性非鳞状非小细胞肺癌患者的一线治疗。

2.联合卡铂和紫杉醇用于转移性鳞状非小细胞肺癌患者的一线治疗。

3.联合氟尿嘧啶类和铂类化疗药物用于不可切除的局部晚期、复发或转移性食管鳞状细胞癌的一线治疗。

4.联合含氟尿嘧啶类和铂类化疗药物用于表达PD-L1（综合阳性评分≥5）的不可手术切除的局部晚期或转移性胃及胃食管结合部腺癌的一线治疗。

二、禁忌证

对舒格利单抗（活性成分）或辅料过敏者。

三、用法

1.禁止静脉内推注或快速注射，每次输注时间≥60分钟，直至出现疾病进展或产生不可耐受的毒性。如用于巩固治疗，治疗最长不超过24个月。

2.配制药物前确保药物的溶液是透明、澄清，无肉眼可见的微粒。

3.以注射器抽取舒格利单抗注射液，注射液体积一共40ml（20ml/瓶：2瓶）。注入至250ml 0.9%氯化钠溶液静脉输液袋中。

4.轻轻颠倒混匀，禁止振摇。

5.输注时间应不＜60分钟，若出现1～2级输液反应，可减慢输液速度或暂时停止输液，出现3级及以上输液反应立即停止输液并给予对症处理。

6.不能与其他药物在同一输液管同时给药。

7.药物现配现用，配制好的药物（包含输注时间）不能超过6小时。如果需要推迟使用配制好的药物，可放置在2～8℃冰箱中冷藏保存，不超过24小时。

四、特殊人群

1.肾功能不全　轻度或中度肾功能不全患者不需要调整剂量，重度肾功能不全患者不推荐使用。

2.肝功能不全　轻度肝功能不全患者不需要调整剂量，中度或重度肝功能不全患者不推荐使用。

3.老年患者　不需要剂量调整。

4.妊娠期妇女　不建议在妊娠期间使用。

5.哺乳期妇女　建议哺乳期妇女在接受舒格利单抗治疗期间及末次给药后至少6个月内停止哺乳。

6.儿童　尚无18岁以下患者使用舒格利单抗的安全性及有效性的数据。

五、相互作用

1.舒格利单抗是单克隆抗体，不经细胞色素CYP450酶或其他药物酶代谢，所以合并使用的药物对酶的抑制或诱导作用预期不会影响其药代动力学。

2.在治疗前应避免使用全身性皮质激素及其他免疫抑制剂，如果为治疗免疫相关不良反应，可以在治疗后使用。

六、不良反应

1.全身性反应　包括疲乏、发热、贫血等。

2.免疫相关不良反应　包括肺炎、肝炎、甲状腺功能减退、肾上腺功能不全、1型糖尿病、皮肤反应（如皮疹）、心肌炎/肌炎、结肠炎、眼毒性（视物模糊、葡萄膜炎）。

3.肝胆系统反应　常见转氨酶升高、胆红素升高。

4.血液系统反应　如贫血、血小板减少。

5.胃肠道反应　包括腹泻、恶心、呕吐。

6.其他反应　包括感染风险增加、关节痛、肌痛等。

第十三节　斯鲁利单抗

一、适应证

1.联合卡铂和白蛋白紫杉醇用于不可手术切除的局部晚期或转移性鳞状非小细胞肺癌的一线治疗。

2.联合卡铂和依托泊苷用于广泛期小细胞肺癌的一线治疗。

3.联合含铂类和氟尿嘧啶类药物用于PD-L1阳性的不可切除局部晚期或复发或转移性食管鳞状细胞癌的一线治疗。

4.用于不可切除或转移性微卫星高度不稳定的成人晚期实体瘤的治疗。

二、禁忌证

对斯鲁利单抗活性成分或辅料过敏者。

三、用法

1.治疗微卫星高度不稳定型实体肿瘤,推荐剂量为3mg/kg或200mg,每2周静脉输注1次,直到病程进展或者出现不可耐受的毒性。

2.治疗鳞状非小细胞肺癌或者小细胞肺癌,推荐剂量为4.5mg/kg或300mg,每3周静脉输注1次,直到病程进展或者出现不可耐受的毒性。

3.治疗食管鳞状细胞癌,推荐剂量为3mg/kg或200mg,每2周静脉输注1次,直到病程进展或出现不可耐受的毒性。

4.输注前,所有溶液需经0.2～5μm管内过滤器过滤。将起始输液速度调整为每小时100ml(建议25滴/分钟,如果发生输注相关反应可以调整输注速度);首次输注若无输液相关不良反应,后续用药时间可缩短为30分钟(±10分钟)。

5.药物现配现用,配制好的药物(包含输注时间)不能超过6小时。如果需要推迟使用,可放置在2～8℃冰箱中冷藏保存,不超过24小时。

四、特殊人群

1.**肾功能不全**　轻度或中度肾功能不全患者不需要进行剂量调整;重度肾功能不全患者应在医师指导下慎用。

2.**肝功能不全**　轻度肝功能不全患者不需要进行剂量调整;中度和重度肝功能不全

患者应在医师指导下慎用。

3. 老年患者　建议老年（≥65岁）患者应在医师指导下慎用，如需使用，不需要调整剂量。

4. 妊娠期妇女　只有当获益明确大于潜在风险时才可使用。育龄女性在接受治疗期间及治疗后至少6个月内应采取有效避孕措施。

5. 哺乳期妇女　建议哺乳期妇女在治疗期间及末次给药后至少6个月内停止哺乳。

6. 儿童　目前尚无18岁以下患者使用斯鲁利单抗的安全性及有效性的数据。

五、相互作用

1. 斯鲁利单抗是单克隆抗体，不经细胞色素P450酶或其他药物酶代谢，所以合并使用的药物对酶的抑制或诱导作用预期不会影响其药代动力学。

2. 在治疗前应避免使用全身性皮质激素及其他免疫抑制剂，如果为治疗免疫相关不良反应，可以在治疗后使用。

六、不良反应

1. 全身性反应　包括疲乏、发热、贫血、低蛋白血症、电解质紊乱等。

2. 免疫相关不良反应　包括肺炎、肝炎、结肠炎、肾炎、皮肤反应（如皮疹、瘙痒）、甲状腺功能减退、心肌炎、胰腺炎、眼毒性（视物模糊、葡萄膜炎）。

3. 肝胆系统反应　常见转氨酶升高、胆红素升高。

4. 血液系统反应　如贫血、中性粒细胞减少、白细胞减少、血小板减少。

5. 胃肠道反应　包括恶心、呕吐、腹泻。

6. 泌尿系统反应　如蛋白尿。

第十四节　派安普利单抗

一、适应证

1. 联合紫杉醇和卡铂用于局部晚期或转移性鳞状非小细胞肺癌的一线治疗。
2. 用于成人复发或难治性经典霍奇金淋巴瘤的治疗。

二、禁忌证

对派安普利单抗活性成分或辅料过敏者。

三、用法

1. 治疗局部晚期或转移性鳞状非小细胞肺癌，推荐剂量为200mg/次，每3周静脉输注1次，直至疾病进展或出现不可耐受的毒性。

2. 治疗典型霍奇金淋巴瘤，推荐剂量为200mg，每2周静脉输注1次，直至疾病进展或出现不可耐受的毒性。

3. 不能静脉推注或快速静脉注射给药，输液宜在60分钟内完成，无法耐受的患者可延长至120分钟。派安普利单抗稀释配制后在2～8℃避光可保存24小时，或20～25℃室内光照下保存6小时（包括给药时间）。

4. 当联合化疗给药时，应先静脉输注派安普利单抗，派安普利单抗输注结束30分钟后再给予化疗。

5. 输液器孔径应在0.22μm或0.2μm。不能与其他药物在同一输液管同时给药。

四、特殊人群

1. 肾功能不全　轻度或中度肾功能不全患者不需要调整剂量，重度肾功能不全患者不推荐使用。

2. 肝功能不全　轻度肝功能损害患者应在医师指导下使用，如需使用，不需要调整剂量。中重度肝功能损害患者不推荐使用。

3. 老年患者　老年（≥65岁）的患者应用数据有限，应在医师指导下使用，如需使用，不需要进行剂量调整。

4. 妊娠期妇女　不建议在妊娠期间使用。

5. 哺乳期妇女　建议哺乳期妇女在治疗期间及末次给药后至少5个月内停止哺乳。

6. 儿童　目前尚无18岁以下患者的临床试验资料。

五、相互作用

1. 派安普利单抗是单克隆抗体，不经细胞色素P450酶或其他药物酶代谢，所以合并使用的药物对酶的抑制或诱导作用预期不会影响其药代动力学。

2. 在派安普利单抗治疗前应避免使用全身性皮质激素及其他免疫抑制剂，如果为治疗免疫相关不良反应，可以在治疗后使用。

六、不良反应

1. 全身性反应　疲乏（30%～50%）、发热（15%～25%）和贫血（20%～30%）较为突出，部分患者可能出现低蛋白血症或电解质紊乱（如低钠血症、低钾血症）。

2. 免疫相关不良反应　包括肺炎，表现为咳嗽和呼吸困难；肝炎（10%～20%的患者转氨酶升高，重症1%～2%），可伴黄疸或凝血异常；结肠炎（5%～10%的患者腹泻，严重者血便）。此外，甲状腺功能减退和皮肤反应（皮疹和瘙痒）较为常见，偶见严重心肌炎、胰腺炎或眼毒性（如视物模糊）。

3. 肝胆系统反应　易出现转氨酶和胆红素升高。
4. 血液系统反应　可能发生贫血、中性粒细胞减少和血小板减少。
5. 胃肠道反应　以恶心、呕吐和腹泻为主
6. 泌尿系统反应　可见蛋白尿。

第十五节　阿得贝利单抗

一、适应证

阿得贝利单抗联合卡铂和依托泊苷用于广泛期小细胞肺癌患者的一线治疗。

二、禁忌证

对阿得贝利单抗活性成分或辅料过敏者。

三、用法

1. 在诱导期，联合化疗，阿得贝利单抗20mg/kg，每3周静脉输注1次，共4～6个周期。在维持期，阿得贝利单抗20mg/kg，每3周静脉输注1次，直至疾病进展或出现不可耐受的毒性。
2. 输注时间应控制在30～60分钟，最多不超过2小时。当阿得贝利单抗联合化疗给药时，应首先给予阿得贝利单抗静脉输注，间隔至少30分钟后再给予化疗药物。
3. 可稀释于0.9%氯化钠溶液或5%葡萄糖溶液中，浓度范围是0.5～9mg/ml。使用配有0.2μm或0.22μm在线过滤器的输注装置给药。不能使用同一输液器与其他药物同时给药。

四、特殊人群

1. 肾功能不全　轻度或中度肾功能不全患者不需要调整剂量，但应在医师指导下慎用，重度肾功能不全患者不推荐使用。
2. 肝功能不全　轻度肝功能不全患者不需要调整剂量；中重度肝功能不全患者，目前无相关研究数据，因此不推荐使用。

3.老年患者　建议老年（≥65岁）患者应在医师指导下慎用。
4.妊娠期妇女　不建议在妊娠期间使用阿得贝利治疗。
5.哺乳期妇女　建议哺乳期妇女在治疗期间及末次给药后至少2个月内停止哺乳。
6.儿童　目前尚无18岁以下患者使用的安全性及有效性的数据。

五、相互作用

在治疗前应避免使用全身性皮质激素及其他免疫抑制剂，如果为治疗免疫相关不良反应，可以在治疗后使用。

六、不良反应

1.全身性反应　疲乏和发热较为常见，部分患者可能出现食欲缺乏或非特异性体重下降。
2.免疫相关不良反应　肺炎、肝炎（转氨酶升高）、结肠炎、甲状腺功能异常（如功能减退或亢进）和皮肤反应（皮疹、瘙痒15%～25%）较常见。偶见心肌炎。
3.胃肠道反应　以恶心、呕吐为主。
4.肝胆系统反应　转氨酶升高（ALT/AST）、胆红素轻度上升。
5.血液系统反应　贫血或中性粒细胞减少（联合化疗时加重），部分患者出现血小板减少。
6.神经系统反应　包括头痛或周围神经病变。

第十六节　恩沃利单抗

一、适应证

1.适用于不可切除或转移性微卫星高度不稳定或错配修复基因缺陷型的成人晚期实体瘤患者。
2.既往经过氟尿嘧啶类、奥沙利铂和伊立替康治疗后出现疾病进展的晚期结直肠癌患者。
3.既往治疗后出现疾病进展且无满意替代治疗方案的其他晚期实体瘤患者。

二、禁忌证

对恩沃利单抗活性成分或辅料过敏者。

三、用法

1. 皮下注射，不得采用静脉注射给药。
2. 推荐剂量为150mg，每周1次，直至出现疾病进展或产生不可耐受的毒性。
3. 建议使用1ml的注射器以保证给药剂量准确。注射部位必须无活动性皮肤病。注射速度不应快于0.06ml/s，如按推荐剂量150mg（0.75ml）计算，注射时间不应少于13秒。

四、特殊人群

1. 肾功能不全　轻度肾功能不全患者应慎用，如需使用，不需要进行剂量调整。中度或重度肾功能不全患者不推荐使用。
2. 肝功能不全　轻度肝功能不全患者应慎用，如需使用，不需要进行剂量调整。中度或重度肝功能不全患者不推荐使用。
3. 老年患者　建议老年患者应在医师指导下慎用，如需使用，不需要进行剂量调整。
4. 妊娠期妇女　育龄女性在接受治疗期间，以及最后一次给药后至少5个月内应采用有效避孕措施。
5. 哺乳期妇女　建议哺乳期妇女在治疗期间及末次给药后至少5个月内停止哺乳。
6. 儿童　尚未确定在18岁以下患者中的安全性与疗效。

五、相互作用

在治疗前应避免使用全身性皮质激素及其他免疫抑制剂，如果为了治疗免疫相关不良反应，可以在治疗后使用。

六、不良反应

1. 全身性反应　疲乏和发热较为常见，部分患者可出现食欲缺乏或体重下降。
2. 免疫相关不良反应　肺炎是最严重的毒性之一，表现为新发干咳、活动后呼吸困难或低氧血症，重症患者可能快速进展为间质性肺病，需通过高分辨率CT确诊并及时干预。肝炎可能伴随黄疸或凝血功能异常，严重时需停药并启动大剂量糖皮质激素治疗。此外，甲状腺功能异常（如功能减退或亢进）和皮肤反应也较常见，偶见重症皮肤毒性（如史-约综合征）或黏膜炎症（如口腔溃疡），心肌炎（胸痛、肌钙蛋白升高）罕见但需格外警惕。
3. 消化系统反应　以腹泻和恶心、呕吐为主，部分患者可能出现结肠炎（腹痛、血便）。

4.肝胆系统反应　可见转氨酶（ALT/AST）升高及胆红素轻度上升，需与病毒性肝炎或胆管梗阻鉴别。

5.血液系统反应　贫血和中性粒细胞减少（联合化疗时会加重）较常见，偶见血小板减少或凝血功能异常。

6.神经系统反应　可能出现头痛或周围神经感觉异常（如麻木、刺痛）。

第十七节　普特利单抗

一、适应证

1.适用于不可切除或转移性高度微卫星不稳定型或错配修复缺陷型的晚期实体瘤患者。

2.适用于既往经过氟尿嘧啶类、奥沙利铂和伊立替康治疗后出现疾病进展的晚期结直肠癌患者。

3.适用于既往至少一线治疗后出现疾病进展且无满意替代治疗方案的其他晚期实体瘤患者。

二、禁忌证

对普特利单抗活性成分或辅料过敏者。

三、用法

1.推荐剂量为200mg，静脉滴注，输液时间为60分钟±15分钟，每3周给药1次，直到疾病进展或者出现不可耐受的毒性。

2.输注器选用带有无菌、无防腐剂、低蛋白结合在线滤膜（孔径大小0.2～5μm）。同一输注器不可输注其他药品。

3.从制备到给药前在室温保存时间不得超过4小时，如不立即使用，配制后药液可在2～8℃条件下保存不超过24小时。

四、特殊人群

1.肾功能不全　轻度肾功能不全患者应慎用，如需使用，不需要进行剂量调整。中度或重度肾功能不全患者不推荐使用。

2.肝功能不全　轻度肝功能不全患者应慎用，如需使用，不需要进行剂量调整。中度或重度肝功能不全患者不推荐使用。

3.老年患者　建议老年患者应在医师指导下慎用，如需使用，不需要进行剂量调整。

4.妊娠期妇女　不建议在妊娠期间使用。育龄女性在接受治疗期间以及最后一次给药后至少5个月内应采取有效的避孕措施。

5.哺乳期妇女　禁用。

6.儿童　尚未确定18岁以下患者中的安全性与疗效。

五、相互作用

开始治疗前应避免使用全身性皮质激素及其他免疫抑制剂。如果为了治疗免疫相关性不良反应，可在开始治疗后使用。

六、不良反应

1.全身性反应　疲乏非常常见，发热较常见，部分患者可能出现食欲缺乏或体重下降。

2.免疫相关不良反应　包括肺炎、肝炎、甲状腺功能异常（如功能减退或亢进）、皮肤反应，偶见重症皮肤毒性（如中毒性表皮坏死松解症）或口腔炎，心肌炎虽罕见但需格外警惕。

3.消化系统反应　以腹泻、恶心和呕吐为主，部分患者可能出现结肠炎（表现为腹痛、血便）。

4.肝胆系统反应　可见转氨酶（ALT、AST）升高及胆红素轻度上升。

5.血液系统反应　贫血和中性粒细胞减少（联合化疗时会加重）较常见，偶见血小板减少或凝血功能异常。

6.神经系统反应　可能表现为头痛或周围神经感觉异常。

第十八节　卡度尼利单抗

一、适应证

1.适用于既往接受含铂化疗治疗失败的复发或转移性宫颈癌患者的治疗。

2.联合含氟尿嘧啶类和铂类药物化疗用于局部晚期不可切除或转移性胃或胃食管结合部腺癌患者的一线治疗。

二、禁忌证

对卡度尼利单抗活性成分或辅料过敏者。

三、用法

1. 静脉输注宜在60分钟±10分钟内完成。不得采用静脉推注或快速静脉注射给药。
2. 推荐剂量为6mg/kg，每2周1次，直至疾病进展或出现不可耐受的毒性。
3. 制备终浓度范围为0.2～5.0mg/ml。将稀释液轻轻翻转混匀，勿摇晃药瓶。
4. 稀释、混合后立即使用。如不能立即使用而需要存储时，配制完的稀释液到完成输注的总存储时间不应超过4小时（冰箱2～8℃冷藏或室温）。冷藏后，药瓶和（或）静脉输液袋必须在使用前恢复至室温。
5. 注射所采用的输液管必须配有一个无菌、无热源、低蛋白结合的输液管过滤器（孔径0.22μm或0.2μm）。

四、特殊人群

1. 肾功能不全　轻度肾功能不全患者应慎用，如需使用，不需要进行剂量调整。中度或重度肾功能不全患者不推荐使用。
2. 肝功能不全　轻度肝功能不全患者应慎用，如需使用，不需要进行剂量调整。中度或重度肝功能不全患者不推荐使用。
3. 老年患者　建议老年患者应在医师指导下慎用，如需使用，不需要进行剂量调整。
4. 妊娠期妇女　除非临床获益大于风险，否则不建议在妊娠期间使用。育龄女性在接受治疗期间以及最后一次给药后至少5个月内应采取有效的避孕措施。
5. 哺乳期妇女　建议哺乳期妇女在治疗期间及末次给药后至少5个月内停止哺乳。
6. 儿童　尚未确定在18岁以下患者中的安全性与疗效。

五、相互作用

应避免在开始治疗前使用全身性皮质激素及其他免疫抑制剂。如果为了治疗免疫相关性不良反应，可在开始治疗后使用。

六、不良反应

卡度尼利单抗作为全球首个获批的PD-1/CTLA-4双特异性抗体，其不良反应谱因双靶点协同作用呈现出独特的临床特征。与单靶点免疫检查点抑制剂（如PD-1单抗）相比，其免疫相关毒性发生率更高且出现更早，需特别关注多器官协同损伤风险，具体如下：

1. 全身性反应　以重度疲乏和持续性发热为核心，部分患者伴随显著体重下降。
2. 免疫相关不良反应　其消化系统毒性，如结肠炎显著高于PD-1单抗，早期表现为频繁腹泻，易进展为肠穿孔，需优先行结肠镜评估。
3. 内分泌系统反应　可见垂体炎、甲状腺功能异常（多为亢进），可能伴随急性肾上腺危象（表现为低血压、低钠血症）。
4. 肝胆系统反应　转氨酶升高及胆红素异常发生率高于同类药物，重症肝炎风险需联合肝脏活检确诊。
5. 皮肤反应　除常见皮疹外，白癜风为其特征性表现，可能与双靶点诱导的自身免疫攻击相关。
6. 其他反应　免疫相关性心肌炎和重症肌无力进展迅速，死亡率高于单靶点药物。

第十九节　赛帕利单抗

一、适应证

适用于至少经过二线系统化疗的复发或难治性经典型霍奇金淋巴瘤成人患者。

二、禁忌证

对赛帕利单抗活性成分或辅料过敏者。

三、用法

1. 静脉滴注，时间应不少于45分钟；不得通过静脉推注或单次快速静脉注射给药。
2. 推荐剂量为240mg，每2周给药一次，直至出现疾病进展或产生不可耐受的毒性。
3. 稀释前可在室温下最长放置24小时。
4. 在室温下配制时间应不超过4小时，配制好的药物在2～8℃避光可保存24小时。
5. 输注时所采用的输液管必须配有一个无菌、无热源、低蛋白结合的输液管过滤器（孔径0.2μm）。勿使用同一输液管与其他药物同时给药。

四、特殊人群

1. 肾功能不全　轻度肾功能不全患者应慎用，如需使用，不需要进行剂量调整。中度或重度肾功能不全患者不推荐使用。

2. 肝功能不全　轻度肝功能不全患者应慎用，如需使用，不需要进行剂量调整。中度或重度肝功能不全患者不推荐使用。

3. 老年患者　建议老年患者应在医师指导下慎用，如需使用，不需要进行剂量调整。

4. 妊娠期妇女　除非临床获益大于风险，不建议在妊娠期间使用。育龄女性在接受治疗期间以及最后一次给药后至少5个月内应采取有效的避孕措施。

5. 哺乳期妇女　建议哺乳期妇女在治疗期间及末次给药后至少5个月内停止哺乳。

6. 儿童　尚未确定在18岁以下患者中的安全性与疗效。

五、相互作用

应避免在开始治疗前使用全身性皮质激素及其他免疫抑制剂，如为了治疗免疫相关性不良反应，可在开始治疗后使用。

六、不良反应

1. 全身性反应　以顽固性疲乏和低热为核心，部分患者伴随夜间盗汗。

2. 免疫相关不良反应　黏膜反应较为突出，表现为复发性口腔溃疡、外阴或龟头炎，严重者可致吞咽困难或排尿疼痛，需与感染性病变（如疱疹病毒感染）鉴别。结膜炎与巩膜炎也较常见；此外，患者还可能出现光敏感或视物模糊，需早期眼科干预以防角膜损伤。

3. 神经系统反应　以外周感觉神经病变（手足麻木、刺痛感）为主，其发生与剂量无明确相关性。此外，个别患者可能发生无菌性脑膜炎（罕见但致死性），表现为剧烈头痛、颈项强直，需通过脑脊液检查排除感染，治疗需联合大剂量激素与免疫球蛋白。

4. 血液系统反应　常见嗜酸性粒细胞增多，此外纯红细胞再生障碍虽罕见，但需尽快诊断和治疗。

5. 消化系统反应　赛帕利单抗的肝毒性模式独特，以胆汁淤积性肝炎最常见，表现为碱性磷酸酶（ALP）和γ-GT升高为主，而非传统PD-1药物的转氨酶（ALT/AST）主导型损伤，需与原发性胆汁性胆管炎（PBC）鉴别；胰腺外分泌功能不全，表现为脂肪泻或脂溶性维生素缺乏，可能与免疫攻击胰腺导管细胞相关。

6. 皮肤反应　荨麻疹样皮疹较其他PD-1药物的斑丘疹更为常见，且对抗组胺药反应较差，需早期介入使用局部钙调磷酸酶抑制剂（如他克莫司软膏）。

第 5 章

内分泌药物

第一节 阿那曲唑

一、适应证

1.适用于绝经后妇女晚期乳腺癌的治疗。对雌激素受体阴性的患者，若其对他莫昔芬呈现阳性临床反应，可考虑使用阿那曲唑。

2.适用于绝经后妇女激素受体阳性早期乳腺癌的辅助治疗。

3.适用于曾接受2～3年他莫昔芬辅助治疗的绝经后妇女激素受体阳性早期乳腺癌的辅助治疗。

二、禁忌证

1.绝经前妇女。

2.妊娠或哺乳期妇女。

3.严重肾功能损害的患者（肌酐清除率＜30ml/min）。

4.中到重度肝病患者。

5.已知对阿那曲唑活性成分或辅料过敏者。

6.其他含有雌激素的疗法可降低阿那曲唑的药理作用，所以禁止与阿那曲唑配伍使用。

7.合并使用他莫昔芬治疗，会降低药效，故禁止与阿那曲唑合用。

三、用法

1.成人（包括老年人）口服，每日1次，每次1片。

2.对于早期乳腺癌，推荐的疗程为5年。

四、特殊人群

1. 肾功能不全　轻度至中度肾功能损害患者不需要调整剂量；严重肾功能损害的患者禁用。
2. 肝功能不全　轻度肝功能损害患者不需要调整剂量；中到重度肝病患者禁用。
3. 老年患者　不需要调节剂量。
4. 妊娠期妇女　禁用。
5. 哺乳期妇女　禁用。
6. 儿童　不推荐服用阿那曲唑。

五、相互作用

1. 与其他药物合用时，不易引起由细胞色素P450介导的药物相互作用。
2. 未发现阿那曲唑与其他临床常用药物之间存在明显的相互作用。
3. 含有雌激素的疗法可降低其药理作用，故不宜与阿那曲唑合用。
4. 他莫昔芬可能降低其药理作用，故不应与阿那曲唑合用。

六、不良反应

1. 内分泌系统反应　高胆固醇血症、高钙血症、雌激素水平下降。
2. 肌肉骨骼和结缔组织反应　较常见的为关节痛、关节僵直、关节炎，偶见扳机指等。
3. 其他反应　如潮热（轻至中度）、转氨酶升高、γ-GT和胆红素升高（偶见）、皮疹（轻至中度）、毛发稀疏、过敏反应、荨麻疹（偶见）、头痛（轻至中度）、嗜睡、感觉障碍（包括感觉异常、味觉丧失等）、腕管综合征、阴道干燥、阴道出血（均轻至中度）。

第二节　比卡鲁胺

一、适应证

1. 与黄体生成素释放激素类似物或外科睾丸切除术联合应用于晚期前列腺癌的治疗。
2. 用于治疗局部晚期、无远处转移的前列腺癌，这些患者不适宜或不愿接受外科去势术或其他内科治疗。

二、禁忌证

1. 妇女和儿童禁用。
2. 对比卡鲁胺活性成分或辅料过敏者。
3. 不可与特非那定、阿司咪唑或西沙必利联合使用。

三、用法

（一）50mg 片剂

成年男性（包括老年人）：每日1次，1次1片（50mg），口服。用比卡鲁胺治疗应在开始用黄体生成素释放激素类似物治疗之前至少3天开始，或与外科睾丸切除术治疗同时开始。

（二）150mg 片剂

1. 成年男性（包括老年人）：每日1次，一次3片（50mg）或者1次1片（150mg），口服。
2. 应持续服用至少两年或到疾病进展为止。

四、特殊人群

1. 肾功能不全　对于肾损害的患者不需要调整剂量。
2. 肝功能不全　对于轻度肝损害的患者不需要调整剂量；中重度肝损伤的患者可能发生药物蓄积。
3. 老年患者　与成人用法一致。
4. 妊娠期妇女　禁用。
5. 哺乳期妇女　禁用。
6. 儿童　禁用。

五、相互作用

1. 比卡鲁胺抑制CYP3A4活性，因此当与主要由CYP3A4代谢的药物联合应用时应谨慎，包括CYP3A4抑制剂（如酮康唑、伊曲康唑等）、CYP3A4诱导剂（如利福平、苯妥英钠等）、CYP3A4代谢的药物（如他汀类等）。
2. 与抑制药物氧化的其他药物，如西咪替丁和酮康唑同时使用时应谨慎。
3. 接受香豆素类抗凝剂和比卡鲁胺联合治疗的患者，应密切监测PT和INR，动态调整抗凝剂的剂量。

4.与已知会延长QT间期或能诱导尖端扭转型室性心动过速的药物联合用药时应谨慎,如ⅠA类(如奎尼丁等)或Ⅲ类(如胺碘酮、索他洛尔等)抗心律失常药、美沙酮、莫西沙星、抗精神病药等。

5.与环孢菌素和钙通道阻滞剂联合应用时应谨慎。

六、不良反应

1.全身性反应　乏力、水肿、胸痛及体重增加。
2.心血管系统反应　潮红、心肌梗死、心力衰竭、QT间期延长。
3.消化系统反应　腹痛、便秘、恶心、消化不良、胃肠胀气、肝衰竭(可致命)。
4.皮肤及皮下组织反应　脱发、多毛症、皮肤干燥、瘙痒、皮疹、超敏反应(血管性水肿、荨麻疹)、光敏反应。
5.血液系统反应　贫血、白细胞减少、血小板减少。

第三节　戈舍瑞林

一、适应证

1.适用于可用激素治疗的前列腺癌。
2.适用于可用激素治疗的绝经前期及围绝经期妇女的乳腺癌。

二、禁忌证

1.已知对戈舍瑞林任何成分或其他天然促性腺激素释放激素(GnRH)类似物过敏者禁用。
2.妊娠期及哺乳期妇女禁用。

三、用法

(一)成年男性(包括老年人)

在腹前壁皮下注射戈舍瑞林10.8mg(1支),每12周1次。对于戈舍瑞林的使用疗程尚无统一标准,临床治疗时应根据患者的具体情况制定相应的治疗方案及疗程。在临床试验中戈舍瑞林用法如下:

1.作为局部晚期或转移性前列腺癌的内分泌治疗时,临床研究为长期使用。

2.作为高危局限性或局部晚期前列腺癌放疗的辅助治疗,从放疗开始的第一天使用,持续使用3年;从放疗的最后一周开始使用,持续使用直至疾病进展。

3.作为高危局限性或局部晚期前列腺癌放疗前的新辅助治疗,戈舍瑞林从放疗前的2个月开始使用,放疗期间继续使用。

4.作为具有疾病进展高度风险的局部晚期前列腺癌根治性手术的辅助治疗,戈舍瑞林持续使用;在根治性手术后15天之内使用,并持续使用。

(二)成年女性(包括老年人)

在腹前壁皮下注射戈舍瑞林10.8mg(1支),每12周1次。在开始使用戈舍瑞林前,应进行激素受体检测。如果肿瘤为激素受体阴性,则不应使用戈舍瑞林。

确保皮下注射给药,切勿穿刺血管、肌肉或腹膜;注射至腹前壁时需谨慎,因其临近腹壁下动脉及其分支。对于低BMI或接受抗凝药物治疗的患者需格外关注。

四、特殊人群

1.肾功能不全 对于肾损伤患者不需要调整用药剂量。

2.肝功能不全 对于轻中度肝损伤患者不需要调整用药剂量。目前尚无重度肝损伤患者中的药代动力学数据。

3.老年患者 不需要进行剂量调整。

4.妊娠期妇女 妊娠期间禁用。对于可能妊娠的妇女在使用本药前应先仔细检查以排除妊娠可能。在治疗中应使用非激素的避孕方法,直至月经恢复。

5.哺乳期妇女 禁用。

6.儿童 不推荐儿童使用。

五、相互作用

由于雄激素剥夺治疗可能延长QT间期,当戈舍瑞林与已知可延长QT间期药物或可能会诱导尖端扭转型室性心动过速的药物如ⅠA类(如奎尼丁、丙吡胺)或Ⅲ类抗心律失常药物(如胺碘酮、索他洛尔、多非利特、伊布利特)、美沙酮、莫西沙星、抗精神病药物等合用时,应谨慎评估。

六、不良反应

1.全身性反应 乏力、水肿、胸痛、体重增加。

2.心血管系统反应 潮红、心肌梗死、心力衰竭、QT间期延长。

3.内分泌系统反应 糖耐量受损、骨密度下降。

4.神经系统反应 性欲下降、情绪改变、感觉异常、精神障碍。

5.皮肤系统反应 多汗、皮疹、脱发、超敏反应(血管性水肿、荨麻疹)、光敏反应。

6. 肌肉骨骼反应　关节痛、骨骼疼痛、乳房触痛。
7. 泌尿生殖系统反应　男性乳腺发育、勃起功能障碍、卵巢囊肿。
8. 消化系统反应　恶心、腹痛、便秘、消化不良、肝衰竭。
9. 血液系统反应　贫血、白细胞减少、血小板减少。
10. 其他反应　间质性肺病、垂体肿瘤、垂体出血、头痛、肿瘤相关疼痛。

第四节　来　曲　唑

一、适应证

1. 对绝经后早期乳腺癌患者的辅助治疗，此类患者雌激素或孕激素受体阳性。
2. 对已经接受他莫昔芬辅助治疗5年的、绝经后早期乳腺癌患者的辅助治疗，此类患者雌激素或孕激素受体阳性。
3. 治疗绝经后、雌激素受体阳性、孕激素受体阳性或受体状况不明的晚期乳腺癌患者，这些患者应为自然绝经或人工诱导绝经。

二、禁忌证

1. 对来曲唑任何成分过敏者。
2. 绝经前妇女；妊娠期、哺乳期妇女。

三、用法

1. 推荐剂量为2.5mg，口服，每日1次。
2. 作为辅助治疗时，应服用5年或直到病情复发（以先发生为准）。在来曲唑对比他莫昔芬作为辅助治疗的大型关键研究中发现，这两种药物序贯给药与来曲唑持续用药5年相比，在疗效或安全性方面并无优势。
3. 对于已经接受他莫昔芬辅助治疗5年的患者，应连续服用来曲唑直到病情复发，对于转移性疾病患者，来曲唑的治疗应持续到证实肿瘤出现进展时为止。
4. 如果漏服，患者记起时应立即补服。但如果已经接近下一次服药时间，则应跳过这次漏服的剂量，按规则服药时间表继续服药，剂量不得加倍。

四、特殊人群

1.肾功能不全 对于肾功能受损但内生肌酐清除率≥10ml/min的患者,不需要调整剂量;肾功能受损且内生肌酐清除率<10ml/min的患者研究的数据不充分。

2.肝功能受损 对于轻到中度肝功能受损的患者,不需要调整剂量。重度肝功能受损的患者,应在密切监测下用药。

3.老年患者 不需要调整剂量。

4.妊娠期妇女 在妊娠期间使用来曲唑可能引起胎儿损害。

5.哺乳期妇女 禁用。

6.绝经期妇女 需确认绝经后才能接受来曲唑治疗。

7.儿童或青少年 禁用。

五、相互作用

1.应避免与他莫昔芬、其他抗雌激素药物或含雌激素药物同时使用,这些药物会降低来曲唑的药理作用。

2.主要通过肝脏代谢,与CYP3A4和CYP2A6抑制剂(包括但不限于酮康唑、伊曲康唑、伏立康唑、利托那韦、克拉霉素和泰利霉素、甲氧沙林等)合用时,可能会提高来曲唑的血清浓度,应谨慎使用。

3.CYP3A4和CYP2A6诱导剂(如苯妥英钠、利福平、卡马西平、苯巴比妥和贯叶连翘等)可能会降低来曲唑的血清浓度。

4.来曲唑(2.5mg)与他莫昔芬20mg,每天1次同时给药,导致来曲唑血浆浓度平均下降38%。在他莫昔芬给药之后立即服用来曲唑,既不会提高来曲唑的治疗作用,也不会导致不良反应增多。

5.临床研究表明,来曲唑与西咪替丁和华法林同时使用,不会引起临床显著的药物相互作用。

六、不良反应

1.全身性反应 乏力、水肿、胸痛及体重增加。

2.心血管系统反应 潮红、心肌梗死、心力衰竭、QT间期延长。

3.消化系统反应 腹痛、便秘、恶心、消化不良、肠胃气胀、肝衰竭。

4.皮肤及皮下组织反应 脱发、多毛症、皮肤干燥、瘙痒、皮疹、超敏反应(包括血管性水肿、荨麻疹)、光敏反应。

5.血液系统反应 贫血、白细胞减少、血小板减少。

6.其他反应 过敏反应、严重血栓事件(如肺栓塞)。

第五节 亮丙瑞林

一、适应证

1. 对伴有月经过多、下腹痛、腰痛及贫血等症状的子宫肌瘤。
2. 雌激素受体阳性的绝经前乳腺癌。
3. 前列腺腺癌。

二、禁忌证

1. 对亮丙瑞林活性成分或任何辅料、合成的LH-RH或LH-RH衍生物有过敏史者。
2. 妊娠期妇女或有可能妊娠的妇女，哺乳期妇女。
3. 有性质不明的、异常的阴道出血者（有可能为恶性疾病）。

三、用法

（一）给药途径

皮下给药。

1. 子宫肌瘤　通常情况下，成人每4周1次，每次1.88mg，皮下注射。但对于体重过重或子宫明显增大的患者，应皮下注射3.75mg。初次给药应从月经周期的1～5日开始。
2. 前列腺癌、雌激素受体阳性的绝经前乳腺癌　通常情况下，成人每4周1次，每次3.75mg，皮下注射。

（二）配制

1. 临用时配制，混悬后立即使用。
2. 在混悬液中发现有沉积物，轻轻振荡使颗粒再度混悬均匀后使用，避免形成泡沫。

（三）给药注意事项

1. 注射部位应选择上臂、腹部或臀部的皮下。
2. 注射部位应每次变更，不得在同一部位重复注射。
3. 检查注射针头不得扎入血管内。

4.嘱咐患者不得按摩注射部位。

四、特殊人群

1.肾功能不全　慎用。
2.肝功能不全　慎用。
3.老年患者　慎用。
4.妊娠期妇女　禁用。
5.哺乳期妇女　禁用。
6.儿童　安全性和有效性尚不明确。

五、相互作用

性激素类化合物、雌二醇衍生物、雌三醇衍生物、由雌激素变化的化合物、雌激素和孕酮的组合化合物、性激素混合物等药物会降低亮丙瑞林的疗效，应谨慎联合使用。

六、不良反应

1.内分泌系统反应　女性可能出现更年期样精神抑郁状态（0.1%～5%）、低雌激素症状（如潮红、阴道干燥等）；男性可能出现睾酮水平波动、男性乳房发育。
2.肌肉骨骼系统反应　骨痛、关节痛、骨质疏松。
3.皮肤反应　皮疹、瘙痒、脱发、多毛症。
4.血液系统反应　贫血、白细胞减少、血小板减少。
5.神经系统反应　头痛、眩晕、垂体卒中（垂体腺瘤患者）。
6.泌尿生殖系统反应　尿频、血尿、阴道出血。
7.消化系统反应　恶心、呕吐、食欲缺乏。
8.其他反应　注射部位反应、水肿、体重变化、间质性肺炎、过敏样症状、肝功能障碍、糖尿病症状加重、高胆固醇血症。

第六节　他莫昔芬

一、适应证

1.复发或转移性乳腺癌。
2.用于早期乳腺癌术后的辅助治疗。

二、禁忌证

1.孕妇或有妊娠计划的妇女禁用。在治疗前,必须仔细检查所有拟接受他莫昔芬治疗的绝经前患者以排除妊娠的可能性。
2.对他莫昔芬活性成分或辅料过敏者。
3.有眼底病变者。
4.禁止与阿那曲唑联用。

三、用法

1.复发或转移性乳腺癌或早期乳腺癌术后的辅助治疗　口服,每次10mg,每天2次,也可每次20mg,每天2次。
2.降低高危女性的乳腺癌发病率　口服,每天20mg,持续5年。
3.导管原位癌　口服,每天20mg,持续5年。

四、特殊人群

1.肾功能不全　慎用。
2.肝功能不全　慎用。
3.老年患者　在耐受性方面,老年患者和年轻患者之间未发现总体差异。
4.妊娠期妇女　禁用。
5.哺乳期妇女　禁用。
6.儿童　他莫昔芬在儿科人群中的有效性和安全性尚未明确,不建议使用。

五、相互作用

1.禁止同时使用大麻二酚、卡介苗、利福平、帕罗西汀。
2.与阿那曲唑、苯妥英钠、醋硝香豆素、氟尿嘧啶、氟西汀、华法林、利福布汀、利福霉素、利福喷汀同时使用可能会危及生命,必须使用时需医疗干预来减少或避免严重不良反应。

六、不良反应

1.全身性反应　乏力、水肿、胸痛及体重增加。
2.心血管系统反应　潮红、心肌梗死、心力衰竭及QT间期延长等。
3.消化系统反应　腹痛、便秘、恶心、消化不良、肠胃气胀、肝衰竭。
4.皮肤及皮下组织反应　皮疹(包括红斑、斑丘疹等)、脱发、皮肤干燥、血管性水肿、荨麻疹、光敏反应，极个别患者发生史-约综合征。

5.血液系统反应　贫血、白细胞减少、血小板减少。

6.生殖系统反应　月经失调、白带异常、阴道出血及外阴瘙痒，子宫内膜增生、内膜息肉和内膜癌。

7.其他反应　深静脉血栓、血栓栓塞性疾病、间质性肺炎等。治疗初期可能出现骨痛加重；垂体瘤患者存在垂体卒中风险；约5%的患者出现更年期样抑郁；长期大剂量使用可能致视网膜病变。

第七节　托瑞米芬

一、适应证

绝经后妇女雌激素受体阳性或不详的转移性乳腺癌。

二、禁忌证

1.患子宫内膜增生症或严重肝衰竭的患者禁止长期服用托瑞米芬。
2.对托瑞米芬任何成分过敏者。
3.先天性或后天性QT间隔延长（长QT综合征）。
4.电解质紊乱，特别是顽固性低钾血症、低镁血症。
5.心动过缓。
6.伴左室射血分数降低的心力衰竭。
7.既往有心律失常症状者。

三、用法

推荐剂量为每日1次，每次60mg。

四、特殊人群

1.肝功能不全　对于轻中度肝损伤患者，不需要调整剂量；对于重度肝损伤患者，应谨慎服用。
2.肾功能不全　不需调整剂量，托瑞米芬在正常人和肾功能受损患者中的药代动力学相似。
3.老年患者　在托瑞米芬的有效性或安全性方面没有发现与年龄有关的明显差异。

4. 妊娠期妇女　禁用。
5. 哺乳期妇女　禁用。
6. 儿童　禁用。

五、相互作用

1. 托瑞米芬与延长QTc间期药物同时使用时，不能排除其延长QTc间期的效应。这可能增加心室心律失常的风险（包括扭转型室性心动过速）。引起QTc间期延长的药物包括胺碘酮、阿司咪唑、丙吡胺、苄普地尔、氟康唑、伏立康唑、格帕沙星、环丙沙星、红霉素、加替沙星、奎尼丁、利福平、卤泛群、咪康唑、莫西沙星、咪唑斯汀、诺氟沙星、沙美特罗、司帕沙星、索他洛尔、特非那定、伊布利特、氧氟沙星、伊曲康唑、左氧氟沙星等。

2. 苯妥英钠、苯巴比妥和卡马西平可加速托瑞米芬的排泄，造成血清浓度下降。

3. 托瑞米芬与法华令类抗凝血药物有协同作用，引起出血时间严重延长，应避免同时服用。

4. 托瑞米芬的主要代谢途径为CYP3A酶系统，对该酶系统有抑制作用的药物例如酮康唑及类似的抗真菌药、红霉素和三乙酰夹竹桃霉素均可抑制托瑞米芬的代谢，故与此类药物同时应用要谨慎考虑。

六、不良反应

1. 心血管系统反应　QT间期延长、心律失常，尤其在合并低钾血症或联用其他QT延长药物（如喹诺酮类）时，可能诱发尖端扭转型室性心动过速。治疗期间需严格监测心电图及电解质（尤其是血钾、血镁）。此外，潮热，夜间心悸较为突出，可能与自主神经调节差异相关。

2. 内分泌系统反应　低钠血症、甘油三酯升高。

3. 生殖系统反应　男性可能出现精子减少（可逆性）及乳房发育，女性出现子宫内膜增厚风险。

4. 肝胆系统反应　以胆汁淤积性肝损伤为主，以碱性磷酸酶（ALP）和γ-GT升高为特征。

5. 其他反应　味觉异常（金属味或味觉减退）、视物模糊或飞蚊症、骨关节痛。

第八节 依西美坦

一、适应证

1. 用于经他莫昔芬辅助治疗2～3年后，绝经后雌激素受体阳性的早期浸润性乳腺癌的辅助治疗，直至完成总共5年的辅助内分泌治疗。
2. 用于经他莫昔芬治疗后，病情仍有进展的自然或人工绝经后妇女的晚期乳腺癌。尚不明确在雌激素受体阴性患者中的疗效。

二、禁忌证

禁用于对依西美坦药物活性成分或辅料过敏者，以及绝经前和妊娠或哺乳期妇女。

三、用法

1. 治疗早期和晚期乳腺癌患者的推荐剂量为25mg，每日1次，每次1片，建议餐后服用。
2. 早期乳腺癌患者在接受2～3年的他莫昔芬治疗后，在未出现复发或对侧乳腺癌的情况下，应使用依西美坦继续治疗，直至完成5年的联合序贯辅助内分泌治疗（即他莫昔芬序贯依西美坦）。
3. 晚期乳腺癌患者应持续服用依西美坦直至肿瘤进展。
4. 联合使用细胞色素P450（CYP）3A4的强诱导剂会降低依西美坦暴露量。患者同时接受CYP3A4强诱导剂，如利福平、苯妥英治疗时，依西美坦的推荐剂量为50mg，每日1次，餐后服用。

四、特殊人群

1. 肝肾功能不全　轻度肝肾功能不全者不需调整给药剂量，中、重度肝肾功能不全者慎用。
2. 老年患者　在老年患者中使用无特别注意事项。
3. 妊娠期妇女　禁用。
4. 哺乳期妇女　禁用。
5. 儿童　依西美坦在儿童患者中的安全性和有效性尚未确定，不推荐儿童使用。

五、相互作用

1.与利福平、抗惊厥药（苯妥英钠、卡巴咪嗪、苯巴比妥）等联合用药时，可以显著减少依西美坦的暴露，可能会降低依西美坦的疗效。
2.依西美坦与其他含雌激素的药物联合使用，会降低其药理作用。
3.服用依西美坦期间不能接种卡介苗。

六、不良反应

1.全身性反应　潮热、多汗、疲劳、食欲缺乏。
2.神经系统　头痛、失眠。
3.肌肉骨骼系统　如关节痛。
4.消化系统　部分患者可出现恶心。

第九节　阿比特龙

一、适应证

与泼尼松或泼尼松龙合用，用于治疗
1.转移性去势抵抗性前列腺癌。
2.新诊断的高危转移性内分泌治疗敏感性前列腺癌，包括未接受过内分泌治疗或接受内分泌治疗最长不超过3个月的患者。

二、禁忌证

1.对阿比特龙任何成分过敏者。
2.严重肝功能损害患者。

三、用法

1.推荐剂量为1000mg（4×250mg片），口服，每日1次。
2.与泼尼松或泼尼松龙5mg口服，每日2次联用，治疗转移性去势抵抗性前列腺癌患者。
3.与泼尼松或泼尼松龙5mg口服，每日1次联用，治疗新诊断的高危转移性内分泌治疗敏感性前列腺癌。

4.接受阿比特龙治疗的患者还应同时接受促性腺激素释放激素类似物治疗或已进行过双侧睾丸切除术。

5.须在餐前至少1小时和餐后至少2小时空腹服用。

6.应当伴水整片吞服,请勿掰碎或咀嚼。

7.开始治疗之前,应当检测血清转氨酶;并在接受治疗的前3个月每2周检测一次,此后每个月检测一次。对血压、血清钾和体液潴留应当每月监测一次。但对于存在充血性心力衰竭重大风险的患者,应在接受治疗的前3个月每2周监测一次,此后每月监测一次。

四、特殊人群

1.肾功能不全　对轻中度肾功能损害患者,不需要进行剂量调整,但在重度肾损害的前列腺癌患者中尚无临床经验,建议谨慎使用。

2.肝功能不全　轻度肝功能损害患者不需要调整剂量。中度肝功能损害患者,推荐剂量应降低至250mg,每天1次。对于中度肝功能损害患者,开始治疗前、第1个月每周、随后2个月每2周,以及之后的每个月应对谷丙转氨酶(ALT)、谷草转氨酶(AST)和胆红素水平进行监测。如果中度肝功能损害患者的ALT和(或)AST升高>5×正常值上限(ULN),或总胆红素升高>3×ULN,须停药且勿再使用阿比特龙。重度肝功能损害患者,药物在体内大量蓄积,可能导致严重的毒性作用,因此这类患者应禁用。

治疗期间发生肝毒性的患者[ALT和(或)AST>5×ULN或总胆红素>3×ULN],应暂时中断治疗并调整剂量。在肝功能水平恢复到基线水平或AST和ALT≤2.5×ULN且总胆红素≤1.5×ULN后,可降低剂量至750mg,每日1次再次治疗。对恢复治疗患者,至少每2周监测1次血清转氨酶和胆红素水平,3个月后每月监测1次。

如果750mg,每日1次给药时再次发生肝毒性,可在肝功能检查值恢复到基线水平或AST和ALT≤2.5×ULN并且总胆红素≤1.5×ULN后,降低剂量至500mg,每日1次再次治疗。

如果500mg,每日1次给药时再次发生肝毒性,须停药。

若无胆管梗阻或其他导致ALT和总胆红素同时升高的原因,当患者出现ALT>3×ULN伴随总胆红素>2×ULN时,需永久停用阿比特龙。

3.老年患者　老年患者和较年轻患者在安全性和有效性上没有观察到总体差异,但是不能排除老年患者敏感性更高的可能性。

五、相互作用

1.治疗期间应避免使用强效CYP3A4诱导剂(如苯妥英钠、卡马西平、利福平、利福布汀、利福喷汀、苯巴比妥、贯叶连翘等),除非没有其他替代治疗方案。

2.与已知延长QT间期的药物联合使用时应谨慎。

3.与螺内酯联合使用可与雄激素受体结合,并可能增加前列腺特异性抗原水平,不推荐联用。

六、不良反应

1.全身性反应　疲乏、水肿、潮热等。
2.肌肉骨骼反应　如关节痛。
3.心血管系统反应　如高血压、心律失常,个别患者出现心力衰竭。
4.消化系统反应　恶心、腹泻、呕吐、转氨酶升高、胆红素升高。
5.代谢及内分泌系统反应　低钾血症、高甘油三酯血症、高胆固醇血症、高血糖。
6.血液系统反应　可见贫血、淋巴细胞减少。
7.泌尿生殖系统反应　生育能力损害(生殖系统萎缩、精子减少症)。

第十节　奥　曲　肽

一、适应证

1.缓解与功能性胃肠胰腺内分泌肿瘤有关的症状。
2.预防胰腺癌手术后并发症。

二、禁忌证

对奥曲肽活性成分或辅料过敏者。

三、用法

1.胃肠胰内分泌肿瘤　皮下注射,初始剂量为每次0.05mg,每日1～2次,根据临床反应、肿瘤分泌的激素浓度及患者耐受性,渐增至每次0.2mg,每日3次。个别病例可能需要更高的剂量。维持剂量因个体差异而定。但如果用药后临床症状、实验室检查未改善,奥曲肽用药不能超过1周。

2.预防胰腺癌手术后并发症　皮下注射,每日3次,每次0.1mg,连续7天,第一次用药至少在术前1小时进行。

四、特殊人群

1. 肾功能不全　在肾功能损害患者中,奥曲肽的血浆消除时间延长,全身清除率降低,需要透析的重度肾衰竭患者中,奥曲肽的半衰期可能延长,需要调整维持剂量。

2. 肝功能不全　肝硬化,可能会使患者的消除能力下降,药物半衰期延长,所以需要改变维持剂量。

3. 老年患者　目前尚无治疗老年患者耐受性下降或需要改变剂量的证据。

4. 妊娠期妇女　奥曲肽在妊娠妇女中的使用数据非常有限(不超过300例)。在妊娠结局已知的病例中,约有4%报告了先天异常,但未确定这些病例与奥曲肽存在因果关系。有一些病例在妊娠早期发生自然流产,另有一些病例接受了人工流产。

5. 哺乳期妇女　奥曲肽治疗期间,患者不应哺乳。

6. 儿童　用于儿童的经验有限,应慎用。

五、相互作用

1. 在联合给药时,可能需要对某些药物如β受体阻滞剂、钙通道阻滞剂或控制液体和电解质平衡的药物进行剂量调整。同时,也可能需要对胰岛素和降糖药进行剂量调整。已经发现奥曲肽能够降低环孢素的肠吸收并延迟西咪替丁的肠吸收。

2. 与溴隐亭联合给药,可以增加溴隐亭的生物利用度。

3. 与放射性生长抑素类似物联合使用时,由于生长抑素及其类似物(如奥曲肽)会竞争性结合生长抑素受体,这可能会影响放射性生长抑素类似物的有效性。

六、不良反应

1. 全身性反应　疲乏。
2. 胃肠道反应　腹泻、腹痛、恶心、呕吐、胃肠胀气等。
3. 神经系统反应　头痛、头晕、眩晕、震颤、抑郁。
4. 肝胆系统反应　胆石症、胆囊炎、高胆红素血症等。
5. 代谢及内分泌系统反应　高血糖、低血糖、甲状腺疾病等。
6. 皮肤及皮下组织反应　注射部位青肿、脱发、皮肤瘙痒等。

第十一节 恩扎卢胺

一、适应证

1. 高危转移风险的非转移性去势抵抗性前列腺癌成年患者。
2. 雄激素剥夺治疗失败后无症状或有轻微症状且未接受化疗的转移性去势抵抗性前列腺癌成年患者。

二、禁忌证

1. 对恩扎卢胺活性成分或辅料过敏者。
2. 妊娠期或计划妊娠的妇女。

三、用法

1. 推荐剂量为160mg恩扎卢胺（4粒40mg软胶囊），每日1次口服。
2. 非手术去势患者在治疗期间应持续使用黄体生成素释放激素（LHRH）类似物进行药物去势。
3. 应尽可能避免与强效CYP2C8抑制剂合用，如果必须合用，应将恩扎卢胺剂量降至80mg，每日1次。
4. 口服使用，不得咀嚼、溶解或打开软胶囊，伴餐或不伴餐均可。

四、特殊人群

1. 肾功能不全　轻中度肾功能损伤患者不需要调整剂量，但重度肾功能损伤或终末期肾脏疾病患者应慎用。
2. 肝功能不全　轻中度或重度肝功能损害（分别为Child-Pugh A、B或C级）患者不需要调整剂量。
3. 老年患者　老年患者不需要调整剂量。
4. 妊娠期妇女　妊娠期或计划妊娠的妇女禁用。孕妇使用后，可能会对胎儿造成伤害，或产生潜在致流产风险。
5. 儿童　只适用于成年男性的转移性去势抵抗性前列腺癌治疗，尚无儿童人群使用经验。

五、相互作用

1.CYP2C8抑制剂在恩扎卢胺活性代谢物形成中起重要作用。CYP3A4在恩扎卢胺代谢中起次要作用。

2.恩扎卢胺是一种强效酶诱导剂,可增加多种酶和转运体的合成,故预计会与多种常用的酶或转运体底物类药物发生相互作用。

3.恩扎卢胺为CYP3A4的强效诱导剂,为CYP2C9和CYP2C19的中效诱导剂,可能会与通过代谢或主动运输消除的部分药物发生相互作用。

4.开始治疗后1个月左右,即恩扎卢胺血浆浓度达到稳态时才可能发挥全部诱导作用,但部分诱导作用可能提前出现。

六、不良反应

1.全身性反应　主要为超敏反应(面部、舌、唇或咽部水肿)。

2.胃肠道反应　以呕吐为主。

3.神经系统反应　可发生可逆性后部脑病综合征。

4.皮肤及皮下组织反应　皮疹,可发生重度皮肤不良反应(包括史-约综合征、多形性红斑、中毒性表皮坏死松解症、药物反应伴嗜酸性粒细胞增多和全身性症状以及急性泛发性发疹性脓疱病)。

第十二节　氟维司群

一、适应证

1.可用于在抗雌激素辅助治疗后或治疗过程中复发的,或是在抗雌激素治疗中进展的绝经后(包括自然绝经和人工绝经)雌激素受体阳性的局部晚期或转移性乳腺癌。

2.与阿贝西利联合治疗适用于激素受体(HR)阳性、人表皮生长因子受体2(HER2)阴性的局部晚期或转移性乳腺癌,用于既往曾接受内分泌治疗后出现疾病进展的患者。

二、禁忌证

1.对氟维司群活性成分或辅料过敏者。

2.妊娠期及哺乳期妇女。

3.严重肝功能损害的患者。

4.氟维司群含苯甲醇,禁止用于儿童肌内注射。

三、用法

1.氟维司群单药治疗:主要用于成年女性(包括老年妇女),推荐剂量为每月给药一次,一次500mg,首次给药后两周时需再给予500mg剂量。

2.与阿贝西利联合使用时,阿贝西利的推荐剂量为150mg口服,每日2次。阿贝西利可在空腹或进食情况下给药。联合阿贝西利治疗的绝经前/围绝经期女性应根据现有临床实践标准同时接受促性腺激素释放激素(LHRH)激动剂治疗。

3.由于接近下面的坐骨神经,在臀部肌肉外上象限注射氟维司群时应谨慎。

四、特殊人群

1.肾功能不全　轻度至中度肾功能损害的患者不需要调整剂量。未在严重肾功能损害的患者中评价氟维司群的安全性和有效性,因此建议这些患者慎用氟维司群。

2.肝功能不全　轻度至中度肝功能损害的患者不需要调整剂量,但由于在这些患者中氟维司群的暴露可能增加,应慎用氟维司群。没有氟维司群对于重度肝功能损害患者的研究资料,因此重度肝功能损害的患者禁用。

3.老年患者　慎用。

4.妊娠期妇女　育龄妇女在接受氟维司群治疗期间和最后一次给药后2年内应采取有效的避孕措施。妊娠期妇女禁用氟维司群,如在使用氟维司群期间患者妊娠,应告知对胎儿的潜在危害和流产的可能。

5.哺乳期妇女　停止哺乳。

6.儿童　不推荐使用。

五、相互作用

1.与咪达唑仑相互作用的临床研究表明,氟维司群对CYP3A4无抑制作用;与利福平的清除率未发生临床相关性的改变;与阿贝西利未发生临床相关的药物相互作用。

2.药理作用:多种乳腺癌表达雌激素受体(ER),雌激素可刺激这些肿瘤的生长。氟维司群为雌激素受体拮抗剂,其亲和力与雌二醇相当,能以竞争性的方式与雌激素受体结合,下调人乳腺癌细胞中的雌激素受体蛋白。氟维司群阻断了雌激素的营养作用,本身没有部分激动(雌激素样)活性,是他莫昔芬耐药以及雌激素敏感的人乳腺癌(MCF-7)细胞系生长的可逆性抑制剂。

六、不良反应

1. 注射部位反应　是其独特性标志反应，表现为局部疼痛与炎症、脂肪代谢异常。

2. 代谢与内分泌系统反应　高胆固醇血症，如总胆固醇及低密度脂蛋白显著升高；加重胰岛素抵抗导致血糖波动。

3. 肌肉骨骼系统反应　骨痛、关节僵硬（尤其手部小关节）、肌肉痉挛。

4. 过敏与免疫反应　速发型过敏，表现为荨麻疹、支气管痉挛甚至过敏性休克，首次注射后需观察至少30分钟。部分患者可能出现抗药抗体，从而降低疗效，需监测肿瘤标志物异常升高。

5. 其他反应　治疗早期（3个月内）静脉血栓风险短暂升高。

第 6 章

不良反应管理

第一节 胃肠道反应

一、恶心、呕吐

恶心是指以反胃和（或）急性呕吐为特征的状态。呕吐是指胃内容物经口吐出的一种反射动作。化疗相关呕吐（chemotherapy induced nausea and vomiting，CINV）是肿瘤患者在接受化疗过程中容易出现的并发症之一，CINV可在70%～80%接受化疗而没有采取镇吐措施的肿瘤患者中出现，而早期CINV的发生率可能更高。根据临床上常用的不良事件通用术语标准（NCI-CTCAE）5.0版标准，恶心分为3级：1级：食欲下降，不伴进食习惯改变；2级：经口摄食减少不伴有明显体重下降、脱水或营养不良；3级：经口摄入能量和水分不足，需要鼻饲、全肠外营养或住院治疗。呕吐分为5级：1级：不需要进行干预；2级：门诊静脉补液，需要医学干预；3级：需要鼻饲、全肠外营养或住院治疗；4级：危及生命，需要紧急治疗；5级：死亡。

呕吐是由大脑控制的多步骤反射过程，由化学感受器触发区、咽和胃肠道的迷走神经传入纤维以及大脑皮质向位于延髓的呕吐中枢传入冲动而触发，再将传出信号传递到不同的器官和组织，诱导呕吐。化学感受器触发区、呕吐中枢和胃肠道有许多神经递质受体，化疗药物及其代谢产物对这些受体的激活可能是化疗诱导呕吐的原因。参与呕吐反应的神经递质受体有5-HT_3、多巴胺、乙酰胆碱、皮质激素、组胺、大麻素、阿片和NK-1受体。目前研究发现，5-HT_3受体通过外周途径和急性呕吐有关，NK-1受体通过中枢途径与延迟性呕吐相关，CINV的分类及危险因素见表6-1-1。加强对CINV的认识和管理，掌握常用静脉抗肿瘤药物致吐风险分级（表6-1-2）和常用口服抗肿瘤药物致吐风险分级（表6-1-3）有利于提高患者接受治疗的依从性，进而有助于治疗方案的顺利执行。

表6-1-1　CINV的分类及危险因素

类型	描述	危险因素
急性恶心、呕吐	给予化疗药物24小时内，一般为给药后的数分钟至数小时，并在给药后5～6小时到达高峰，但多在24小时内缓解	性别：女性 年龄：<50岁 不饮酒或很少饮酒
延迟性恶心、呕吐	给予化疗药物24小时之后，用药后48～72小时达到最高峰，可持续6～7天	妊娠呕吐史 运动病史 焦虑症史
预期性恶心、呕吐	指患者在前一次化疗时经历了难以控制的CINV，在下一次化疗开始之前即发生的恶心、呕吐	既往化疗时呕吐情况 患者对恶心、呕吐的预期
暴发性恶心、呕吐	指即使充分使用了预防恶心、呕吐的药物，仍会出现恶心、呕吐，需要进行解救性止吐治疗。可以发生在给予化疗药物后的任何时间段	伴随用药（如阿片类镇痛药、5-羟色胺再摄取抑制剂等）
难治性恶心、呕吐	指以往的化疗周期中使用预防性和（或）解救性止吐治疗失败，而在后续化疗周期中仍然出现的恶心、呕吐	

表6-1-2　常用静脉抗肿瘤药物致吐风险分级

致吐风险等级	常见药物
高致吐风险（>90%）	AC联合方案：所有含有蒽环类和环磷酰胺的化疗方案、卡铂AUC≥4、顺铂、环磷酰胺>1500mg/m²、多柔比星≥60mg/m²、表柔比星>90mg/m²、异环磷酰胺≥2g/m²、戈沙妥珠单抗等
中致吐风险（30%～90%）	卡铂AUC<4、环磷酰胺≤1500mg/m²、阿糖胞苷>200mg/m²、多柔比星<60mg/m²、表柔比星≤90mg/m²、异环磷酰胺<2g/m²、伊立替康/伊立替康脂质体、洛铂、甲氨蝶呤≥250mg/m²、奈达铂、奥沙利铂、替莫唑胺等
低致吐风险（10%～30%）	恩美曲妥珠单抗、阿糖胞苷100～200mg/m²、多西他赛、多柔比星脂质体、艾立布林、依托泊苷、氟尿嘧啶、吉西他滨、甲氨蝶呤50～250mg/m²、维迪西妥单抗、紫杉醇、白蛋白结合型紫杉醇、培美曲塞、雷替曲塞、托泊替康等
轻微致吐风险（<10%）	门冬酰胺酶、阿替利珠单抗、贝伐珠单抗、博莱霉素、硼替佐米、西妥昔单抗、度伐利尤单抗、伊匹木单抗、纳武利尤单抗、培门冬酶、帕博利珠单抗、帕妥珠单抗、曲妥珠单抗/曲妥珠单抗皮下注射剂、信迪利单抗、卡瑞利珠单抗、替雷利珠单抗、特瑞普利单抗、斯鲁利单抗、长春新碱/长春新碱脂质体、长春瑞滨等

表6-1-3 常用口服抗肿瘤药物致吐风险分级

致吐风险等级	常用药物
中-高致吐风险	卡博替尼、塞瑞替尼、克唑替尼、环磷酰胺≥100mg/(m^2·d)、达拉非尼、雌莫司汀、依托泊苷、伊马替尼>400mg/d、仑伐替尼>12mg/d、尼拉帕利、奥拉帕利、替莫唑胺>75mg/(m^2·d)等
轻微-低致吐风险	阿贝西利、阿法替尼、阿来替尼、卡培他滨、西达本胺、达可替尼、达沙替尼、恩曲替尼、厄洛替尼、呋喹替尼、吉非替尼、奥希替尼、哌柏西利、替吉奥、托泊替康、曲美替尼、曲氟尿苷替匹嘧啶片等

（一）CINV处理的基本原则

1.预防性用药是控制恶心、呕吐的关键
（1）止吐药需在每次抗肿瘤药物开始前使用，并覆盖整个风险期。
（2）高度致吐方案导致恶心、呕吐的风险在每次抗肿瘤药物结束后持续至少3天。
（3）中度致吐方案导致恶心、呕吐的风险在每次抗肿瘤药物结束后持续至少2天。
（4）接受多日抗肿瘤药物治疗的患者面临急性和延迟性恶心、呕吐的双重风险。
2.根据抗肿瘤药物的致吐等级选择止吐预防方案
（1）结合患者自身因素和之前止吐措施的疗效。
（2）对于多药联合方案，止吐方案的选择基于其中致吐风险最高的药物。
3.在合适的剂量和用药间隔的基础上，采用不同途径（口服、静脉注射、透皮贴片等）给予5-HT_3受体拮抗剂具有近似的疗效。

根据给药环境（住院或门诊）优选给药途径（口服、静脉注射或经皮给药）和给药间隔，接受多天抗肿瘤治疗方案的患者尤其需要注意止吐药物的不良反应以及与其他药物之间的相互作用。

4.关注患者对止吐药物的耐受性、依从性及个体风险因素，接受多天抗肿瘤治疗方案的患者尤其需要考虑。

5.注意排除其他潜在导致恶心、呕吐的原因：包括消化道梗阻、脑转移、颅内高压、电解质紊乱（如高钙血症、低钠血症等）、高血糖症、尿毒症、合并用药（如阿片类药物等）、胃瘫（手术等原因）、前庭功能障碍、唾液腺过度分泌（常见于头颈部肿瘤）、腹水、心理精神因素（如焦虑、抑郁以及预期性恶心、呕吐等）。

6.酌情使用H_2受体阻滞剂或质子泵抑制剂。
7.生活方式调节、饮食咨询可能有助于减轻恶心、呕吐。

（二）依据致吐风险的CINV预防方案

预防方案的选择，应基于抗肿瘤药物的致吐风险等级、患者个体危险因素及既往化疗时恶心、呕吐的控制情况；联合抗肿瘤方案以致吐风险最高的药物评估其致吐风险，常用的抗肿瘤药物预防致吐方案（表6-1-4、表6-1-5）。

表6-1-4　静脉抗肿瘤药物预防致吐方案

分层	预防致吐方案
高致吐风险（＞90%）	5-HT₃RA＋NK-1RA＋地塞米松；5-HT₃RA＋奥氮平＋地塞米松；5-HT₃RA＋NK-1RA＋奥氮平＋地塞米松；5-HT₃RA＋沙利度胺＋地塞米松。
中致吐风险（30%～90%）	5-HT₃RA＋NK-1RA＋地塞米松；5-HT₃RA＋地塞米松；5-HT₃RA＋奥氮平＋地塞米松
低致吐风险（10%～30%）	任意单一止吐药物
轻微致吐风险（＜10%）	不推荐常规预防

表6-1-5　口服抗肿瘤药物预防致吐方案

分层	预防致吐方案
口服中-高致吐风险	5-HT₃RA（任选其一）
口服轻微-低致吐风险	不推荐常规预防
高度致吐风险多日方案	5-HT₃RA＋NK-1RA＋地塞米松
中度致吐风险多日方案	5-HT₃RA＋地塞米松；5-HT₃RA＋NK-1RA＋地塞米松

（三）暴发性呕吐及难治性呕吐的处理

1.增加不同作用机制的止吐药物，部分患者可能需要多种作用机制药物联合使用。

2.根据计划按时连续使用止吐药物，而非按需给药。

3.考虑通过静脉、皮下、肌内注射或直肠等非口服途径给药。

4.适当补充水分及电解质，注意监测，维持水电解质平衡。

5.下一周期化疗时重新充分评估患者的呕吐风险，关注可能导致本周期治疗时暴发性呕吐的各种因素，如脑转移、肿瘤导致的消化道梗阻或其他胃肠道异常、电解质紊乱、其他合并症及用药。

6.考虑下一治疗周期加强预防，增加不同机制药物。

（四）常用止吐药物使用简介和注意事项

为了确保抗恶心、呕吐治疗安全、有效，除了致吐药物和患者自身恶心、呕吐风险因素外，还应考虑多方面的情况，如常用止吐药物及注意事项（表6-1-6），以制订个体化治疗计划，包括：止吐药物之间的相互作用；止吐药物与抗肿瘤治疗药物之间的相互作用；止吐药物与其他合并症治疗药物的相互作用；药物与疾病相互作用；给药途径的选择；患者经济状况和依从性；止吐药物本身不良反应的管理。

表6-1-6 常用止吐药物及注意事项

药物类型	常见药物	注意事项
5-HT$_3$受体拮抗剂	昂丹司琼、格拉司琼、帕洛诺司琼、托烷司琼、多拉司琼等	5-HT$_3$受体拮抗剂（主要是多拉司琼注射剂）可以引起心电图QT间期延长，甚至导致致命性的心律失常。因此，在已经使用其他可能延长QT间期的药物时，应慎用5-HT$_3$受体拮抗剂。定期进行心电图检查，监测QT间期的变化情况。在延迟期发生暴发性呕吐时作用有限，尽可能使用其他机制的止吐药。最常见的不良反应是头痛和便秘，必要时给予对症处理
NK-1受体拮抗剂	阿瑞匹坦、福沙匹坦、奈妥匹坦、帕诺洛司琼	采用NK-1受体拮抗剂方案时，应适当降低地塞米松的剂量，采用多天化疗方案时尤其需要考虑NK-1受体拮抗剂对地塞米松代谢的影响，评估地塞米松的耐受性
糖皮质激素	地塞米松	免疫检查点抑制剂抗肿瘤治疗时，长期或较大量合并使用糖皮质激素（泼尼松≥10mg/d），可能影响疗效，降低生存获益。单用免疫检查点抑制剂时，尽可能不采用糖皮质激素预防呕吐，如果确实必须使用糖皮质激素，亦应考虑在免疫检查点抑制剂给药的前、后24小时内避免使用。糖皮质激素会引起血糖升高和不易控制，糖尿病患者慎用。对于延迟性恶心、呕吐持续时间较长的患者，延长地塞米松的给药时间可以减轻症状
精神类药物	奥氮平	过度阻断多巴胺受体会增加锥体外系症状发生风险；可能增加心电图QT间期延长的风险；抑制中枢系统功能，过度镇静
其他	甲氧氯普胺、氟哌啶醇、沙利度胺	甲氧氯普胺：可能诱发锥体外系症状，增加胃肠蠕动，应监测QT间期 氟哌啶醇：中枢抑制作用，增加锥体外系症状的风险，应监测QT间期。用于止吐治疗时剂量应低于抗精神病的剂量 沙利度胺：中枢神经抑制作用，可致便秘，可能引起周围神经炎的发生，妊娠期或近期有妊娠计划的妇女严格禁用

二、化疗相关腹泻

化疗相关腹泻（chemotherapy-induced diarrhea，CID）主要指应用化疗药物时或治疗后出现的腹泻，是临床常见的化疗不良反应。严重者不仅影响治疗效果和完成度，甚至会出现脱水和电解质紊乱等危及生命的情况。CID初始常表现为排便频率增加和（或）质地变稀，常伴产气过多和（或）肠痉挛，严重时表现为频繁水样便。CID的发生机制主要有3种：①管腔促泌素引起电解质分泌增加，或因手术或上皮损伤导致吸收能力降低，称为分泌性腹泻；②管腔内渗透性物质增加导致渗透性腹泻；③胃肠道动力学改变。

（一）引起CID的常见药物

1. 化疗药物　肿瘤患者因化疗引起腹泻（3～4级）的发生率为10%～20%，腹泻通常是氟嘧啶类药物和伊立替康的化疗方案的剂量限制性和主要毒性反应。使用这些药物时重度3级或4级腹泻的发生率为5%～44%，且发生率因使用剂量、具体使用的药物和给药方案的不同而异。

2. 靶向药物　除了传统细胞毒性药物外，一些分子靶向药物也常引起CID。在多种酪氨酸激酶抑制剂（tyrosine kinase inhibitor，TKI），如阿法替尼、塞瑞替尼、厄洛替尼、拉帕替尼、索拉非尼、舒尼替尼等所致毒性反应中，腹泻为第2常见不良反应，仅次于皮疹。接受治疗的患者中至少50%会出现腹泻，不过重度（3级或4级）腹泻的发生率低于传统细胞毒性药物。腹泻在使用塞瑞替尼、奈拉替尼和阿法替尼的患者中尤为常见，发生率为75%～95%，但重度腹泻的发生率仅为2%～16%。

3. 免疫药物　抗表皮生长因子受体（epidermal growth factor receptor，EGFR）的单克隆抗体单药治疗时很少引起重度腹泻，但当与细胞毒性化疗药物联用时，可增加重度腹泻的发生率。采用细胞毒性T淋巴细胞相关抗原4（cytotoxic T lymphocyte associated antigen 4，CTLA-4）抑制剂伊匹木单抗和程序性细胞死亡蛋白1（programmed cell death protein 1，PD-1）抑制剂纳武利尤单抗和帕博利珠单抗进行检查点抑制剂免疫治疗时，免疫介导的重度结肠炎发生率高达9%。抗程序性细胞死亡配体1（programmed cell death ligand 1，PD-L1）抗体也可引发腹泻，但很少引起重度腹泻。

（二）CID的治疗

在化疗期间发生腹泻的患者也可能存在器质性病因，这可能与化疗有关或无关，因此需要进行鉴别诊断。这些器质性病因包括小肠细菌过度生长、脂肪或胆酸吸收不良、摄入过量山梨醇或乳糖不耐受、炎症和感染性原因，以及粪便嵌塞。

无并发症的轻至中度CID：存在轻至中度（1级或2级）腹泻，但无中至重度腹绞痛、2级或更严重的恶心/呕吐、体能状态下降、发热、明确出血或疑似脱水，这些患者可先在家中接受保守治疗，包括口服补液、饮食调整和止泻治疗（最初通常给予洛哌丁胺）。若已给予大剂量的洛哌丁胺，但12～24小时后仍存在轻至中度腹泻，则患者应接受门诊评估；评估水合状态、是否存在中性粒细胞减少和电解质异常；并送检大便进行培养和针对艰难梭菌产毒菌株的诊断性检查。若患者不存在并发症性腹泻的其他危险因素和胸痛，也未曾因CID入院，则可在门诊给予奥曲肽治疗。若给予大剂量洛哌丁胺及加用奥曲肽后，患者仍存在轻至中度腹泻、进展为重度（3或4级）腹泻，或出现并发症性腹泻的其他危险因素，均应立即入院进一步评估和治疗。

有并发症的CID：3或4级腹泻患者，以及1或2级腹泻且伴有中至重度腹绞痛、2级或更严重的恶心/呕吐、体能状态下降、发热、脓毒症、中性粒细胞减少、明确出血或脱水，这些患者大多需要入院接受静脉补液、奥曲肽治疗、心血管状态监测、连续评估电解质，必要时还需使用抗生素。及时进行大便培养和针对艰难梭菌产毒菌株的诊断性检查。

CID治疗包括非药物和药物干预措施以减缓腹泻。

初始非药物干预措施包括避免可加重腹泻的食物，并使用含水、盐和糖的液体（如肉汤或运动饮料）进行积极的口服补液，以便摄入葡萄糖，促进肠道钠吸收。由于潜在的黏膜损伤和吸收表面积减少，患者应摄入易消化的食物，新鲜水果和蔬菜可能加重腹泻，故而应当避免，但香蕉除外，它可能具有收敛作用；避免使用高渗透性膳食补充剂。清流质膳食可使肠道得到休息并减少腹泻量。患者应禁酒，避免摄入咖啡因，停用其他可引起腹泻的药物和补充剂，如大便软化剂、轻泻药、蓟浸膏、芦荟、泛癸利酮、大剂量维生素C等。必要时可停用化疗药物，腹泻患者口服抗肿瘤药物的管理因具体药物而异，应根据药品说明书及患者具体情况，进行剂量调整或停用。

药物治疗推荐使用洛哌丁胺进行CID的初始治疗，对于轻至中度（1/2级）无并发症的CID，建议先用4mg，之后每4小时2mg或每次稀便后2mg（最大剂量为16mg/d）。对于重度或有并发症的腹泻，可推荐采用更积极的方案（如初始剂量为4mg，之后一次2mg、每2小时1次，或者一次4mg、每4小时1次，直至持续12小时无腹泻）。洛哌丁胺日剂量高于16mg有引发心律失常的风险，应避免。对于洛哌丁胺难治的CID患者，推荐使用奥曲肽，初治剂量为一次100μg或150μg，每日3次，皮下注射（或50～150μg/h，静脉给药）。若患者接受洛哌丁胺和大剂量奥曲肽治疗后腹泻仍未消退，应请胃肠病科会诊进行上消化道内镜检查，包括十二指肠活检和抽吸物检查。溃疡和糜烂可能提示病毒感染，如巨细胞病毒感染，应行活检。如初用氟尿嘧啶类药物后发生重度腹泻，伴有重度骨髓抑制、黏膜炎、心脏毒性、神经毒性或意外过量用药，且在末次用药后96小时内被发现的患者，建议予以尿苷三乙酸酯治疗；若在末次用药后超过96小时才被发现，但重度毒性反应（腹泻、骨髓抑制、黏膜炎、心脏毒性或神经毒性）仍存在，建议启动尿苷三乙酸酯治疗。

CID患者应在没有使用止泻药的情况下保持无腹泻48小时后，再使用相同化疗方案。对于所有在先前的治疗周期中出现2级或更严重腹泻（特别是有并发症的腹泻）的患者，均应强调减少剂量的必要性。

三、便秘

便秘是指排便频率减少（通常一周<3次），伴排便不适或排便困难。癌症患者中便秘很常见，晚期癌症患者中的发生率为40%～90%，原因常涉及经口摄食差、使用延长肠道转运时间的药物（如阿片类镇痛药或止吐药）等。便秘可对生存质量产生严重不良影响，并可能导致恶心、呕吐、痔疮、肛裂、肠梗阻和尿潴留等。

（一）与便秘相关的特定化疗药物

便秘很少是化疗药物的剂量限制性毒性，但在长春花生物碱类药物（如长春新碱、长春碱和长春瑞滨）中较为常见，尤其是长春新碱，这些药物具有显著的神经系统毒性作用，并可延长胃肠道转运时间。长春花生物碱类药物治疗引起的便秘通常在首剂后明显，但一般无累积效应。化疗后3～10日症状最为明显，大部分病例在数日后会有所缓解。长春新碱治疗者中有1/4～1/3会发生便秘，严重便秘的发生率为2%～3%。当长春新碱使用较高剂量时（＞2mg），便秘症状更为严重。沙利度胺及其类似物来那度胺和泊马度胺是免疫调节性酰亚胺类药物，已被批准用于治疗多发性骨髓瘤，便秘是沙利度胺除镇静外最常见的毒性反应。沙利度胺相关便秘呈剂量依赖性，大多发生在治疗开始后的早期（2～4日），在老年患者和接受阿片类镇痛药治疗的患者中更为严重。来那度胺与地塞米松联用时，便秘的发生率为30%，但严重便秘的发生率不到3%。

（二）化疗诱发便秘的治疗

1.鼓励多摄入液体，建议每天补充不少于2000ml的液体，可以是水、果汁、汤等。

2.应在首次出现便秘时就开始使用轻泻药，或者在使用已知与便秘相关的药物时（如长春花生物碱类药物）常规给予轻泻药以预防便秘。

3.晚期癌症患者最常用的轻泻药是渗透剂（如聚乙二醇、乳果糖）及刺激性轻泻药（如番泻叶、比沙可啶）。癌症支持疗法多国学会（Multinational Association for Supportive Care in Cancer，MASCC）推荐晚期癌症患者首选聚乙二醇作为轻泻药。

4.定期评估治疗效果，并对治疗方案进行相应调整。

5.由于机械性肠梗阻风险增加，液体摄入量低的患者应避免使用不可吸收的可溶性膳食纤维或膨松剂。

第二节　心血管毒性

近年来，肿瘤治疗领域发生了巨大变革，使得肿瘤患者的远期预后显著改善，甚至达到治愈。国内外流行病学数据显示，肿瘤与心血管疾病是发病率和死亡率最高的两种疾病，它们存在共同的危险因素，如吸烟、肥胖、糖尿病和高脂血症等。随着人口老龄化以及抗肿瘤治疗带来的生存期延长，肿瘤伴随心血管疾病的患者数量日益庞大。抗肿瘤治疗导致的心血管毒性得到了越来越多的认识与关注，已成为除复发转移外肿瘤患者的第二大死因。肿瘤治疗相关心脏功能不全（cancer therapy-related cardiac dysfunction，CTRCD）涵盖了广泛的肿瘤治疗方式（包括化疗、靶向药物、免疫治疗和放射治疗）所带来的心脏功能改变，如心脏损伤、心肌病和心力衰竭等。肿瘤治疗相关心血管毒性（cancer therapy-related cardiovascular toxicity，CTR-CVT）则包括CTRCD、冠状动脉疾病（coronary artery disease，CAD）、瓣膜性心脏病、心律失常、高血压、血栓形成和血栓栓塞性疾病、周围动脉疾病、出血并发症、肺动脉高压及心包疾病等。心血管毒性风险在肿瘤治疗期间是一个动态变量，预防的最佳时机是在肿瘤治疗前，因此建议对所有接受具有潜在心血管毒性风险治疗方案的肿瘤患者进行基线风险评估。对具有心血管疾病（cardiovascular disease，CVD）风险因素或已有CVD的肿瘤患者，应进行全程心血管监测，提供个体化防治措施，以降低肿瘤患者罹患CTRCD的风险，共同改善肿瘤及心血管疾病的结局。

一、CTRCD程度分级

CTRCD的程度分级可以根据患者的临床症状、心功能评估进行分类和分级，以下是详细的分级标准（表6-2-1）。

表6-2-1　CTRCD程度分级

分类	程度	表现
有症状的CTRCD	极重度	心力衰竭需要肌力支持、机械循环支持或考虑移植
	重度	心力衰竭住院治疗
	中度	门诊强化利尿和抗心力衰竭治疗
	轻度	心力衰竭症状轻微，不需要强化治疗
无症状的CTRCD	重度	新发LVEF降低至＜40%
	中度	新发LVEF降低≥10%至LVEF40%～49%或
		新发LVEF降低＜10%至LVEF40%～49%及GLS较基线相对下降＞15%或新发心肌生物标志物升高
	轻度	LVEF≥50%
		及新发GLS较基线相对下降＞15%和（或）新发心肌生物标志物升高

二、导致心血管毒性的常见药物及机制

目前常用的抗肿瘤治疗方法（包括免疫检查点抑制剂、化疗、放疗和靶向治疗）都可导致心血管毒性，造成患者心室功能不全、心力衰竭、高血压、血栓栓塞性疾病和心律失常等，表6-2-2列举了部分导致心血管毒性的常见抗肿瘤药物及其引起心血管毒性的分子机制。

表6-2-2 导致心血管毒性的常见药物及机制

分类	常见药物	心血管毒性	可能机制
化疗药物	蒽环类,如多柔比星、表柔比星等	心力衰竭和冠状动脉疾病（3%~48%）、心动过缓、窦性心动过速等	①氧自由基引起的DNA损伤；②铁代谢和钙信号的变化；③心肌细胞受损,抑制心肌细胞拓扑异构酶ⅡB
	烷化剂,如环磷酰胺、异环磷酰胺等	心力衰竭、心动过缓、房室传导阻滞等	①直接引起内皮损伤、氧化应激、线粒体损伤；②GSTP缺乏；③CPT缺乏；④心脏脂肪酸结合蛋白的表达减少；⑤血小板活化和聚合
	抗代谢药物,如5-FU、卡培他滨、阿糖胞苷、吉西他滨等	心肌梗死、心肌病、心包疾病（阿糖胞苷）、高血压（吉西他滨）	①内皮细胞功能障碍,NO释放减少内皮素增加,血小板聚集和纤维蛋白形成,冠状动脉痉挛,心肌缺血；②红细胞形态改变,携氧能力下降
	抗微管药物,如紫杉醇、多西他赛	心力衰竭、心动过缓、房室传导阻滞等	①浦肯野系统或自主控制受损；②诱导组胺释放；③多柔比星毒性物质的代谢增强蒽环类治疗史
靶向药物	抗HER2单克隆抗体,如曲妥珠单抗、帕妥珠单抗	心力衰竭和冠状动脉疾病、高血压、心律失常、血栓栓塞	①减弱酪氨酸激酶受体/神经调节蛋白-1激活途径：心肌细胞功能及活性下降；②抑制Notch信号通路：细胞增殖及活性降低；③细胞内抗氧化/氧化失衡；④循环血管紧张素Ⅱ升高
	抗血管内皮生长因子（vascular endothelial growth factor, VEGF）单克隆抗体,如贝伐珠单抗	高血压、心力衰竭、冠状动脉疾病、血栓栓塞	①VEGF介导的血管生成中断：毛细血管密度减少、内皮功能障碍、氧化应激；②心肌细胞收缩功能降低；③动脉压力升高
	多靶点小分子酪氨酸激酶抑制剂,如奥希替尼、瑞戈非尼	高血压、QT间期延长、心房颤动等	①NO减少；②微血管稀疏；③内皮素-1增多
免疫检查点抑制剂	PD-L1,如阿替利珠单抗；PD-1,如纳武利尤单抗；CTLA-4,如依匹木单抗	心肌炎、心包炎、Takotsubo心肌病、扩张型心肌病	①肿瘤和心肌细胞之间的共同抗原,T细胞活性增加；②自身抗体水平增加；③炎性细胞因子水平增加,补体介导的炎症增加；④加速动脉粥样硬化

三、肿瘤治疗相关心血管毒性风险因素

1.潜在心血管毒性抗肿瘤药物化疗（蒽环类、氟尿嘧啶类、长春碱类、紫杉类、喜树碱类、铂类等）、靶向治疗（HER2抑制剂、VEGF抑制剂、BCR-ABL抑制剂、BRAF抑制剂＋MEK抑制剂、CDK4/6抑制剂等）、免疫检查点抑制剂（PD-1/PD-L1抑制剂、CTLA-4抑制剂）、内分泌治疗（aromatase inhibitor，AI）等。

2.胸部（纵隔、左胸部）放疗。

3.心脏疾病史：心力衰竭、无症状左心室功能不全（LVEF＜50%或高利尿钠肽）、冠心病（心肌梗死、心绞痛、曾接受冠状动脉血运重建、心肌缺血）、中重度心脏瓣膜病伴左心室肥厚或左心室受损、高血压心脏病伴左心室肥厚、肥厚型心肌病、扩张型心肌病、限制型心肌病、心脏结节病累及心肌、严重的心律失常等。

4.基线心肌生物标志物异常：cTn升高、BNP/NT-proBNP升高。

5.年龄：儿童或青少年（＜18岁）；曲妥珠单抗：＞45岁；蒽环类药物：＞60岁。

6.基础疾病：高血压、糖尿病、血脂异常、慢性肾病、血栓性疾病等。

7.生活方式：吸烟、酗酒、肥胖、久坐。

四、肿瘤治疗相关心血管毒性危险分层

肿瘤治疗相关心血管毒性风险是一个动态变量，需要在治疗前、治疗中和治疗后进行全面评估。评估应基于患者的基线心血管风险（表6-2-3）、拟使用的抗肿瘤治疗方案以及治疗过程中的动态监测，其目的是识别高风险人群，优化治疗策略，降低心血管并发症的发生率。

表6-2-3 肿瘤治疗相关心血管毒性危险分层

分层	治疗相关危险因素	患者相关危险因素
低危	应用低剂量蒽环类药物化疗（如多柔比星＜200mg/m^2，表柔比星＜300mg/m^2） 应用心肌毒性较低的脂质体剂型 应用曲妥珠单抗前未应用蒽环类药物	年龄＞18岁且＜50岁
中危	中等剂量蒽环类药物化疗（如多柔比星200～400mg/m^2，表柔比星300～600mg/m^2） 应用蒽环类药物后应用曲妥珠单抗 VEGF酪氨酸激酶抑制剂 第二代或第三代BCR-ABL酪氨酸激酶抑制剂 蛋白酶体抑制剂 免疫检查点抑制剂	年龄50～64岁 合并1～2个心血管疾病危险因素，如高血压、糖尿病/胰岛素抵抗、血脂异常、吸烟、肥胖等

续表

分层	治疗相关危险因素	患者相关危险因素
高危	同时应用蒽环类药物和曲妥珠单抗 大剂量蒽环类药物化疗（多柔比星＞400mg/m^2、表柔比星＞600mg/m^2） 中等剂量蒽环类药物联合左胸部放疗 蒽环类药物化疗后cTn升高 大剂量放疗（包含心脏的左胸部放疗，放疗剂量＞30Gy） 曾接受蒽环类药物化疗的患者，应用VEGF酪氨酸激酶抑制剂	年龄≥65岁 合并2个以上心血管疾病危险因素，如高血压、糖尿病/胰岛素抵抗、血脂异常、吸烟、肥胖 合并心血管疾病，如冠心病、外周血管疾病、心肌病、严重的心脏瓣膜病心力衰竭、心律失常（心房颤动、心房扑动、室性心动过速等） 接受肿瘤治疗前已出现LVEF下降，或LVEF接近正常值低限（LVEF 50%～54%）

五、肿瘤治疗相关心血管毒性管理流程

首先进行基线心血管毒性风险评估（表6-2-4），建议及指导患者保持健康生活方式，积极处理和治疗心血管风险因素和心血管疾病。

表6-2-4　基于危险分层的肿瘤治疗相关心血管毒性管理流程

基线	抗肿瘤治疗期间	抗肿瘤治疗后1年	长期随访
低风险人群	标准监测	抗肿瘤治疗完成1年后评估	每年行心血管风险评估；若出现新发心血管症状体征重新评估
中风险人群	心内科转诊	抗肿瘤治疗完成1年后评估	每年行心血管风险评估；随访满5年重新进行心血管毒性分层；每5年行经胸超声心动图检查
高风险人群	心内科转诊、心血管疾病预防	抗肿瘤治疗完成3个月和1年后评估	每年行心血管风险评估；治疗完成1、3、5年，此后每5年行TTE检查

六、化疗和靶向药物心血管毒性预防

1.蒽环类药物　累积剂量与蒽环类药物的心血管毒性相关，由于个体差异，蒽环类药物没有绝对的"安全剂量"，用药全程需严密监测心血管毒性，限制/降低药物累积剂量（mg/m^2），如多柔比星＜360、表柔比星＜720、柔红霉素＜800等，还可通过改变给

药方式（如持续静脉输注）、改变剂型（如多柔比星脂质体）、应用心脏保护药物（如右雷佐生、ACEI/ARB受体拮抗剂、他汀类药物）来降低心血管毒性风险。

2.氟尿嘧啶类药物　氟尿嘧啶类药物心血管毒性的预防措施尚缺乏高级别循证医学证据。ESMO指南推荐雷替曲塞作为因心血管毒性不适合氟尿嘧啶化疗的标准替代方案。钙通道拮抗剂、硝酸酯类药物是否可用于预防氟尿嘧啶类药物引起的心血管毒性仍存在争议，缺乏高级别循证医学证据。

3.抗HER2靶向药物　抗HER2靶向药物与蒽环类药物联合应用会导致心血管毒性风险显著增加。研究显示，ACEI/ARB类药物和β受体阻滞剂对于降低抗HER2靶向治疗所致心血管毒性发生率有一定作用。

心血管疾病和肿瘤具有一些共同的可改变和不可改变的风险因素。为降低抗肿瘤治疗引起的心血管毒性，首先建议改善生活方式，如戒烟、饮酒量不超过100g/周以及进行足够的体育锻炼。健康的生活方式可以降低肿瘤和心血管疾病的发生风险，以及诊断肿瘤后罹患心血管疾病的风险。

七、肿瘤治疗相关心血管毒性处理原则

1.肿瘤治疗相关心功能不全　在肿瘤治疗过程中出现轻度无症状的CTRCD患者，应考虑在不中断肿瘤治疗的同时应用ACEI/ARB/ARNI和（或）β受体拮抗剂保护心肌；无症状的中度或重度CTRCD及有症状CTRCD患者应进行指南指导下的心力衰竭治疗，若无药物禁忌或药物不耐受，治疗方案需包括ACEI/ARB/ARNI、β受体拮抗剂、钠-葡萄糖协同转运蛋白2抑制剂、盐皮质激素受体拮抗剂，推荐遵循心力衰竭诊疗指南，在心血管医师指导下增加剂量达靶剂量。

2.免疫相关性心肌炎　免疫检查点抑制剂（immune checkpoint inhibitor，ICI）相关心脏毒性属于罕见免疫相关性不良反应，以心肌炎最为常见，约占50.8%。心肌炎临床上可呈无症状、轻微症状、明显症状或暴发性，初起症状多为非特异性，如乏力、心悸和气短等，严重者可出现端坐呼吸、周围性水肿、心源性休克和心搏骤停。部分患者可合并其他免疫相关不良事件，以合并重症肌无力或肌炎最为常见。ICI相关心肌炎的诊断初期主要基于症状、生物标志物（主要为cTn）及心电图异常，任何异常发现均需进行心血管成像以鉴别其他原因所致的心肌损伤。ICI相关心肌炎的最佳治疗方案尚缺乏高级别循证医学证据。由于ICI相关心肌炎可能导致危及生命的恶性心律失常或合并心力衰竭的暴发性心肌炎，建议所有可疑及确诊的各级别心肌炎均暂停ICI治疗，并启动肿瘤心脏病团队多学科会诊以制订个体化治疗方案。对于血流动力学不稳定的患者，在等待确诊时应及时启动大剂量甲泼尼龙治疗。≥2级心脏毒性需停用ICI，同时尽早静脉应用大剂量糖皮质激素治疗，直到症状缓解、左心室收缩功能及传导异常恢复、cTn明显下降，此时应考虑将糖皮质激素缓慢减量并过渡为口服泼尼松。加强心脏症状管理，对激素难治性患者必要时加用免疫抑制剂。3～4级心脏毒性需永久停用ICI，进行重症监护和生命支持。对于激素抵抗型ICI相关心肌炎，若糖皮质激素治疗24小时无缓解，应尽早考虑使用免疫抑制剂如英夫利西单抗、他克莫司、吗替麦考酚酯，以及抗胸

腺细胞球蛋白、免疫球蛋白和血浆置换,以降低重症患者的死亡风险。

3.高血压　抗高血压治疗的启动:由于血压＞130/80mmHg时,心血管并发症风险已经较血压正常人群倍增,2018年ESC/ESH及中国高血压指南提出,对于血压处于正常高值130～140/80～90mmHg且合并高危心血管疾病风险的患者,应考虑启动抗高血压药物治疗。因此,肿瘤患者的血压≥130/80mmHg时,若已合并高危心血管风险,应立即启动抗高血压药物治疗;若未合并高危风险但服用VEGF抑制剂的,因VEGF抑制剂应用后普遍会引起血压升高,且存在广泛的肾损伤及靶器官损害风险,此时也应启动抗高血压药物治疗,且考虑到抗高血压药物的半衰期,应在VEGF抑制剂治疗前3～7天启动,必要时联合用药。如果诊断为严重高血压(收缩压＞180mmHg或舒张压＞110mmHg),应通过多学科诊疗团队评估癌症和心血管的竞争风险,任何导致高血压的抗癌治疗应推迟或暂时停止,直到血压控制到收缩压＜160mmHg和舒张压＜100mmHg。可以开始或重启抗癌治疗,同时考虑减少抗肿瘤药物剂量。高血压患者的初始血压目标应低于140/90mmHg,若能耐受,降压目标应≤130/80mmHg,但过低的血压值不会增加高血压患者的获益,反而可能增加风险。临床上多凭经验性用药或按照原发性高血压的治疗原则用药。多数学者建议ACEI为此类高血压的一线降压用药,二氢吡啶类CCB(如氨氯地平、硝苯地平控释片、非洛地平)为此类高血压的二线降压用药。对于收缩压≥160mmHg和舒张压≥100mmHg的癌症患者,推荐使用ACEI或ARB联合二氢吡啶CCB治疗(图6-2-1)。

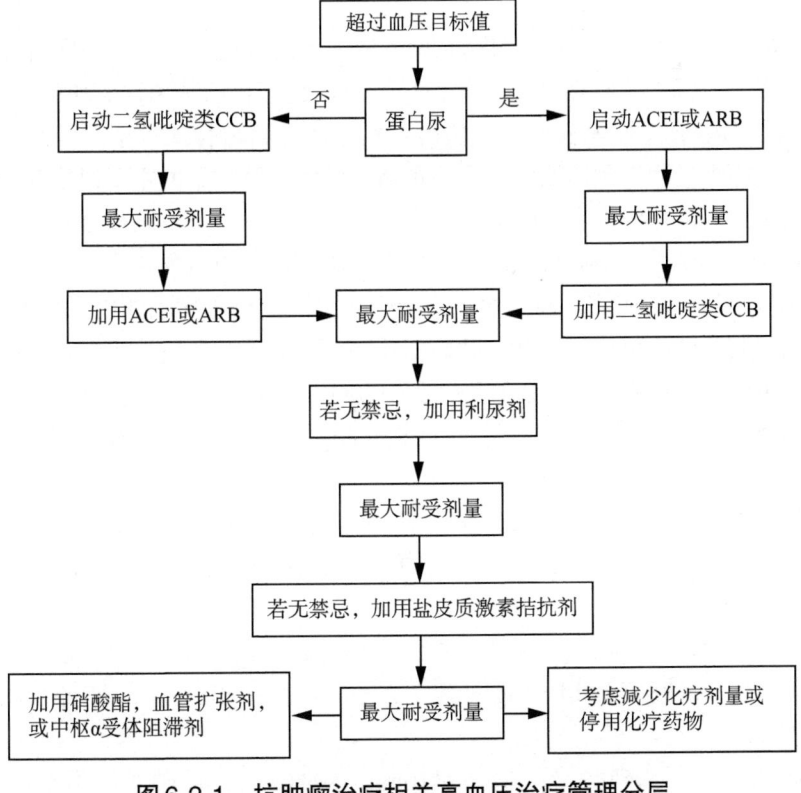

图6-2-1　抗肿瘤治疗相关高血压治疗管理分层

4. 心律失常 肿瘤患者治疗过程中可能发生多种类型心律失常（表6-2-5），可分为快速性和缓慢性心律失常，有些类型的心律失常可能产生严重临床症状甚至威胁生命。抗肿瘤所致不同类型心律失常的治疗流程见图6-2-2。

表6-2-5 抗肿瘤所致不同类型心律失常的治疗

心律失常类型	治疗
窦性心动过速	去除诱因，必要时应用β受体阻滞剂、非二氢吡啶类CCB或伊伐布雷定减慢心率。
心房颤动	1.严密心电监护，去除诱因 2.心率和心律控制：β受体拮抗剂，非二氢吡啶类CCB或地高辛。地高辛优选合并射血分数降低型心力衰竭患者；进一步可考虑抗心律失常药物转复心律、电复律或导管消融治疗（建议请肿瘤心脏病专科或心内科医师会诊） 3.抗凝治疗：可选用低分子量肝素（作为短期或桥接抗凝方案）、新型口服抗凝药（利伐沙班、达比加群、艾多沙班及阿哌沙班等）或维生素K拮抗剂（华法林）
窦房结功能障碍和房室传导异常	缓慢性心律失常和房室传导阻滞的患者的处理应遵循个体化原则：先考虑去除诱因再考虑是否应用药物（如异丙肾上腺素）提高心率或起搏器治疗（临时起搏或永久起搏治疗）

5. 冠状动脉疾病 4%～10%的冠心病患者有肿瘤病史。一方面是两者存在共同的危险因素；另一方面，化疗药物或放射治疗可以促进冠状动脉粥样斑块的发生及发展，诱发冠状动脉痉挛或急性血栓形成，从而导致急性冠脉综合征发生。因此，肿瘤合并冠心病的早期筛查、积极预防及优化诊治策略是肿瘤心脏病学的重要组成部分。目前认为，接受过抗肿瘤治疗的患者都是冠心病发病的高危人群，推荐肿瘤合并冠心病高风险的患者每年常规随访。主要心脏风险包括缺血性心脏病、心肌梗死病史；传统冠心病危险因素包括高血压、糖尿病、高脂血症、吸烟、肥胖、冠心病家族史、卒中/短暂性脑缺血发作及下肢动脉闭塞病史。针对肿瘤相关冠心病的预防，应从控制冠心病常规危险因素、降低抗肿瘤治疗方案的心血管毒性和适度的心血管保护方面推进。

（1）抗血小板聚集药物：如阿司匹林100mg，每日1次，氯吡格雷50mg，每日1次。

（2）他汀类药物：如阿托伐他汀20mg，每晚1次，瑞舒伐他汀10mg，每晚1次。

（3）β受体拮抗剂：如琥珀酸美托洛尔缓释片23.75mg，每日1次，比索洛尔2.5mg，每日1次。

（4）ACEI：如培普利2mg，每日1次，依那普利5mg，每日1次，福辛普利10mg，每日1次；ARB：如厄贝沙坦0.15g，每日1次，奥美沙坦20mg，每日1次，缬沙坦40mg，每日1次。

（5）硝酸酯类：如硝酸异山梨酯片10mg，每日3次，单硝酸异山梨酯缓释胶囊

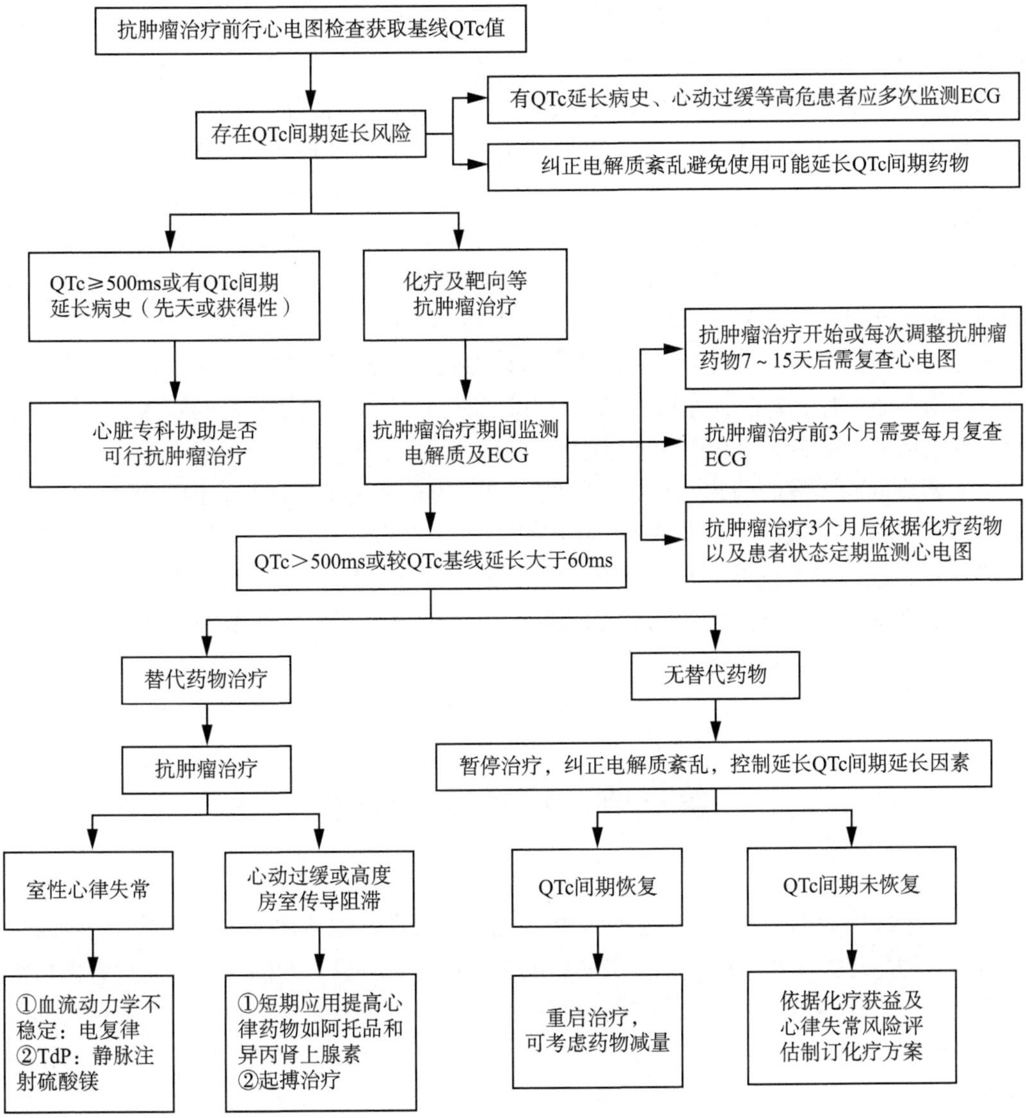

图6-2-2 抗肿瘤所致不同类型心律失常的治疗流程

50mg，每日1次，单硝酸异山梨酯缓释片40mg，每日1次。

（6）非二氢吡啶类CCB：如地尔硫䓬缓释胶囊90mg，每日1次。

（7）二氢吡啶类CCB：如硝苯地平控释片30mg，每日1次，苯磺酸氨氯地平5mg，每日1次，贝尼地平4mg，每日1次。

6.静脉栓塞性疾病 对确诊静脉血栓栓塞（venous thromboembolism，VTE）的肿瘤患者，建议完善动脉血气分析、cTn、BNP/NT-proBNP检测及超声心动图评估，并根据血流动力学状态区分危险程度。抗凝药物是治疗和预防静脉血栓栓塞性疾病的基石，如肝素、低分子量肝素、口服药物华法林、利伐沙班等。在使用上述药物进行抗凝治疗时，应注意结合患者的临床情况个体化调整抗凝药物剂量。抗凝治疗的持续时间也应因人而异，一般口服抗凝药的疗程应不少于3个月。证据显示VTE与肿瘤治疗直接相关，因此抗凝疗程在肿瘤治疗停止后应维持3～6个月；对复发性VTE或长期带瘤生存者，抗凝疗程应达12个月以上，甚至终身。

7.血脂异常　化疗药物治疗、内分泌治疗、靶向药物治疗、免疫治疗、放疗等多种肿瘤治疗方式可引起血脂升高。根据《恶性肿瘤患者血脂管理中国专家共识》，替西罗莫司、西罗莫司、劳拉替尼、左旋门冬酰胺酶的血脂异常风险尤为高，使用时应特别警惕。抗肿瘤药物血脂异常危险分层标准可参考《恶性肿瘤患者血脂管理中国专家共识》。血脂异常治疗的主要目的是防治动脉粥样硬化性心血管疾病（atherosclerotic cardiovascular disease，ASCVD）。依据ASCVD发病风险采取不同强度干预措施是血脂异常防治的核心策略。饮食治疗和生活方式改善是治疗血脂异常的基础措施，无论是否进行药物调脂治疗，都必须坚持控制饮食和改善生活方式，包括坚持健康饮食、规律运动、远离烟草、限制饮酒和保持理想体重。

主要降低胆固醇的药物：这类药物的主要作用机制是抑制肝细胞内胆固醇的合成，加速LDL分解代谢或减少肠道内胆固醇的吸收，主要包括他汀类、胆固醇吸收抑制剂、普罗布考、胆酸螯合剂及其他调脂药（脂必泰、多廿烷醇）等。主要降低TG的药物：主要包括贝特类、烟酸类和高纯度鱼油制剂。部分调脂药物既能降低胆固醇，又能降低TG。他汀类药物是调脂的首选药物。

第三节　泌尿系统毒性

用于治疗癌症的药物可导致多种肾病及电解质紊乱，包括化疗、分子靶向药物及免疫治疗药物。这些药物可通过不同机制影响肾小球、肾小管、肾间质组织或肾脏微血管系统，临床表现不一，可为无症状的血清肌酐升高和电解质紊乱，也可为需要透析的急性肾损伤（acute kidney injury，AKI）。一项研究估计，80%的化疗周期使用了具有潜在肾毒性的药物。

一、泌尿系毒性的危险因素

一些因素可加重肾功能损害，导致抗肿瘤药物的潜在泌尿系毒性。

1.血管内容量不足，可由外部丢失或体液隔离（如腹水或水肿）引起，是抗肿瘤药物潜在肾毒性的最常见诱因之一。

2.同时使用离子型对比剂或肾毒性非化疗药物，例如某些抗生素（如氨基糖苷类）、非甾体抗炎药和质子泵抑制剂。

3.继发于肿瘤的尿路梗阻。

4.原有基础肾病或获得性肾病，可为特发性或与其他合并症、年龄或癌症本身相关。

二、引起泌尿系统毒性的常见药物

1.常见化疗药物所致泌尿系统毒性

（1）铂类药物：顺铂是最常用的抗肿瘤药物之一，也是肾毒性最强的药物之一。顺铂可能引起AKI、血栓性微血管病（thrombotic microangiopathy，TMA）、低镁血症、近端肾小管功能障碍（Fanconi样综合征）以及与药物所致骨髓抑制效应程度不相称的贫血。无论哪类患者，补充水分都对预防顺铂诱发的肾毒性至关重要。实验及临床研究均证实，卡铂的肾毒性显著小于顺铂，其最常见的肾毒性表现可能是低镁血症，但相比顺铂，卡铂引起低镁血症的情况更少，奥沙利铂则偶尔引起肾毒性。

（2）异环磷酰胺：其肾毒性表现为近端肾小管功能障碍，包括糖尿、氨基酸尿、肾小管蛋白尿，偶尔还可见精氨酸加压素抵抗引起的多尿。异环磷酰胺还可引起出血性膀胱炎。

（3）甲氨蝶呤：静脉给予的大剂量甲氨蝶呤（$1 \sim 15g/m^2$）可沉积于肾小管并导致肾小管损伤，特别是容量不足或排泄酸性尿的患者。甲氨蝶呤剂量小于$0.5 \sim 1g/m^2$通常不会导致肾毒性，除非存在基础肾功能障碍。

（4）培美曲塞：可能引起肾脏损害，包括急性肾小管坏死、间质水肿、肾小管性酸中毒和精氨酸加压素抵抗。

（5）吉西他滨：最常见的一种肾毒性是AKI伴微血管病性溶血性贫血。接受吉西他滨累积剂量超过$20\,000mg/m^2$的患者风险最高。

2.常见分子靶向药物所致泌尿系统毒性

（1）抗血管生成药：①蛋白尿 总发生率为21%～63%，但重度蛋白尿少见。使用抗血管生成药期间应间歇性监测蛋白尿，如出现中至重度蛋白尿时，需停止用药。②血栓性微血管病 在贝伐珠单抗、索拉非尼的使用中有报道，属于罕见但致命的毒性反应，一旦出现，应立即停用用药。

（2）周期素依赖性激酶（cyclindependent kinase，CDK）4/6抑制剂：CDK4/6抑制剂阿贝西利导致血清肌酐水平升高的发生率为10%～25%，可能与抑制肾小管分泌肌酐有关。治疗期间血清肌酐水平通常较高，但停药后可恢复正常。如果怀疑肾功能恶化，可评估肾功能的其他指标（胱抑素C水平和根据胱抑素计算的eGFR），以区分真正的AKI与肾小管肌酐分泌受损。

（3）表皮生长因子受体（epidermal growth factor receptor，EGFR）抑制剂：抗EGFR单克隆抗体（西妥昔单抗和帕尼单抗）常引发低镁血症。报道称所有EGFR TKI同时还会引起低钠血症、低钙血症、低钾血症和低磷血症等。

3.免疫检查点抑制剂所致泌尿系统毒性　AKI是ICI的罕见并发症，但可能很严重。发生重度ICI相关AKI时应停用ICI并给予糖皮质激素，肾功能改善的患者可再次尝试免疫治疗。

三、常见泌尿系毒性的处理

1. 肾毒性

（1）肾毒性的预防：顺铂主要经肾排泄，通过肾小球滤过或部分由肾小管分泌。肾毒性为其剂量限制性毒性，是顺铂最严重的毒性反应，常表现为血尿及肾功能损伤，血清肌酐升高及清除率降低。急性损伤常发生于给药后10～15天。目前除水化和利尿外，尚无有效的预防手段。水化方法包括：顺铂给药前12小时静脉滴注等渗葡萄糖液2000ml，应用当日输等渗盐水或葡萄糖液3000～3500ml，并用氯化钾、甘露醇及呋塞米，以保证每日尿量在2000～3000ml；给药前一次予以20%的甘露醇125ml；滴注后，再予以20%的甘露醇125ml，以达到利尿的目的。给药前2～16小时和给药后至少6小时内，需保证有3000～4000ml液体入量。此外，应避免使用肾毒性药物，对于接受顺铂治疗的患者，应停用可能增加顺铂肾毒性风险的药物，如非甾体抗炎药、氨基糖苷类及两性霉素B。对于已有肾损伤或其他顺铂肾毒性危险因素的患者，应采用低剂量顺铂治疗，并与肿瘤科医师讨论减量问题，以确定此方案是否适用且不会降低顺铂的疗效。

（2）肾毒性的监测：所有使用顺铂治疗的患者都应接受肾毒性监测。治疗后，通常应监测血清肌酐和电解质水平，包括钠、钾、镁及磷。还应定期进行尿液分析，尤其是血清肌酐浓度增加的患者。监测频率可能因临床情况及医院实际做法而异。

（3）肾毒性的处理：若发生AKI，宜停用顺铂，尤其是对于中度至重度AKI患者。顺铂治疗引起的电解质紊乱通常需要使用恰当的补充剂。此时不必停用顺铂，尤其是顺铂正有效治疗癌症或可能挽救或延长生命时。但若患者同时存在AKI，或即使积极使用补充剂仍难以控制电解质紊乱，则可能需要停用顺铂。

2. 蛋白尿　贝伐珠单抗是重组人源化单克隆IgG_1抗体，可以选择性封闭血管内皮生长因子，阻断其与VEGFR结合，使VEGFR无法活化，抑制内皮细胞的有丝分裂，减少新生血管形成，从而抑制肿瘤生长。贝伐珠单抗引起的肾损害，表现为不同程度的蛋白尿。蛋白尿与贝伐珠单抗呈剂量依赖性，发生率为41%～63%，尽管发病率很高但是大多数病例症状并不严重，为轻度蛋白尿。VEGF受体广泛分布在入球小动脉、肾小球和肾小管周围血管内皮细胞，抑制VEGF受体会引起多种肾小球、肾小管病变，导致肾小球滤过膜的通透性增高，肾小球滤液中蛋白质增多，超过肾小管的重吸收能力，引起肾小管功能障碍，重吸收能力降低，最终导致蛋白尿的形成，严重者可引起肾病综合征，大多数患者停药后可缓解。使用贝伐珠单抗期间，需要密切监测患者血压波动，并监测尿常规及尿蛋白定量，若尿蛋白（＋＋＋＋），或24小时尿蛋白定量大于2g，应暂停治疗。

3. 出血性膀胱炎　环磷酰胺、异环磷酰胺及其代谢产物（磷酰胺氮芥和丙烯醛）主要经肾脏排出，其中磷酰胺氮芥具有细胞毒性，丙烯醛会损伤泌尿系统上皮细胞。因此，其肾毒性主要体现在肾近曲小管损伤和出血性膀胱炎两方面。

（1）出血性膀胱炎预防：①水化。在使用环磷酰胺或异环磷酰胺前后2天进行水化治疗，大量补充液体与利尿，以5%的葡萄糖为主，要确保足够的尿量，一般要求每日尿量3000ml。②保护剂。美司钠在体内代谢为美司钠二硫化物，迅速运输到肾脏，与环磷酰胺和异环磷酰胺的代谢产物4-羟基环磷酰胺、丙烯醛发生反应而起保护作用。一般美司钠的单次剂量为环磷酰胺或异环磷酰胺的20%～40%，在化疗的0小时、4小时、8小时各使用1次。

（2）出血性膀胱炎治疗：治疗取决于疾病的严重程度，尚未就最佳治疗方法达成共识。应采用逐步治疗方法来权衡每种方案的利弊和出血性膀胱炎的严重程度，总结如下：①轻度患者。建议采用保守治疗（补液及在膀胱痛性痉挛时加用抗胆碱能药物）而非更积极的治疗，同时实施初始诊断性检查以排除其他病因。通常可在门诊进行评估及治疗。轻度出血性膀胱炎包括1级出血性膀胱炎、伴肉眼血尿但无凝血块的出血性膀胱炎等。应在确定诱因后4～6周复行尿液分析，以确定血尿是否消退，若仍有血尿则需转诊或其他诊断性检查。②中、重度或有凝血块患者。对于排出凝血块的患者或中、重度出血性膀胱炎患者，应先评估血流动力学稳定性、给予最大限度补液（或按需输血），以及确保尿量充足。大多数患者会入院接受治疗。一旦病情稳定且尿量充足，则可继续通过膀胱镜、尿细胞学和上尿路影像学检查来确定病因。对于有凝血块的患者，应放置≥22F的大口径三通Foley导管，以便用生理盐水手动冲洗凝血块。如果手动冲洗后尿液变清亮，可尝试仅通过补液进行保守治疗。如果经导管手动冲洗后仍有肉眼血尿或凝血块，可用生理盐水进行持续膀胱冲洗。如果三通导管反复阻塞，手动冲洗无法清除凝血块或生理盐水膀胱冲洗无效，则需要使用麻醉下膀胱镜。若患者没有行膀胱镜的指征，并且血流动力学指标允许，则通常继续进行生理盐水持续膀胱冲洗2～4日。③持续性/难治性症状。若采取上述措施后仍持续存在肉眼血尿，无论是否伴有凝血块，均应根据个体情况给予治疗，并优先选择侵入性/毒性较小的方案。a.膀胱内灌注明矾、氨基己酸或硝酸银。膀胱内灌注甲醛溶液的毒性较大，仅用于重度和（或）难治性出血性膀胱炎患者。b.高压氧治疗，特别是用于病情相对稳定的放疗诱导性出血性膀胱炎患者。c.维生素C、E抗氧化治疗。d.置入经皮肾造瘘管进行暂时性或永久性尿流改道。e.对于出血危及生命的患者和（或）经其他治疗后仍有持续性重度出血性膀胱炎患者，髂动脉栓塞术和膀胱切除术是"最后手段"。

第四节 神经毒性

抗肿瘤治疗的神经系统并发症可能源自对神经系统的直接毒性作用，也可能间接源自药物诱导的代谢紊乱、脑血管疾病，或者在使用免疫检查点抑制剂的情况下，源自自身免疫性疾病。多种神经系统并发症都与抗肿瘤药物治疗相关。最常见的间接神经系统并发症是化疗所致周围神经病（chemotherapy-induced peripheral neuropathy，CIPN）。早期识别神经毒性十分重要，因为其可能与癌症转移、副肿瘤综合征或合并神经系统疾病相混淆，而后三者并不需要降低药物剂量或停药。

一、化疗药物所致周围神经病

CIPN是指应用化疗药物后出现的以四肢末梢感觉异常为代表的周围神经病变,是一种常见的药物治疗相关的不良反应。CIPN的发生率、临床特征与化疗药物种类、药物累积剂量密切相关。目前已报道的可以导致CIPN的化疗药物有铂类药物(奥沙利铂、顺铂、卡铂)、紫杉类药物(紫杉醇、多西他赛)、长春碱类药物(长春新碱、长春碱)、甲氨蝶呤、艾瑞布林、沙利度胺等。根据出现的时间和临床特征,CIPN可分为急性和慢性两种。急性CIPN在用药后数小时到数天即可出现,峰值在用药后第3天,一般1周内恢复,具有可逆性,且与化疗药物累积剂量无关。上述药物中,奥沙利铂和紫杉醇会导致急性CIPN。奥沙利铂的急性CIPN发生率为85%~98%,主要是和冷刺激相关的感觉异常,通常发生在四肢末梢,部分患者会出现口腔、舌体、咽喉、下颌区域不适及肌肉痉挛。紫杉醇引起的急性CIPN发生率为25%~58%,症状包括关节痛和肌痛。慢性CIPN与药物累积剂量相关,其发生率随着化疗周期数的增加而升高。临床症状多样,特征性表现为双侧对称性感觉异常、感觉障碍和疼痛,主要发生在双足和(或)双手末端(呈"手套-袜子"分布),最常见的症状是麻木和刺痛,少部分患者可伴有精细运动(如扣纽扣、戴耳环、夹筷子、书写等)协调困难、感觉性共济失调(如走路踩棉花感觉)和自主神经功能障碍(如勃起功能障碍、出汗、手抖、焦虑、抑郁、睡眠障碍、疲乏等)。

二、分子靶向药物和生物制剂治疗的神经系统并发症

抗肿瘤治疗(包括分子靶向药物和生物制剂)相关的神经系统并发症会对生存质量造成不利影响,并可能限制进一步治疗。一些最常见的情况总结如下:

1. 生物反应调节剂和神经精神并发症　干扰素和大剂量白细胞介素-2可导致神经精神并发症。

2. 抗血管生成治疗和血栓栓塞事件　接受贝伐珠单抗单用或联合化疗的患者发生血栓栓塞事件(包括脑血管意外)的风险较高。早期识别可能有助于避免永久性神经系统损害。

3. TKI和神经毒性　部分靶向Bcr-Abl和其他酪氨酸激酶[如血小板衍生生长因子受体α(platelet-derived growth factor receptor alpha,PDGFRA)]的口服活性小分子TKI,尤其是PDGFRA外显子18突变抑制剂阿伐替尼,可引起中枢神经系统毒性,如认知损害或颅内出血,可能需要暂停或停用药物。

4. TRK抑制剂　原肌球蛋白受体激酶(tropomyosinreceptor kinase,TRK)抑制剂拉罗替尼和恩曲替尼可引起多种神经系统事件,包括认知损害、心境障碍、头晕和睡眠障碍。

5. ALK抑制剂　洛拉替尼是一种间变性淋巴瘤激酶(anaplastic lymphoma kinase,ALK)抑制剂,可引起独特的神经毒性表现,包括认知功能障碍、情绪影响、言语障

碍、幻听和周围神经病变。

6.免疫检查点抑制剂和免疫相关性不良事件　虽然不常见，但接受免疫检查点抑制剂治疗的患者可见多种累及神经系统的免疫相关性不良事件，包括感觉和运动神经病变、吉兰-巴雷综合征、重症肌无力、脑炎以及无菌性脑膜炎。

三、CIPN危险因素

1.药物累积剂量　药物累积剂量是最主要和最确切的影响因素。奥沙利铂的中位累积剂量为676～1449mg/m²，在术后辅助化疗患者中观察到，接受6个周期的含奥沙利铂方案的患者周围神经毒性明显高于接受3个周期的患者。临床研究也发现，接受白蛋白紫杉醇150mg每周方案的患者较接受100mg方案的患者周围神经毒性发生率更高，且停止化疗后恢复时间更长。

2.药物输注时间　药物的输注时间过短可能是奥沙利铂和紫杉醇急性周围神经毒性的危险因素。相比3小时紫杉醇输注，延长紫杉醇输注时间可明显降低周围神经毒性的发生率。在奥沙利铂用药过程中，研究也显示，6小时的奥沙利铂输注急性周围神经毒性发生率低于2小时的输注。

3.年龄　儿童肿瘤患者CIPN的发生率更高，这可能和儿童时期周围神经系统发育不全、药物使用剂量、药代动力学差异、缺乏早期发现及更好的肿瘤预后等因素有关。＞65岁患者应用卡铂后周围神经毒性发生率更高。紫杉类药物引起的CIPN与年龄有显著相关性，每增加10岁，神经病变风险增加12.9%。

4.其他　化疗前已合并的周围神经病变（如糖尿病、病毒感染等导致）、遗传因素、肾功能异常（如低肌酐清除率）、吸烟史等。关于糖尿病是否增加CIPN的发生率，目前尚存争议，需进一步研究。

四、CIPN的预防

1.非药物预防

（1）延长药物输注时间、减少药物累积剂量：较短的药物输注时间和较高的药物累积剂量是CIPN的危险因素，延长药物输注时间可以降低急性周围神经毒性的发生率和严重程度，建议紫杉醇输注时间＞3小时，奥沙利铂输注时间＞6小时。

（2）其他非药物方法：加压手套及冰冻手套和袜子可降低紫杉烷类药物导致的CIPN发生率。佩戴冰冻手套可减轻患者手指/手部的刺痛感，增强双手精细协调运动及手部力量。但考虑到奥沙利铂导致的周围神经病变与接触冷物明确相关，因此不推荐使用冰手套预防奥沙利铂周围神经病变。

2.药物预防

（1）单唾液酸四己糖神经节苷脂：对奥沙利铂周围神经毒性有一定的预防效果，可显著降低参与者报告的急性神经毒性（如对冷物品的敏感性、吞咽冷液体的不适、喉咙不适、肌肉抽筋）发生率。

（2）维生素E：早期小样本临床研究均提示，补充维生素E可以降低顺铂化疗患者周围神经毒性的发生率和严重程度，对顺铂化疗患者的神经有一定的保护作用。

（3）黄芪桂枝五物汤及加减方；推荐益气温经、活血通络类药物内服、外洗以预防CIPN。

反对在临床中使用钙镁合剂、乙酰左旋肉碱、阿米替林、普瑞巴林、文拉法辛预防CIPN；不推荐使用谷胱甘肽、B族维生素预防CIPN；不推荐使用氨磷汀、维生素E（用于顺铂以外的CIPN）进行预防。

五、CIPN的治疗

度洛西汀是一种选择性的5-羟色胺和去甲肾上腺素再摄取抑制剂，可以有效改善CIPN引起的疼痛。然而，考虑到度洛西汀可能引发的不良反应，如嗜睡、恶心、呕吐、眩晕等，临床医师应充分评估患者的受益与药物的不良反应。在CIPN预防的临床研究中，普瑞巴林未显示出明显获益，但在CIPN的治疗方面却具有一定的疗效，并能改善CIPN患者的整体生活质量。与度洛西汀类似，普瑞巴林在临床使用中也可能导致多种不良反应，如头晕、嗜睡、共济失调等。因此，在临床使用时，应平衡患者的受益与不良反应。文拉法辛对奥沙利铂所致的急性神经感觉毒性及紫杉醇导致的CIPN均有治疗效果。与度洛西汀相比，文拉法辛同样可降低运动、感觉和神经性疼痛分级，但在降低疼痛程度方面可能不如度洛西汀。不推荐使用加巴喷丁、拉莫三嗪、阿米替林、去甲替林等相关外用制剂治疗CIPN。

近年来，运动锻炼对CIPN的改善作用越来越受到关注。通过特定的运动锻炼，可以改善CIPN患者的感觉及运动症状。这些运动锻炼方式包括感觉运动训练、全身振动、基于可穿戴传感器的互动运动适应平衡训练方案、渐进式步行和阻力锻炼、耐力和平衡训练、基于游戏的互动平衡训练、多模式运动等。针灸治疗CIPN是一种有效的干预措施，可改善CIPN患者手足麻木、疼痛及生活质量。

六、CIPN宣教和管理

1.在用药前充分评估患者有无基础CIPN、肾功能异常等CIPN高危因素。

2.参照最新指南、共识，结合患者的年龄、肿瘤分期，为患者制订个体化化疗方案，减少可能导致CIPN药物的累积剂量。

3.在使用可能导致CIPN的化疗药物前，医护人员应充分对患者进行宣教，如在输注奥沙利铂前后避免冷刺激，包括进食冰冷食物、冷水漱口、呼吸冷空气、接触金属冷物，并注意四肢末梢的保暖。

4.在用药过程中，及时地评估CIPN。急性神经病变往往是慢性神经病变的预测因素，所以要关注急性神经病变，告知患者早发现、早报告。

5.出现CIPN后，应注意五防：防跌倒、防磕碰、防烫伤、防冻伤、防锐器伤。同时给予精细化管理，根据CIPN的严重程度及时调整用药方案，并给予患者药物、非药物综合干预,以避免CIPN进一步恶化。

6.CIPN是增加跌倒风险的重要因素,尤其是伴有运动神经受损和自主神经症状的人群。推荐使用Morse跌倒评估量表对患者进行跌倒评估,在院期间加强巡视,及时发现并满足患者需求,提供足够的灯光,将物品放置于患者易取处,保持房间地面清洁干燥,清除病房、床旁和通道障碍,确保患者穿着舒适的鞋和衣裤,并在患者活动时有人陪伴等。

7.对于慢性CIPN患者,应及时给予药物和非药物干预。建议进行多学科诊治,包括神经内科、康复科、中医科、心理科等,为患者制订综合干预方案,促进恢复,避免发展为不可逆的CIPN或致残。

第五节 肺 毒 性

抗肿瘤药物不良反应(adverse drug reaction,ADR)是一类常见的医源性损伤,肺是较常见的受累靶器官。据估计,采用抗肿瘤药物治疗的患者有10%～20%会发生肺毒性,但发生率受具体药物、剂量和其他因素的影响,其中53%与化疗药物有关。抗肿瘤药诱导的肺疾病临床表现多样,大多数综合征的临床表现不具特异性,包括咳嗽、呼吸困难、低热和低氧血症;寒战与咳痰罕有报道,但可能存在全身症状,如体重减轻。肺部听诊可能发现双肺底湿啰音,但也常无异常。哮鸣音罕见,但如果存在,提示过敏机制伴支气管收缩成分。临床表现出现的时间不定,可能出现在第一个治疗周期的早期或后续疗程中。除了亚硝基脲和博莱霉素治疗时的罕见迟发型纤维化病例或免疫治疗时的罕见迟发型肺炎病例外,肺毒性通常发生在治疗开始后的数周至数月内。

一、常见细胞毒性药物引起的肺毒性

1.博莱霉素　诱导性肺损伤的临床表现包括:症状或体征(如呼吸困难、咳嗽、胸痛及体格检查示肺部湿啰音),胸片有阴影,或在博莱霉素治疗期间肺一氧化碳弥散量无症状性下降。偶尔,博莱霉素诱导性肺损伤可能在用药后数年诊断为慢性肺纤维化疾病,或者在肺纤维化疾病发作后得以诊断(多见于术后)。博莱霉素诱导性肺损伤的症状通常是在开始用药后1个月至停药后6个月内呈亚急性发作(数日至数周),但偶尔可在停药后＞6个月发作。其症状和体征不具特异性,最早出现的症状是呼吸困难,最早出现的体征是听诊闻及湿啰音。一些因素会影响发生博莱霉素肺毒性的风险,包括总累积剂量≥400U;肾功能不全;暴露于高氧分压;放射治疗;年龄超过40岁;吸烟;同时使用顺铂;同时使用粒细胞集落刺激因子。

2.环磷酰胺　母体药物没有肺毒性,但可经肝脏和肺(尤其是肝脏)代谢为有毒的4-羟基环磷酰胺、丙烯醛和磷酰胺氮芥。环磷酰胺诱导的肺损伤罕见,发生率＜1%。然而,同时接受放疗、氧疗或其他具有潜在肺毒性药物的患者可能使肺损伤风险升高。

环磷酰胺相关的肺毒性有两种不同的临床模式：一种是在治疗早期发生的急性肺炎，另一种是可能在长期治疗后发生的慢性进行性纤维化。早发型环磷酰胺肺炎患者在开始环磷酰胺治疗后1～6个月出现咳嗽和呼吸困难，还可能有发热和乏力。CT的主要表现是弥漫性肺实质病变（如实变区、磨玻璃影、结节影、小叶内间隔增厚等）。其治疗一般予以停药处理；病情一般可逆，预后良好。对于症状严重或肺功能受损的患者，建议使用全身性糖皮质激素来帮助缓解肺部炎症。通常采用口服60mg/d泼尼松或等效药物，然后根据症状变化在几周内逐渐减量。迟发型环磷酰胺肺炎发生在长期（超过6个月）使用相对低剂量环磷酰胺治疗后。表现包括进行性干咳和呼吸困难。CT的主要表现包括小叶间隔和小叶内间隔增厚，常有双侧中、上肺区胸膜增厚，但没有蜂窝状改变。晚发型肺炎伴纤维化基本不可逆，病程呈进展性且糖皮质激素治疗无效。异环磷酰胺的结构与环磷酰胺相似，有零散的病例报道显示异环磷酰胺单药治疗期间出现了间质性肺炎。然而，有其他报告显示肺炎（有时是致命的）发生于使用异环磷酰胺联合其他药物治疗的患者中。

3.阿糖胞苷　在接受中至高剂量阿糖胞苷治疗（1～3g/12h，持续4～6日）的白血病患者中出现了肺毒性，表现为非心源性肺水肿；该肺毒性发生的中位时间是开始治疗后1～2周（范围为1～21日）。总体发生率尚不清楚。在早期的报告中，多达14%的患者受累，但更近期的临床试验显示这一比例要低得多。主要的治疗手段为停药以及支持治疗，包括辅助供氧、利尿，必要时还包括通气支持。

4.米托蒽醌　有病例报道称使用米托蒽醌后出现间质性肺炎，但大多数患者同时接受了其他可能引发肺毒性的抗肿瘤药物。严重病例似乎对口服糖皮质激素治疗反应迅速。

5.羟基脲　已报道羟基脲治疗骨髓增殖性肿瘤的患者发生间质性肺疾病，包括肺纤维化、肺炎以及肺泡炎。真实的发病率尚不明确。治疗期间应频繁监测是否出现发热、咳嗽和呼吸困难。如果发生肺毒性，应停用羟基脲并开始糖皮质激素治疗。

6.吉西他滨　是一种嘧啶类似物，主要用于治疗胰腺癌和晚期非小细胞肺癌。多达23%的接受吉西他滨治疗的患者在治疗期间出现了呼吸困难，但只有小部分患者伴有影像学表现的严重呼吸困难，重度肺毒性反应的发生率为1%～2%。在吉西他滨联合博莱霉素或紫杉类（紫杉醇、多西他赛）的试验中，已经观察到吉西他滨相关肺毒性的发生频率最高（超过20%）。肺纤维化的患者，出现吉西他滨相关间质性肺疾病的风险也会增高。当与放疗同时使用时，吉西他滨也可能会产生协同作用，从而加重相关肺毒性。吉西他滨还可能会导致放射回忆反应，该反应的特征为先前放射相关亚临床肺损伤再次激活。治疗通常为支持性治疗，包括停药。对于严重的病例，短疗程口服糖皮质激素常能快速改善临床和影像学指标（在数日内）。使用吉西他滨后出现肺炎的患者，严禁随后再次使用吉西他滨，因为这可能导致致命性肺毒性。

7.伊立替康　肺炎是伊立替康的一种剂量限制性副作用。已有报道显示在临床试验中，接受标准剂量伊立替康治疗的患者中有0～20%发生了呼吸困难和（或）任意等级的肺毒性反应。然而，伊立替康单药治疗相关的重度肺毒性发生率可能在1%～2%，更高的发生率最初见于美国，是伊立替康联合其他抗肿瘤药物（特别是吉西他滨）和放疗来治疗胸部恶性肿瘤患者时出现的。出现肺毒性时需要停止治疗。关于糖皮质激素治疗的有效性尚无证据。拓扑替康（一种相关药物）仅在极少数情况下引发肺毒性。报道的肺毒性类型包括机化性肺炎、弥漫性肺泡损伤，甚至缩窄性毛细支气管炎。

8.紫杉烷类　紫杉烷类最常见的肺毒性是间质性肺炎，可在使用紫杉醇或多西他赛后几天到几周内发生，或在疗程的较晚时期发生。其引起的肺炎主要包括间质性肺炎，从而导致非心源性肺水肿和（或）胸腔积液，以及放疗唤起性肺炎。给予紫杉醇或多西他赛后数小时或数周内发生急性或亚急性弥漫性肺间质疾病的报道很多；有关给予白蛋白紫杉醇后发生肺炎的详细报道则较少，且较轻微。对于因紫杉醇或多西他赛治疗而出现急性或亚急性肺炎的患者，停药和全身性糖皮质激素治疗通常可迅速逆转肺炎并改善氧合。对于在使用多西他赛时发生外周性水肿的患者，建议及早给予利尿剂治疗，以限制液体潴留的严重程度。

9.奥沙利铂　奥沙利铂与氟尿嘧啶和亚叶酸联用，主要用于治疗晚期结直肠癌。该药在极少数情况下具有肺毒性，已报道的肺毒性类型包括间质性肺炎、隐源性机化性肺炎、嗜酸细胞性肺炎和弥漫性肺泡损伤。

10.培美曲塞　一种多靶点叶酸抑制剂，被批准用于治疗恶性胸膜间皮瘤和非鳞状细胞型非小细胞肺癌。极少数情况下，培美曲塞可引发多种肺毒性，包括亚急性和急性肺纤维化，以及急性呼吸窘迫综合征。还有研究报道了培美曲塞相关弥漫性肺泡出血的疑似病例。在排除感染性原因后，需要立即停药并开始糖皮质激素治疗。接受依托泊苷静脉治疗的患者中，1%～3%发生了超敏反应，并伴有全身性过敏反应的特征（如血管性水肿、胸部不适、支气管收缩和低血压）。目前认为这种反应是由赋形剂而非药物本身引起。肺毒性似乎并不频繁，且大多数病例发生于长期口服（而非静脉）治疗之后。极少数情况下，丙卡巴肼可以引起肺炎，因其特征为急性发作并伴有嗜酸性粒细胞增多，故被认为是一种超敏反应，这些表现常在停药后消退。

11.替莫唑胺　一种主要用于治疗脑部肿瘤的口服烷化剂。Ⅱ期试验显示，其在2%～5%的患者中可能引起了肺炎。已报道了一例机化性肺炎在停药和口服糖皮质激素治疗后消退。长春碱和长春瑞滨很少引起肺毒性。有研究观察到长春碱可引起支气管收缩、间质性肺炎、肺部结节和非心源性肺水肿。长春瑞滨单药治疗也与间质性肺炎相关。

二、靶向药物引起的肺毒性

1.EGFR-TKI　表皮生长因子受体酪氨酸激酶抑制剂（epidermal growth factor receptor-tyrosine kinase inhibitor，EGFR-TKI）主要是用于 *EGFR* 突变的非小细胞肺癌的靶向治疗药物。其中，吉非替尼或厄洛替尼的肺毒性发生率约为1%，奥希替尼或莫博赛替尼为3%～4%，多见于治疗初始的2～3个月。既存肺病患者和吸烟者中该风险较高。治疗以支持性为主，同时立即停药，予以辅助供氧和经验性抗生素治疗，并按临床指征予以机械通气。通常推荐全身性糖皮质激素治疗。

2.索托拉西布　用于治疗 *KRAS G12C* 突变的局部晚期或转移性非小细胞肺癌，可引起致死性ILD或肺炎。一项报道纳入357例使用该药的患者，发现ILD或肺炎发生率为0.8%，且均为3～4级，1例死亡。从用药到首次出现ILD或肺炎的中位时间为2周（2～18周）。

3.BCR-ABL酪氨酸激酶抑制剂 包含伊马替尼、达沙替尼、厄洛替尼、博舒替尼、帕纳替尼，此类药物主要引起的肺部相关并发症大多与液体滞留（常见副作用）相关。其中胸腔积液发生率以达沙替尼最高，达沙替尼治疗患者的胸腔积液发生率高于伊马替尼，积液可为双侧或单侧。临床试验中，达沙替尼治疗患者的胸腔积液发生率为10%～35%，最常为渗出性，以淋巴细胞为主。将达沙替尼剂量从一次70mg、一日2次调整为100mg/d可降低胸腔积液的风险，而不影响其抗肿瘤疗效。博舒替尼胸腔积液发生率约为8%，厄洛替尼＜1%。除液体潴留外，还包括一些肺炎。据报道，伊马替尼治疗中有少数伴或不伴嗜酸性粒细胞浸润的急性肺炎病例和亚急性间质性肺炎病例，低至100mg/d剂量即可导致肺毒性。从用药至发生间质性肺疾病的中位时间为49日（10～282日）。最常见的临床表现为亚急性低热、干咳和进行性加重的劳力性呼吸困难，伴或不伴缺氧。该研究中，有41%（11/27）的患者存在肺病。在BCR-ABL TKI中，达沙替尼的肺部副作用发生率最高。在达沙替尼治疗期间，胸膜、肺血管和肺实质病变可单独或同时发生。在达沙替尼治疗期间出现呼吸系统症状的患者中，偶有肺实质病变报道。一项纳入40例慢性髓细胞性白血病患者的研究显示，有9例（23%）在开始应用达沙替尼后29～500日出现肺部异常，其中3例为肺实质病变（磨玻璃影或肺泡不透光区及小叶间隔增厚）不伴胸腔积液，5例胸膜及肺实质均出现病变，1例单纯双侧胸腔积液。5例患者的BAL分析显示淋巴细胞增多或中性粒细胞增多。仅1例患者行支气管活检，但未见异常。

4.ALK抑制剂 克唑替尼、塞瑞替尼、阿来替尼、布格替尼和洛拉替尼，此类药物治疗时都可发生ILD/肺炎，除布格替尼外，使用其他ALK抑制剂时，只要出现治疗相关ILD/肺炎，均建议永久停药。

5.曲美替尼 在曲美替尼治疗患者中，ILD或肺炎发生率约为2%，用药后中位发病时间为160日。美国的曲美替尼药品说明书推荐，若患者出现新发咳嗽、呼吸困难、低氧血症、胸腔积液或胸片阴影，则应暂停用药待临床评估。若确定与治疗相关ILD或肺炎，则永久停药。

6.RET抑制剂 普拉替尼，为口服激酶抑制剂，该药可能导致重度、危及生命，甚至可能致死的ILD或肺炎。肺炎发生率约为10%，其中3～4级为2.7%，5级（致死性）为0.5%。美国的普拉替尼药品说明书推荐，若出现1～2级ILD或肺炎，则应暂停用药直到症状消退，若出现3～4级毒性或者ILD或肺炎复发，则永久停药。另一种口服RET抑制剂塞普替尼的肺炎发生率较低（≤2%）。使用下列药物时常见肺部并发症，但通常较轻微：

（1）恩曲替尼：呼吸困难发生率为31%，胸腔积液发生率为10%，呼吸衰竭发生率为2%。

（2）拉罗替尼：呼吸困难发生率为18%，咳嗽发生率为26%，这些不良反应主要为1～2级。

7.血管内皮生长因子抑制剂　包括贝伐珠单抗、舒尼替尼和索拉非尼。贝伐珠单抗会引发多种并发症,其中3种可能累及肺:出血、气管食管瘘和血栓栓塞性疾病。有报道显示舒尼替尼治疗会引起呼吸困难和咳嗽。19%的患者出现重度呼吸困难(3～4级),13%出现咳嗽。没有舒尼替尼诱导肺炎的报道。在索拉非尼治疗患者中,有少数病例出现呼吸困难、咳嗽和发热等肺毒性反应。肺毒性极罕见(0.44%)。

8.西妥昔单抗　与小分子EGFR-TKI吉非替尼和厄洛替尼相比,西妥昔单抗很少引起肺实质毒性。关于129例使用埃万妥单抗患者的安全性人群分析显示,ILD或肺炎发生率为3.3%,3级ILD或肺炎发生率为0.7%。

9.人表皮生长因子受体2(HER2)抑制剂　在曲妥珠单抗治疗患者中报道了急性呼吸窘迫综合征、亚急性间质性肺炎和机化性肺炎的孤立病例(发生率低于1%)。曲妥珠单抗所致肺毒性虽不常见,但可能危及生命。恩美曲妥珠单抗(T-DM1)偶可导致急性肺炎(包括重度、危及生命的病例)。在临床试验中,总发生率低(0.5%～4.0%)。与T-DM1相比,德曲妥珠单抗治疗时更常发生重度、危及生命,甚至可能致病的ILD或肺炎。一篇系统评价纳入14项研究、共1193例接受德曲妥珠单抗治疗各种晚期实体恶性肿瘤的报道,发现各级ILD或肺炎总发生率为11.4%,大多数(79%)为1～2级,但122例出现该毒性的病例中有13例(10.7%)为5级(致死性)。

10.细胞周期蛋白依赖性激酶4和6(CDK4/6)抑制剂　哌柏西利、瑞波西利或阿贝西利这3种药物治疗的患者存在较小的肺部炎症(可能为重度)风险。

11.ADP核糖聚合酶(PARP)抑制剂　使用PARP抑制剂的患者不常发生肺炎,但可能致死,肺炎致死率为16%。从用药到出现肺炎的中位时间为81日,87%的病例发生于开始治疗后6个月内,但出现肺炎的时间总体跨度较大(1～588日)。奥拉帕利相关肺炎最多,鲁卡帕尼和他拉唑帕尼相关肺炎最少。

12.mTOR抑制剂　肺炎是mTOR抑制剂的明确副作用。一篇Meta分析根据采用替西罗莫司和依维莫司治疗实体恶性肿瘤的试验发现,高级别肺毒性发生率和肺毒性总发生率分别为3%和12%。

13.免疫抑制剂　ICI相关肺炎不常见,但可能很严重甚至致命,总体发生率约为5%。与纳入抗CTLA-4抗体的ICI联合治疗相比,抗PD-1或抗PD-L1单克隆抗体的ICI相关肺炎发生率较低(3%vs10%)。肺癌患者更常出现这种并发症。ICI相关肺炎的症状一般为呼吸困难和咳嗽(发生率分别为53%和35%),约1/3的患者无症状。大多数患者为1级或2级。对于药物引起的肺毒性目前尚无前瞻性临床试验确定最佳治疗方法。ASCO指南的附表总结了对肺炎的处理。无症状的1级肺炎,通常需要停药2～4周并密切随访。如果出现症状或影像学进展,可用糖皮质激素治疗。出现≥2级肺炎的患者应暂停用药,使用糖皮质激素治疗并密切随访。在肺炎不断恶化的患者中可使用其他免疫抑制治疗,一些证据表明其有益。

第六节 皮肤毒性

癌症的全身性和局部治疗可引起多种皮肤、黏膜、毛发和指（趾）甲改变，在所有被诊断有癌症的患者中，约有65%的患者接受全身治疗，最常与皮肤病学AE相关的治疗包括细胞毒性化学疗法、免疫疗法、生物制剂、靶向疗法和内分泌药物。化疗导致的皮肤毒性占18%～72%，靶向治疗占75%～90%，免疫治疗中≥30%的患者会出现皮肤毒性。皮肤毒性不仅会增加患者的身心痛苦，同时还有可能导致全身性抗肿瘤治疗的中断或停止。虽然大多数皮肤毒性反应为1级和2级，但当皮肤毒性持续存在、发生部位为颜面部、合并瘙痒与疼痛等症状时仍然需要给予积极的干预措施。事实上，靶向治疗引起的皮肤病学不良事件对生活质量具有显著的负面影响，且大于细胞毒性药物引起的皮肤不良事件。

一、细胞毒性药物引起的皮肤毒性

1.手足综合征　细胞毒性药物引起的皮肤毒性最常见的临床表现累及手和足，因此称为"手足综合征"（hand-foot syndrome，HFS）。而HFS的别称有很多，包括肢端红斑、掌跖感觉丧失性红斑、掌跖红斑、中毒性肢端红斑、掌跖中毒性红斑、Burgdorf反应，以及关节周围鱼际红斑和甲剥离，常见的药物包括氟尿嘧啶类（氟尿嘧啶、卡培他滨、吉西他滨）、聚乙二醇化多柔比星脂质体、阿糖胞苷、紫杉类（紫杉醇、多西他赛）、环磷酰胺等，取决于所用具体药物、剂量和给药方式。手足综合征的症状通常在化疗后1～3周出现，但也可能更早，使用卡培他滨后往往在5～7日即出现。患者最初诉麻刺感，随后出现水肿和压痛性对称性红斑。皮损可能呈跳跃分布，可延伸至四肢背面。受累区域可能苍白、出现水疱和脱屑。HFS可引发疼痛，可能影响行走、抓物等日常活动。卡培他滨相关HFS可能导致指纹丢失，但不是永久性的。对于重度[2级或3级（具体取决于所用药物）]HFS患者，后续化疗应减量以免复发。根据HFS严重程度、再发风险和临床情况，可能有必要完全停止治疗，若条件允许，可改用其他治疗方案。支持治疗包括局部使用皮质激素、糜烂和溃疡的创面护理、角化过度区域涂抹润肤剂和外用角质剥脱剂，以及使用镇痛药控制疼痛（如口服塞来昔布、外用双氯芬酸钠）。如果患者拟接受卡培他滨治疗，局部外用10%尿素乳膏可能有助于预防HFS。将尿素乳膏涂抹于手部和足部，一日3次，洗手后应重新涂抹。低浓度（2%～10%）外用尿素作为保湿剂，可增加角质层的水分，通常耐受性良好。浓度≤30%的尿素可用作润肤剂和角质剥脱剂，浓度超过30%的尿素主要用作角质剥脱剂。这些较高浓度的尿素可用于慢性反应导致皮肤增厚的病例。

2.色素沉着　接受细胞毒性药物治疗的患者常发生皮肤、黏膜、毛发和指（趾）甲色素改变，色素沉着增加的区域可为局限性或弥漫性。色素改变通常在停药后消退，但也可能持续存在。可由多种药物诱发，包括烷化剂、紫杉烷类、抗代谢药、蒽环类和抗肿瘤抗生素。例如，环磷酰胺引起的罕见龈缘色素沉着通常是永久性的；氟尿嘧啶常引起皮肤弥漫性、局限性（日光暴露部位）或蛇纹状（沿输注部位近端的静脉分布）色素沉着，甲床颜色加深，舌黏膜和结膜色素沉着；氟尿嘧啶衍生物替加氟可导致手掌、足底、指（趾）甲和阴茎头出现边界清楚、棕色至黑色的色素沉着斑，氟尿嘧啶相关色素沉着通常在停药后数周至数月内消退，但某些病例的指（趾）甲色素沉着可能持续数年。除了氟尿嘧啶，许多全身性药物也可引起皮肤弥漫性色素沉着反应：多柔比星可引起躯干和四肢（包括手掌和足底）色素沉着斑；羟基脲可引起面部、颈部、前臂、手掌和指（趾）甲色素沉着，受压或创伤部位的色素沉着也可能加重。这种压力诱导的色素沉着也可见于顺铂治疗。极少数情况下，甲氨蝶呤可引起皮肤弥漫性棕色色素沉着。蛇纹状色素沉着是指沿输注部位近端静脉走行分布的皮肤色素沉着。这种现象最常见于氟尿嘧啶治疗，但也可见于福莫司汀、长春新碱、长春瑞滨和多西他赛治疗。蛇纹状色素沉着也见于一些联合治疗方案，如用于治疗淋巴瘤的CHOP方案（环磷酰胺＋长春新碱＋多柔比星＋泼尼松）。线状（鞭状）色素沉着可见于博莱霉素治疗，表现为在皮肤搔抓或其他轻微创伤部位出现多条线状、红斑性或色素沉着性条纹。泛发性瘙痒较常见，且可能先于皮疹出现。紫杉醇、阿糖胞苷、氟尿嘧啶和伊达比星可能引起网状色素沉着，主要位于躯干和下肢，常伴有瘙痒。

3. 光毒性　光毒性和光反应与多种化疗药物有关，其中最常见的是甲氨蝶呤。光毒性反应是一种类似于过度晒伤的非免疫相关性反应，表现为日光暴露区域出现红斑、水肿、疼痛和压痛。光变态反应是一种迟发性超敏反应，特征为日光暴露区域出现瘙痒性丘疱疹，但可能蔓延至非日光暴露区域。据报道，使用甲氨蝶呤和紫杉烷类药物可发生光回忆和光增强反应。

4. 弥漫性红斑　弥漫性红斑可类似于麻疹样疹，在使用羟基脲、白消安和克拉屈滨后有报道。这些皮疹多为轻度、自限性，不会进展为皮肤剥脱。更可能导致剥脱性皮炎的药物有顺铂、甲氨蝶呤，甚至膀胱内用丝裂霉素。

二、靶向药物引起的皮肤毒性反应

1. 丘疹脓疱性皮疹（痤疮样皮疹）　皮疹由丘疹和脓疱组成，见于2/3以上的用药者（其中10%～20%为重度），涉及小分子受体酪氨酸激酶抑制剂（TKI）如厄洛替尼、阿法替尼、达克替尼、奥希替尼、拉帕替尼和吉非替尼，或单克隆抗体如西妥昔单抗、奈西妥尤单抗、帕妥珠单抗或帕尼单抗。痤疮样皮疹常呈剂量依赖性，一般早期即可出现，在开始治疗的1～2周发生。皮损通常位于面部、头皮、胸部和背部，不累及四肢。此外，还可能存在毛囊间皮肤脱屑。多达1/3的患者皮疹伴有显著瘙痒。皮疹的发生率和严重程度与治疗反应呈正相关。出现痤疮样皮疹并非继续治疗的禁忌。若出现3级（重度）皮肤不良事件，需考虑减停用药。据报道，高达38%的病例会出现皮疹（细菌性）定植或双重感染。EGFR下游激酶抑制剂、丝裂原活化蛋白激酶抑制剂（MEKis），如曲美替尼、比尼美替尼和考比美替尼（已用于治疗晚期黑色素瘤），也与丘疹脓疱性皮疹的发生有关。与EGFR-TKI相比，MEK抑制剂相关的皮疹临床表现相似。一般的预防和管理原则是处理皮肤炎症、感染和屏障缺陷。预防措施包括行为调整和皮肤护理。患者应避免频繁使用热水清洗皮肤、接触皮肤刺激物（如抗痤疮药物、溶剂或消毒剂），并避免过度暴露在阳光下。皮肤护理措施包括每天至少使用两次不含酒精的皮肤保湿剂，最好使用含尿素（5%～10%）的保湿剂，以及使用防晒产品避免过度暴露于阳光下，防晒霜SPF≥15应涂抹于身体暴露部位，室外活动时每2小时重新涂抹一次。预防性治疗可口服四环素类药物，如多西环素100mg，每天2次或米诺环素100mg，每天1次。口服四环素类药物可降低≥2级皮疹的发生率。在患者不耐受或有过敏史的情况下，替代抗生素包括头孢菌素类药物（如头孢氨苄500mg，每天2次）或甲氧苄啶-磺胺甲噁唑（160mg/800mg，每天2次）。预防可通过联合使用局部皮质激素（如低效皮质激素氢化可的松2.5%或0.05%阿氯米松）对面部或胸部进行涂抹。对于1级和2级皮疹，建议开始即增加局部皮质激素的使用，并口服四环素类抗生素至少6周。对于3级皮疹，建议短期使用全身性皮质激素（例如泼尼松0.5～1mg/kg体重，持续7天，随后减量维持4～6周），同时停用EGFRi直至皮疹降至≤1级。当怀疑感染时（即对覆盖革兰氏阳性菌的口服抗生素无反应，存在疼痛性皮肤病变，手臂、腿部和躯干脓疱、黄色结痂和分泌物），必须进行细菌培养，并根据药敏性给予抗生素至少14日。其他治疗方法包括使用口服维A酸（如阿维A、异维A酸）或氨苯砜，但使用证据有限。

2.皮质角化　单药治疗中使用BRAF抑制剂时，尤其是维罗非尼、达拉非尼或恩科拉非尼，可能会出现掌跖角化病，少数在受压部位出现大疱。手足皮肤反应（HFSR）与经典的HFS不同，它表现出不同的临床（明确定义的疼痛角化过度）和组织学模式。HFSR由多激酶血管内皮生长因子受体（VEGFR）抑制剂（如MEKIs）引起，常与索拉非尼、卡博替尼、舒尼替尼或瑞戈非尼等药物合用，3/4级发生率为5%～20%，而仑伐替尼、帕唑帕尼和阿昔替尼较少见。HFS和HFSR的发生和严重程度与治疗反应相关，具体治疗参见细胞毒性药物引起的手足综合征。

3.皮肤瘙痒　靶向药物的使用与癌症患者瘙痒的风险显著增加有关。这些药物包括EGFR-TKI、VEGFR抑制剂、mTOR抑制剂、BRAF、c-MET、c-MEK和TKI以及单克隆抗体，如利妥昔单抗、托司妥单抗、PD-1抗体和PD-L1抗体。接受EGFR-VEGFR抑制剂凡德他尼治疗的患者中发生率最低，接受EGFR-TKI（吉非替尼、西妥昔单抗、帕尼单抗和厄洛替尼）治疗的患者中最高。在接受伊匹木单抗治疗的患者中，高度瘙痒的总发生率为1.0%。瘙痒的出现通常与丘疹脓疱性（痤疮样）皮疹或其他类型的皮肤改变有关，伴随皮疹的治疗可以减轻瘙痒症状。有时瘙痒可能是由于皮肤干燥引起，因此，应采取适当的措施以预防或治疗皮肤干燥。对于轻度至中度瘙痒，可考虑使用含0.5%薄荷醇的局部止痒剂或局部皮质激素（0.1%糠酸莫米松软膏或0.1%戊酸倍他米松软膏）。非镇静性第二代抗组胺药（如氯雷他定，10mg，每天1次）推荐作为白天瘙痒全身治疗的首选药物。普瑞巴林（每日25～150mg）和加巴喷丁（每日900～3600mg）等抗癫痫药物可缓解一般患者群体的瘙痒，可作为二线治疗。三环类抗抑郁药多塞平也是一种有效的组胺拮抗剂，已被用于缓解局部和口服制剂引起的全身瘙痒。据报道，阿瑞匹坦是一种NK-1受体拮抗剂，可减少厄洛替尼、西妥昔单抗、帕尼单抗、舒尼替尼、吉非替尼、伊马替尼和其他EGFR-TKI相关的瘙痒。此外，在纳武利尤单抗相关难治性瘙痒的病例中，阿瑞匹坦的治疗效果有所改善。全身性皮质激素［0.5～2mg/（kg·d）］可能有助于暂时缓解特别严重的瘙痒。对于剧烈或广泛的瘙痒，可能需要口服皮质激素或免疫抑制治疗。

4.甲沟炎　EGFR抑制剂（EGFRis）靶向治疗导致甲周损伤引起甲沟炎和（或）化脓性肉芽肿，包括单克隆抗体或TKI（如西妥昔单抗、帕尼单抗、厄洛替尼、吉非替尼、拉帕替尼、凡德他尼）。17项Meta分析显示，全级别EGFRis甲周病变发生率为17.2%，发生率较高。达克替尼、阿法替尼的甲沟炎发生率也较高。MEKIS（如司美替尼、考比替尼和曲美替尼）和mTOR抑制剂（如依维莫司、替西罗莫司）也报道了类似的甲周病变，但发病率较低。预防措施包括：避免反复摩擦、创伤、压力过大；清洁时戴手套；避免咬指甲或剪指甲太短；使用抗菌浸泡剂并用清洁剂和水清洗；定期修剪指甲，确保指甲笔直且不会太短；每天在角质层和甲周组织上施用局部润肤剂；穿着舒适、合脚的鞋子和棉袜。应密切监测患者是否有提示化脓性肉芽肿的早期症状。治疗措施包括：单独使用强效外用皮质激素或联合外用抗生素、硝酸银化学烧灼和拉伸胶带包扎。对于1级和2级甲沟炎，局部使用2%聚维酮碘每日2次。据报道，在接受EGFRis治疗的8例患者中，局部使用噻吗洛尔（0.5%凝胶，每天2次，闭塞1个月）可完全清除指（趾）甲沟炎和（或）甲周化脓性肉芽肿。在化脓性肉芽肿的治疗中，也可考虑进一步使用冷冻疗法。对于无法耐受的2级或3级甲沟炎/化脓性肉芽肿，手术治疗包括部分甲板撕脱术（或切除甲的纵段和基质），并物理破坏过多的肉芽组织。

三、免疫检查点抑制剂（ICI）相关皮肤毒性反应（irAE）

在接受CTLA-4抑制剂、抗PD-1/PD-L1药物以及联合治疗的患者中，分别有约90%、70%和近100%发生免疫治疗相关不良反应，多数为1～2级。皮肤免疫治疗相关不良反应是最常见的，在接受抗CTLA-4或抗PD-1单药治疗以及这两种药物联合治疗的患者中，发生率分别为40%和60%。大多数为低级别，2%～9%为3级或更高级别，包括瘙痒、炎症性皮肤反应（如斑丘疹、苔藓样疹、湿疹）、免疫性大疱病、白癜风、斑秃等，偶尔还可出现重度皮肤药物反应，如SJS/TEN、药物反应伴嗜酸性粒细胞增多和全身性症状。从治疗开始至发生不良事件的中位时间差异很大：多形红斑、TEN和SJS为1个月；湿疹性皮炎和药疹为2个月；苔藓样皮炎为4个月；白癜风和大疱性类天疱疮为5～6个月。发病时间存在差异，可能与患者因素和ICI方案有关。皮肤黏膜irAE不仅会影响生存质量，还会影响患者继续接受癌症治疗的能力。如果能及时发现并治疗，接受ICI单药治疗的患者可能不需要中断或停止用药。但ICI相关皮肤irAE可能持续较长时间，且难以治疗。治疗策略包括：大多数皮疹都为低级别（1～2级），可通过外用皮质激素和口服抗组胺药对症治疗瘙痒。更严重的皮疹（3～4级或不能耐受的2级）通常需要全身性治疗，并中断甚至停止ICI治疗。应根据患者的皮肤受累程度、整体状况所受影响以及ICI疗效，决定是继续、中断还是停止ICI治疗。

第七节 肝 毒 性

肝脏是肿瘤药物聚集、转化、代谢的重要器官,也是肿瘤药物毒性的靶器官。在肿瘤药物应用过程中,药物本身、药物代谢产物、患者特殊体质对药物的超敏感性或耐受性降低,都可能导致药物性肝损伤。肿瘤药物性肝损伤是抗肿瘤药物治疗的剂量限制性毒性,也是抗肿瘤药物治疗失败的常见原因。引起药物性肝损伤的药物包括细胞毒类化疗药物、激素类药物、分子靶向治疗药物、生物反应调节剂及中草药等,具体见表6-7-1。近年来,抗肿瘤治疗新药不断涌现,抗肿瘤治疗效果也不断提升。随着抗肿瘤治疗药物的广泛应用,肿瘤患者生存期的逐渐延长,患者接受多种药物、长期治疗的机会明显增加,发生药物性肝损伤的危险也随之不断增大。

表6-7-1 引起药物性肝损伤的常见抗肿瘤药物

细胞毒类药物	激素类药物	分子靶向类药物
烷化剂:氮芥类(环磷酰胺、异环磷酰胺等)、噻替哌类(如噻替哌等)、亚硝基脲类(如尼莫司汀、卡莫司汀、洛莫司汀、司莫司汀等)和甲基磺酸酯类(如白消安等)、替莫唑胺	雌激素受体拮抗剂:他莫昔芬、托瑞米芬、氟维司群等	TKI:厄达替尼、福巴替尼以及佩米替尼、阿昔替尼、阿来替尼、布格替尼、塞瑞替尼、克唑替尼和洛拉替尼、博舒替尼、维莫非尼、达拉替尼、康奈非尼、伊布替尼、阿可替尼、泽布替尼、瑞波西利、哌柏西利、阿贝西利、达沙替尼、厄洛替尼、吉非替尼、伊马替尼、拉帕替尼、奈拉替尼、妥卡替尼、仑伐替尼、艾代拉里斯、度维利塞、普拉替尼、瑞戈替尼、卢可替尼、塞普替尼、索拉非尼、舒尼替尼
铂类化合物:顺铂、卡铂、奥沙利铂、洛铂、奈达铂、沙铂等	芳香化酶抑制剂:氨鲁米特、福美司坦、来曲唑、阿那曲唑、依西美坦等	
抗代谢药物:阿糖胞苷、氟尿嘧啶、卡培他滨、吉西他滨、巯嘌呤、硫唑嘌呤、甲氨蝶呤、培美曲塞	孕激素:甲羟孕酮、甲地孕酮	单抗类:恩美曲妥珠单抗、维布妥昔单抗、拉罗替尼、尼拉帕利、雷莫西尤单抗
抗肿瘤抗生素:蒽环类、米托蒽醌、博莱霉素、丝裂霉素、放线菌素、达卡巴嗪	性激素:甲基睾酮、丙酸睾丸素和己烯雌酚等	

续表

细胞毒类药物	激素类药物	分子靶向类药物
微管蛋白作用剂：长春碱类、依托泊苷、紫杉烷类、伊沙匹隆、艾日布林	抗雄激素：氟他胺、比卡鲁胺和恩杂鲁胺等	
其他：硼替佐米、伊立替康、天冬酰胺	黄体生成素释放激素（RH-LH）激动剂/拮抗剂：戈舍瑞林、亮丙瑞林、曲普瑞林等	

一、化疗药物的肝毒性

大多数肝毒性药物反应具有特异性，在机制上可分为免疫性（超敏反应）或代谢性。这些反应通常既不是剂量依赖性的，也不是可预测的。许多化疗药物的毒性表现为肝细胞损伤、炎症和（或）胆汁淤积，而有些药物会引起内皮损伤或血栓形成，从而导致血管并发症，如肝静脉闭塞性疾病（奥沙利铂）。化疗相关肝毒性的临床表现范围从无症状的生化异常到伴有类似病毒性肝炎的急性黄疸。鉴别诊断包括进展性肿瘤、合并肝病加重、慢性病毒性肝炎再激活以及产生相似临床特征和肝功能检查异常的其他药物的不良反应。区分化疗引起的药物性肝毒性和其他肝损伤原因可能很困难。提示化疗引起毒性的特征包括：既往无相关疾病、给药后出现临床症状或生化异常，以及停药后细胞毒性有所改善。化疗肝毒性的自然病程是可变的。一些药物会引起可逆毒性，而另一些药物则与进行性病程有关，尽管停药后仍可能导致纤维化或肝硬化。根据具体药物和肝毒性的严重程度，建议减少后续疗程的剂量或永久停药。如果反应是基于免疫学的（如超敏反应伴有皮疹、嗜酸性粒细胞增多），通常不建议再次使用。

二、靶向分子药物的肝毒性

厄达替尼、福巴替尼以及佩米替尼是成纤维细胞生长因子受体（FGFR）抑制剂，使用这些药物时，可达50%的患者出现肝功能指标（ALT、AST、碱性磷酸酶）一过性升高，仅0~1%的患者达到3级或更严重。厄达替尼或福巴替尼用于已有肝功能障碍的患者尚无剂量调整推荐。阿昔替尼是一种酪氨酸激酶抑制剂，晚期肾细胞癌的临床试验表明，转氨酶升高的发生率可达22%，其中不到1%为3~4级。阿昔替尼联合阿维鲁单抗或帕博利珠单抗可能引起肝毒性，3~4级转氨酶升高的发生率高于预期。阿来替尼、布格替尼、塞瑞替尼、克唑替尼和洛拉替尼是ALK抑制剂，在接受阿来替尼治疗的患者中，有3.6%和4.8%的患者分别出现3~4级AST或ALT升高，2.8%的患者出现3级胆红素升高，这些事件多见于治疗最初2个月内。布格替尼的最新数据显示，

72%的患者出现AST升高,其中4.5%为3~4级;52%的患者出现ALT升高,但其中54%为3~4级。相比其他ALK抑制剂,塞瑞替尼所致肝毒性更为常见和严重。一项研究显示,在255例接受塞瑞替尼治疗的患者中,80%出现ALT升高,27%的ALT水平＞5倍正常上限(≥3级);相比之下,15%的患者胆红素水平升高,仅1%为重度升高。克唑替尼的Ⅱ期研究显示,4%~7%的患者出现3~4级肝功能指标异常;这些异常大多可逆且无症状,减量后不再出现。洛拉替尼与利福平(CYP3A的强效诱导剂)合用会引起重度肝毒性,故应避免合用。使用维莫非尼的患者2%~12%出现3~4级肝功能指标异常,包括γ-谷氨酰转肽酶(GGT)、转氨酶和胆红素。维莫非尼无明显的肝脏代谢,有基础轻至中度肝功能损害的患者不需调整初始剂量。接受康奈替尼治疗的患者中,约50%出现GGT升高,11%为3~4级;15%~25%出现转氨酶升高,其中高达10%为3~4级。伊布替尼、阿可替尼、泽布替尼是Bruton酪氨酸激酶的口服活性抑制剂,这些药物均经肝脏代谢,肝功能损害患者的暴露量预计会显著增加。瑞波西利、哌柏西利和阿贝西利是细胞周期蛋白依赖性激酶4/6的口服活性抑制剂。瑞波西利的临床试验显示,7%~10%的患者出现3~4级转氨酶升高,约1%出现总胆红素升高。哌柏西利和阿贝西利经肝脏代谢,治疗期间也可能出现转氨酶一过性升高。达沙替尼可能引起肝毒性,伴有胆红素、AST和ALT升高。厄洛替尼和吉非替尼是EGFR酪氨酸激酶小分子抑制剂。两者主要由肝脏中的细胞色素P450系统代谢。相比厄洛替尼,吉非替尼用于肝功能障碍患者的信息较少。伊马替尼可导致15%~20%的患者出现血清肝功能指标(AST/ALT、碱性磷酸酶、总胆红素)升高,最常见于治疗最初12个月内。拉帕替尼可能引起重度、潜在致死性肝毒性,主要是转氨酶升高。一项纳入154例患者的研究显示,约40%的患者发生各级别的肝毒性,其中一半为重度(3~4级)。拉帕替尼所致肝毒性可能有免疫基础,基因分型可能有助于识别风险最高的人群。奈拉替尼也可引起肝毒性,表现为转氨酶升高。ExteNET辅助治疗试验显示,10%的患者ALT升高≥2倍正常上限,5%的患者AST升高≥2倍正常上限,1.7%的患者AST或ALT升高＞5倍正常上限(≥3级)。妥卡替尼也可引起肝毒性,表现为转氨酶和(或)胆红素升高。PI3K口服抑制剂中,艾代拉里斯和度维利塞已有肝毒性报道。艾代拉里斯发生严重且可能致死的肝毒性已有报道,主要发生在治疗最初12周内,发生率约14%。肝毒性在暂停给药后通常可逆。度维利塞治疗者转氨酶升高的发生率可达20%,3%的患者有3~4级升高,血清胆红素升高不太常见。普拉替尼治疗者常见AST升高(69%,其中5%为3~4级)和ALT升高(69%,其中5%为3~4级),出现这些升高的中位时间为15~22日。索拉非尼诱导性肝炎的主要特征为肝细胞型肝损伤伴转氨酶显著升高,可能导致肝衰竭和死亡,也可能发生INR升高或高胆红素血症,但不常见。舒尼替尼的临床试验已发现肝毒性,可能导致肝衰竭(2281例患者中有7例,0.3%),已有死亡报告。恩美曲妥珠单抗(T-DM1)是一种由HER2靶向药物曲妥珠单抗和细胞毒性微管抑制剂组成的药物,已报道治疗者出现严重肝毒性,包括肝衰竭和死亡;常见ALT和AST一过性升高,而血清总胆红素升高较少见。据报道,维布妥昔单抗可导致严重且可能致死的肝毒性。对于分子靶向药物引起的肝毒性,根据肝毒性严重程度可采用暂停、减量或永久停用的方式,并进行保肝治疗。

三、免疫检查点抑制剂的肝毒性

肝毒性是ICI的常见并发症。接受CTLA-4抑制剂治疗的患者中，血清ALT和AST升高的发生率为3%～9%，在PD-1抑制剂治疗者中为1.5%～5%，在PD-L1抑制剂治疗者中为3%，其中，重度肝毒性（如3级或4级）约占1%。当CTLA-4和PD-1抑制剂联合使用时，肝毒性的发生率和严重程度都会增加，转氨酶升高的发生率为15%～20%，3级及以上肝损伤的发生率为4%～9%。相比之下，PD-1与LAG-3抑制剂联用的肝毒性发生率较低，有6%的患者发生任何级别的转氨酶升高，4%的患者发生≥3级肝损伤。大多数ICI肝毒性患者表现为肝细胞型肝损伤，包括常规监测中发现血清ALT和AST升高，但无临床症状。胆汁淤积型［即碱性磷酸酶和（或）总胆红素升高］或混合型肝损伤虽然少见，但也有报道。虽然大多数患者无症状，但偶可出现发热、乏力和（或）黄疸。转氨酶升高通常发生在治疗开始后8～12周，但也有报道显示，转氨酶可能在治疗开始8日后即升高，或在治疗完成后数月才开始升高。对ICI肝毒性的初始治疗取决于肝损伤的严重程度，其按照CTCAE进行分级。1级肝毒性：不需要暂停ICI治疗，但建议患者尽可能暂停使用肝毒性药物（如对乙酰氨基酚、他汀类药物）并停止饮酒。患者需每周进行1～2次肝功能实验室检查（ALT、AST、碱性磷酸酶、总胆红素），以评估肝毒性的恶化情况。2级肝毒性：应暂停ICI治疗，并停用其他肝毒性药物。若患者无其他可识别的肝病病因，可使用糖皮质激素，如泼尼松0.5～1mg/（kg·d）或等效剂量的其他药物。一般每3～4日检测1次肝功能。若患者对糖皮质激素治疗有生化反应，肝功能检查结果降至1级或更低水平，则可用4～6周逐渐减量泼尼松（通常每周减少10mg）。对于临床表现以肝细胞型肝损伤为主且无其他可识别病因的3级或4级ICI肝毒性患者，应停止ICI治疗和其他肝毒性药物，并开始使用糖皮质激素。

进行甲型肝炎、乙型肝炎、丙型肝炎以及巨细胞病毒检测，以评估转氨酶升高的感染性病因。可能需要进行腹部超声或CT检查，以区分药物毒性与胆管、血管或肿瘤相关疾病。肝活检很少用于确定急性肝毒性的特征或分期。乙型肝炎（HBV）或丙型肝炎（HCV）感染是常见疾病，可通过抗肿瘤药物加重或重新激活。HBV再激活是由免疫抑制剂、大剂量糖皮质激素、细胞毒性化疗药、抗CD20单克隆抗体、抗肿瘤坏死因子等危险药物引起的，这些药物改变了HBV感染者或携带者原有的肝脏和免疫状态，导致病毒复制增加和免疫介导的肝损伤。与接触危险药物前相比，患者可能会出现ALT水平明显升高，伴有或不伴有黄疸、HBV DNA阳性或病毒载量增加，严重者可能发展为ALF，甚至死亡。导致HBVr的常见药物包括几类抗肿瘤药物和免疫调节剂。根据HBVr的风险水平，治疗方法可分为高风险组、中风险组、低风险组和不确定风险组。在使用会增加HBVr风险的免疫抑制剂或药物之前，患者应接受HBSAg、抗HBc和HBV DNA的常规筛查（如果其中一项呈阳性）。建议对于HBVr的中高危患者进行预防性抗病毒治疗。低危患者不需要进行预防性抗病毒治疗，但需要在治疗期间进行密切监测。ETV、TDF、TAF和TME等耐药障碍高的NA是乙型肝炎的一线抗病毒疗法。化疗和免疫抑制治疗结束后，抗病毒治疗应维持6～12个月。对于接受B细胞单克隆抗体或造血干细胞移植治疗的患者，在完成免疫抑制治疗后，应将NAs维持至少18个月。应在肝病专家的指导下停止抗病毒治疗，并在停止抗病毒治疗后继续随访12个月。应每1～3个月监测一次肝脏生化指标。

第八节 血液毒性

骨髓抑制是传统化疗药物引起的最常见的血液学毒性，新型抗肿瘤药物如靶向、免疫药物亦可引起，临床表现为外周血细胞数量减少，包括白细胞减少、中性粒细胞减少、血小板减少和血红蛋白降低（贫血），可以单独出现，也可同时出现。80%以上的化疗药物能导致骨髓抑制，以中性粒细胞、血小板减少为主，化疗相关性贫血的发生率为70%～90%。靶向药物、免疫治疗药物导致骨髓抑制的发生率明显低于化疗，以贫血、血小板减少为主。

一、细胞毒性药物的血液毒性

骨髓抑制是化疗药物亦即细胞毒性药物最常见的不良反应，一般中性粒细胞首先呈进行性减少，可伴有不同程度的血小板减少或出现贫血。其中，中性粒细胞减少症是最主要的血液学毒性，中性粒细胞减少伴发热（FN）是最严重的临床并发症。中性粒细胞最低值一般在化疗后1～2周出现，2～3周后恢复。但是，中性粒细胞减少的具体出现时间、持续时间以及减少程度，除了与患者因素相关外，还与使用的细胞毒性药物的种类和剂量强度密切相关。当使用氟尿嘧啶、吉西他滨、紫杉类等细胞周期特异性药物时，外周中性粒细胞的谷值一般出现在化疗后7～14天，并于14～21天逐渐恢复至正常值以上；当使用环磷酰胺、阿霉素等细胞周期非特异性药物时，中性粒细胞减少的谷值通常出现在化疗后10～14天，并于21～24天逐渐恢复正常。当患者采用高剂量或密集方案化疗时，其外周血中性粒细胞更可能出现长时间低于正常范围的谷值。此外，需注意的是，有些药物比较特殊，例如卡铂单药治疗时，中性粒细胞减少的谷值出现在化疗后21天；若为联合化疗，谷值可提前至第15天，通常用药后约30天恢复。司莫司汀单药治疗时，白细胞或血小板减少的谷值出现在4～6周，持续5～10天，通常用药后6～8周恢复正常。由于肿瘤的化疗方案往往由多种不同作用机制的细胞毒性药物组成，实际应用时又会根据病情调整剂量强度，故临床上出现中性粒细胞减少的情况更为复杂。在美国国家综合癌症网络（NCCN）指南以及《肿瘤化疗导致的中性粒细胞减少诊治中国专家共识（2023版）》中，根据化疗后FN发生风险的不同，以10%和20%为界将化疗方案分为3类：①高危方案（FN发生率＞20%）；②中危方案（FN发生率为10%～20%）；③低危方案（FN发生率≤10%）。由3种及以上细胞毒性药物组成的化疗方案（如TAC方案、EPOCH方案）、骨髓毒性特别大的细胞毒性药物（如拓扑替康）和剂量密集型化疗方案（如ddAC-T），属于FN高危方案。大部分以紫杉类/阿霉素联合顺铂/卡铂的方案，属于FN中危方案。其他的细胞毒性药物化疗方案，均属于FN低危方案。有研究表明，预防性使用G-CSF可以降低淋巴瘤、肺癌、乳腺癌等多种肿瘤患者FN的发生率、持续时间和严重程度，降低随后的感染率和住院率，并改善患者按期进行全剂量强度化疗的情况。G-CSF预防使用可选择短效rhG-CSF多次注射，也可选择半衰期更长的PEG-rhG-CSF单次注射。rhG-CSF每日剂量为5μg/kg，每日1次，化疗后次日即开始使用，或最长至化疗后3～4天内开始使用，之后每天持续用药，直至中性粒细胞恢复正常或接近正常水平。但对于接受14天化疗方案的患者，应在化疗开始后的第7天注射。PEG-rhG-CSF为长效制剂，单次剂量为成人6mg、儿童100μg/kg（单次最大剂量为6mg），平均半衰期47小时，每周期仅需注射1次；基于已有证据，PEGrhG-CSF可用于3周或2周化疗方案后中性粒细胞下降的预防，每周化疗方案不推荐使用；每周期化疗后24～72小时使用，推荐与下一周期化疗至少间隔12天。

容易引起血小板减少症的细胞毒性药物，尚没有明确的危险度分级。一项针对47 159例接受化疗的肿瘤患者的调查显示，接受以紫杉类、蒽环类、铂类或者吉西他滨为基础的化疗方案的患者，血小板减少症的发生率分别为7.5%、16.9%、31.0%和36.9%，其中4级血小板减少症的发生率分别为0.5%、2.2%、4.1%和3.4%。易导致CTIT的化疗药物包括吉西他滨、拓扑替康、替莫唑胺等。联合化疗方案较单药化疗更易出现CTIT。在多药联合方案中，GP（吉西他滨、顺铂/卡铂）、EP（依托泊苷、顺铂）、CODOX-M/IVAC、GEMOX、ICE、MAID等方案发生CTIT的风险较高。血小板减少通常从化疗后5天左右开始，第7～14天达到最低值，之后逐渐上升，第28～35天血小板计数恢复至基线值。其最低点出现的时间和降低的幅度与化疗药物、剂量、是否联合用药以及患者的个体差异和化疗次数有关。CTIT发生率和严重程度通常随着累积治疗剂量和疗程数的增加而逐渐增加。

由于红细胞中位生存期较长（120天），更新较慢，因此细胞毒性药物引起的贫血发生率较中性粒细胞减少和血小板减少显著降低，且多为1～2级贫血。容易引起中性粒细胞减少的细胞毒性药物，在多程化疗后，均可导致贫血的发生，尤其以铂类药物为甚。

二、分子靶向药物的血液毒性

多个临床研究结果表明，靶向表皮生长因子受体（EGFR和ALK/ROS1）的新一代小分子酪氨酸激酶抑制剂（TKIs）以及靶向血管内皮生长因子（VEGF）的单克隆抗体引起骨髓抑制的情况较少见，但靶向VEGF的多激酶抑制剂则可见到多种骨髓抑制。索拉非尼主要引起贫血和血小板减少，舒尼替尼引起贫血和中性粒细胞及血小板减少的发生率可达70%，帕唑帕尼、阿帕替尼和卡博替尼引起中性粒细胞和血小板减少的发生率在20%～30%，瑞戈非尼、仑伐替尼、安罗替尼和呋喹替尼引起的骨髓毒性主要表现为血小板减少，其中瑞戈非尼的发生率可达40.5%。PARP抑制剂的血液学不良反应发生率为18%～61%，哌柏西利作为CDK4/6抑制剂，骨髓抑制作用明显，中性粒细胞减少（80.6%）、白细胞减少（45.2%）、血小板减少（19.0%）和贫血（27.6%）均十分常见。其中3～4级不良反应的发生率为6%；淋巴细胞减少症的发生率为29%，其中3～4级发生率为4%。研究表明，PARP缺失会损伤小鼠红系细胞分化，增加溶血反应，导致贫血。根据药物说明书，PARP抑制剂的贫血总体发生率为21%～70.8%，>3级贫血发生率为5.9%～35.6%；奥拉帕利的贫血发生率为21%～46%，3～4级贫血发生率为5.1%～22%；尼拉帕利固定起始剂量用药人群（300mg，每天1次）的贫血总体发生率为50.1%～70.8%，3～4级贫血发生率为25.3%～35.6%；个体化起始剂量用药人群（200mg或300mg，每天1次）的贫血总体发生率为49.7%～53.1%，3～4级发生率为14.7%～22.5%；氟唑帕利的贫血总体发生率为58.7%～64.6%，3～4级发生率为25.1%～32.7%；帕米帕利的贫血总体发生率为69.1%，3～4级发生率为34.7%。多数贫血患者可表现为头昏耳鸣、体倦乏力、心悸气短、食欲缺乏及面色萎黄或苍白等症状和体征。

三、免疫检查点抑制剂的血液毒性

程序性死亡受体-1及其配体（PD-1/PD-L1）抑制剂引起的血液学毒性较为少见，最常见有中性粒细胞减少、自体免疫性溶血性贫血、免疫性血小板减少等。临床研究显示，纳武利尤单抗最常见的血液学毒性为中性粒细胞减少，发生率约为12%，但3～4级的发生率只有0.9%。帕博利珠单抗最为常见（≥10%）的不良反应为贫血，替雷利珠单抗引起的贫血、中性粒细胞减少症、白细胞减少症、血小板减少症的发生率均超过20%。卡瑞利珠单抗引起的贫血也较为常见（≥10%），而中性粒细胞减少和血小板减少则较为少见（1%～10%）。其他药物如特瑞普利单抗、阿替利珠单抗等引起骨髓抑制的发生率很低，均小于10%。靶向于细胞毒性T淋巴细胞相关蛋白4（CTLA-4）的免疫检查点抑制剂伊匹木单抗常见的血液学毒性为贫血和淋巴细胞减少症，其中贫血的发生率为29%～41%，3～4级的发生率为4%。

四、血小板减少症和贫血的治疗

首先，应根据血小板减少程度考虑是否停止抗肿瘤治疗。3～4级的血小板减少应考虑立即停药，而对于部分长期使用抗肿瘤药物的患者，1～2级的血小板减少且同时无出血倾向，可在密切观察的基础上继续原方案治疗。当因肿瘤侵犯骨髓导致严重血小板减少时，如果预计患者可能从抗肿瘤治疗中获益，可在严密观察血小板水平和血小板输注支持下进行个性化的抗肿瘤治疗。其次，纠正其他可能导致血小板减少的因素，如改善营养不良及体能状况，停止可能导致血小板减少的药物，积极治疗并发症，纠正出凝血功能异常，预防及控制感染等。CTIT的主要治疗措施包括输注血小板和促血小板生长因子治疗。《中国肿瘤药物相关血小板减少诊疗专家共识（2023版）》提出了肿瘤药物相关血小板减少症的治疗策略。血小板计数≤10×10^9/L、CTIT合并发生WHO 2级及以上出血，或WHO 1级出血但有高出血风险的患者推荐输注血小板。血小板输注是严重CTIT合并或不合并出血患者最直接有效的治疗。实体瘤CTIT患者推荐在血小板计数

$<75×10^9$/L时应用rhTPO或rhIL-11；对rhTPO或rhIL-11疗效不佳或不耐受的患者，可考虑使用TPO-RAs。CTIT患者接受促血小板生长因子治疗后，需监测血常规，一般2次/周，特殊患者可根据情况隔日1次。当血小板$≥100×10^9$/L或血小板较用药前升高$50×10^9$/L时，建议及时停药。CTIT患者可在输血及促血小板生长因子治疗基础上，联合中医药辨证施治。

  肿瘤相关性贫血（CRA）的治疗方法主要包括输血治疗、促红细胞生成治疗和补充铁剂等。具体可参照《中国肿瘤相关贫血诊治专家共识（2023版）》。输注红细胞或全血是临床治疗的主要方法，其优点是可以迅速升高血红蛋白浓度，适用于严重贫血或急性出血引发的贫血的肿瘤患者，以及合并有心脏病、慢性肺疾病、脑血管病的无症状性贫血患者。针对CRA的治疗，在规范输注全血或红细胞的前提下，可使用促红细胞生成药物（EPO）来降低输血引发的相关问题。EPO启动治疗时机为血红蛋白≤100g/L。EPO治疗的血红蛋白目标值是120g/L；如超过120g/L，则需要根据患者的个体情况减少EPO剂量或停止使用EPO。用药方案为每2周1次80 000U，或每3周1次120 000U静脉滴注。在肿瘤或化疗引起的肾衰竭患者中，持续使用EPO会引起功能性缺铁（铁蛋白30～100μg/L且转铁蛋白饱和度＜50%），此时储备于单核吞噬细胞系统中的铁在受到EPO刺激后快速产生，并在红细胞生成过程中被大量转运到骨髓，导致血清铁降低，无法支持进一步的造血功能，从而影响后续促红细胞生成素类药的治疗效果。对于绝对性缺铁患者（铁蛋白＜30μg/L且转铁蛋白饱和度＜20%），须行补铁治疗。目前，补充铁剂的方法主要为口服和肠道外补充铁剂。常见的口服铁剂包括硫酸亚铁、富马酸亚铁、葡萄糖酸亚铁、琥珀酸亚铁等，其中硫酸亚铁在临床上应用相对较多。不同铁剂元素铁含量不同，口服剂量应按元素铁每天每千克体重4～6mg计算，每次用量不建议超出每千克体重1.5～2mg。折合成硫酸亚铁，每天每千克体重约需30mg。肠道外途径铁剂补充优于口服铁剂，能够完全被人体吸收、起效快，且无胃肠道刺激症状。口服铁剂的不良反应主要为胃肠道刺激症状和过敏。胃肠道症状与剂量相关，餐后服用可减少胃肠道不良反应；维生素C可增强口服铁剂吸收，而磷酸盐则可影响铁剂吸收。对于口服铁剂不耐受或补铁治疗反应较弱的患者，推荐使用肠道外途径补充铁剂。如铁剂治疗在4～6周后失败，且已给予预期的总剂量，可考虑重复进行铁代谢检查。